医疗机构医务人员三基训练指南

康复科

东南大学出版社
·南京·

图书在版编目（CIP）数据

医疗机构医务人员三基训练指南. 康复科／励建安
主编. —南京：东南大学出版社，2018.5（2025.4 重印）
ISBN 978 - 7 - 5641 - 7747 - 8

Ⅰ. 医… Ⅱ. 励… Ⅲ. ①医药卫生人员—技术培
训—教材 ②康复医学—技术培训—教材 Ⅳ. ①R192-62

中国版本图书馆 CIP 数据核字（2018）第 087030 号

医疗机构医务人员三基训练指南——康复科

主　　编	励建安	
出 版 人	江建中	
责任编辑	张　慧	
出版发行	东南大学出版社	
	（江苏省南京市四牌楼 2 号东南大学校内　邮政编码 210096）	
网　　址	http：//www. seupress. com	
印　　刷	南京京新印刷有限公司	
开　　本	710mm×1000mm　　i/16	
印　　张	15	
字　　数	240 千字	
版　　次	2013 年 6 月修订版	
印　　次	2025 年 4 月 17 次印刷	
书　　号	ISBN 978 - 7 - 5641 - 7747 - 8	
定　　价	40.00 元	

（*东大版图书若有印装质量问题，请直接与营销部联系，电话 025 - 83791830）。

医疗机构医务人员三基训练指南

康 复 科

编写人员

主　　编　励建安

副 主 编　江钟立　王　彤

编　　委　（按姓氏笔画为序）

　　　　　王　彤　王蓓蓓　许光旭

　　　　　江钟立　励建安　陈　旗

　　　　　单春雷　顾晓圆　黄　澎

序

　　掌握基础理论、基本知识和基本技能(简称"三基")是医疗机构医务人员为广大患者服务的基本功,是提升医务人员业务素质,提高医疗质量,保证医疗安全最基本的条件。我厅曾于1993年编发《江苏省临床医生三基训练标准》(以下称《标准》)和《江苏省各级临床医生三基训练复习题解》(以下称《题解》),作为各级医院评审过程中的三基训练和三基考核的参考用书。十多年来,《标准》和《题解》对提高医务人员业务素质和医疗质量发挥了重要作用。由于医学科学技术的迅猛发展,人民群众医疗需求的日益增长,《标准》和《题解》的内容已显得 滞后。为此,从今年3月起,我厅委省医院管理学会组织全省临床各科专家在《标准》和《题解》的基础上,重新编写这套三基训练指南,内容有较大扩充,尤其是充实了十多年来各科的新理论、新知识和新技能,使全书内容丰富、新颖、全面、科学,文字表达准确、简炼,是全省医务人员必读的工具书、"三基"培训的指导书、医疗机构评审中"三基"考核的参考书,也是医务人员规范化培训、在职教育、医学院校实习生"三基"训练参考书。相信它们会成为广大医务人员的良师益友。

　　《医疗机构医务人员三基训练指南》包括16个分册,即:内科分册、外科分册、妇产科分册、儿科分册、眼科分册、耳鼻咽喉科分册、口腔科分册、皮肤及性病科分册、传染科分册、急诊科分册、康复科分册、临床检验科分册、病理科分册、医学影像科分册、药学分册、医院管理分册。为便于各科医务人员阅读,各分册自成一册,内容上相对独立。

　　《医疗机构医务人员三基训练指南》的编撰出版,倾注了各分册主编和编写人员的大量心血,也得益于各医院的大力支持,在此表示衷心感谢。由于本书编撰工作量大,时间紧,不完善之处在所难免,请读者批评指正,以便再版时进一步完善。

唐维新

2004 年 11 月

前　　言

　　康复医学是现代医学的主要内容之一。近年来我国经济建设高速发展，人民群众对生活质量的需求日益提高，加上国家政策的支持，使康复医学得到迅猛发展，预示这个新兴学科的广阔前景。

　　康复医师是康复医学工作的主要骨干。作为一名合格的康复医师，必须掌握医学基础理论和知识，掌握相关的临床知识和技能，掌握康复医学专业知识、康复评定和治疗的技能。本书简明扼要地介绍了康复医师训练必须掌握的基础理论、临床知识和实践技能，是康复医师培训的指南，也是相关教学参考书。

　　我们努力地将最新的理念和技术纳入本书，同时避免了有争议的内容。但是从辩证的角度，任何书籍自印刷之日就开始落后。因为事物在不断地发展，而印刷的文字却已经固定。为此，我们殷切希望读者在使用本书时，注意最新的科技进展，辩证地看待和应用本书提供的概念和信息，切忌生搬硬套、"依样画葫芦"式地学习。

　　本书的作者都是长期从事康复医学教学和临床工作的教授和专家。但是由于作者视野的局限和知识水平的限制，在内容上难免有疏漏和错误之处。我们诚恳地期待着读者对本书存在问题的批评和指正，这将是对我们最大的鼓励和帮助，同时也将有利于本书的修订再版。

　　本书的编写得到南京医科大学第一附属医院领导的全力支持，得到江苏省人民医院康复医学科全体同仁的无私的帮助，谨此表示最衷心的感谢。

励建安、江钟立、王彤

2004 年 12 月

目　　录

第一章　基础理论

第一节　基础概念

一、康复和康复医学

1. 康复　康复(rehabilitation)的内涵包括四个方面：

(1) 综合协调地采用多种措施(医疗、教育、职业、社会等)。

(2) 以残疾者和患者的功能障碍为核心。

(3) 强调功能训练、再训练。

(4) 以最大限度地改善功能、提高生活质量、回归社会为最终目标。

2. 康复医学　康复医学(rehabilitation medicine)是具有独立的理论基础、功能测评方法、治疗技能和规范的医学应用学科，旨在加速人体伤病后的恢复进程，预防和/或减轻其后遗功能障碍程度。

3. 医疗康复　医疗康复(medical rehabilitation)是应用临床医学的方法为康复服务的技术手段，旨在改善功能，或为其后的功能康复创造条件。例如对白内障患者进行晶状体摘除手术。

4. 物理医学与康复医学　物理医学(physical medicine)的治疗主体是运动和理疗，主要目标是针对各种临床疾病，达到消炎、止痛、改善躯体功能等目标。康复医学则强调采用综合措施，针对患者或残疾者的功能障碍进行以改善、适应、代偿和替代为主要特征的治疗，达到提供生活独立能力和回归社会的目标。

5. 康复医学、预防医学、临床医学及保健医学的关系

(1) 康复医学与预防医学：通过积极的措施，例如健身锻炼和合理的生活习惯，防止各种疾病的发生，从而减少功能障碍的可能性，这是康复医学的一级预防。许多疾病在发病后，需要积极的康复介入，预防继发性功能障碍或残疾的发生，这是康复医学的二级预防。发生功能障碍后，可以通过积极的康复锻炼，防止功能障碍的加重或恶化，这是康复医学的三级预防。康复医学和预防医学在上述几个方面的内容是一致的。

(2) 康复医学与临床医学：两者的关联不仅在于康复治疗过程经常需要同时进行临床治疗，而且临床治疗过程也需要康复治疗积极地介入。例如心

肌梗死、中风、脑外伤、脊髓损伤等,患者均需要早期活动和功能锻炼,以缩短住院时间,提高功能恢复的程度。综合医院康复科的生命力就在于积极渗透到疾病早期治疗,使其成为医院工作的基本组成。临床医学与康复医学在疾病急性期和亚急性期总是相互交织(见表1-1)。

(3)康复医学与保健医学:保健医学强调通过主动锻炼,提高人们的机体对外界环境的适应力和对疾病的抵抗力,这与康复医学的措施一致。当然保健对象同时也需要临床、预防和康复医学的综合服务。因此保健医学是介于临床、预防和康复之间的学科。

(4)康复医学有独立的内容:相当数量的残疾或功能障碍的处理为康复治疗,例如神经瘫痪恢复期康复、截肢后的假肢装配、小儿麻痹后遗症的康复治疗等。

(5)康复医学需要合作:康复医学理念需要积极渗透到各相关学科。与相关学科相辅相成、紧密合作是康复医学内涵建设的基础。

表1-1　康复医学与临床医学的关联

	临床医学	康复医学
核心理念	以人体疾病为中心	以人体功能障碍为中心
行为模式	纯生物学模式	生物、心理、社会模式
对象	各类患者	功能障碍者和残疾者
评估	疾病诊断和系统功能	躯体、心理、生活/社会独立功能
治疗目的	以疾病为核心,强调去除病因、挽救生命、逆转病理和病理生理过程	以功能障碍为核心,强调改善、代偿、替代的途径来提高功能,提高生活质量,回归社会
治疗手段	以药物和手术为主	以非药物治疗为主,强调患者主动参与训练
工作模式	专业化分工模式	团队模式

6. 康复团队工作　团队工作(team work)模式是康复医学工作的基本模式。其基本方式是通过学科内和学科间的多轴向的交流与协作,进行工作。学科内团队的成员主要包括:康复医师、物理治疗师(士)、作业治疗师(士)、言语治疗师(士)、支具治疗师(士)、心理治疗师(士)、康复护师(士)和社会工作者等。学科间团队包括:康复医学科、运动医学科、骨科、神经内科、神经外科、心胸外科、老年医学科、心脏科、呼吸科、内分泌科、风湿科、急诊科、泌尿科等。

7. 康复三级预防

(1)一级预防:指预防可能导致残疾的各种损伤或疾病,避免发生原发性残疾的过程。

（2）二级预防：指疾病或损伤发生之后，采取积极主动的措施防止发生并发症及功能障碍或继发性残疾的过程。

（3）三级预防：指残疾已经发生，采取各种积极措施防止残疾恶化的过程。主要措施包括通过积极的功能训练，改善或提高患者的躯体和心理功能；通过适应、代偿和替代的途径，提高患者生活自理和自立能力，恢复或增强娱乐、工作和学习能力；通过职业咨询和训练，促使残疾者重返家庭和社会。

8. 康复医学服务对象

（1）残疾者：据 WHO 统计，全世界残疾者约占总人口 10%，每年以新增 1 500 万人的速度递增。我国抽样调查言语、智力、视力、肢体和精神残疾者占总人口的 4.9%，分布在 18% 的家庭中。

（2）老年人：老年人有不同程度退变和功能障碍，这些功能障碍需要通过康复治疗得到改善。

（3）慢性病患者：包括各系统脏器的慢性疾病，"患病状态"，活动能力受限，心理和精神创伤。

（4）急性期及恢复早期患者：许多疾病进行早期康复介入有利于预防残疾，减轻残疾。

9. 康复治疗基本原则　因人而异、循序渐进、持之以恒、全面康复、主观能动。

10. 康复治疗基本途径　① 改善：通过训练和其他措施改善生理功能；② 代偿：通过各种矫形器和辅助具，使减弱的功能得到放大或增强；③ 替代：通过某些器具，替代丧失的生理功能。

二、康复医学内容

1. 康复基础学　康复基础学指康复医学的理论基础，重点是与主动功能训练有关的运动学和神经生理学，以及与患者生活和社会活动密切相关的环境改造学。

2. 康复机能评定学　康复机能评定包括器官和系统功能的评定，个体生活自理和生活质量的评定，以及患者进行工作和社会活动能力的评定。

（1）运动学评定：包括肌力评定、关节活动范围评定、步态分析等。

（2）电生理学评定：包括肌电图、诱发电位、神经传导速度、电诊断等。

（3）心肺功能评定：包括心电图分级运动试验、肺功能测试等。

（4）有氧活动能力评定：包括能量消耗、最大吸氧量、代谢当量测定等。

（5）平衡能力评定：包括静态和动态平衡功能评定等。

（6）医学心理学评定：包括精神、心理和行为、感知和认知功能评定等。

（7）言语和吞咽功能评定。

（8）日常生活能力和就业能力评定。

3. 康复治疗学

（1）物理治疗（physical therapy）：指利用物理因子进行康复治疗，主要包括：① 运动治疗：利用力学原理的治疗，包括各种主动和被动运动（有氧训练、肌力训练、关节活动训练等）；② 理疗：利用其他物理因子的治疗，包括电、光、声、热（冷）、磁、生物反馈等，其作用不仅是通过训练和再训练，促进功能障碍的恢复，也涉及原发病的针对性治疗，例如抗感染、促进血液循环和组织修复等。

（2）作业治疗（occupational therapy）：利用工作活动、日常生活活动、体育活动、文娱活动等，通过训练、代偿、替代的途径，促进整体功能恢复。

（3）言语训练（speech therapy）：对因听觉障碍造成的言语障碍，构音器官的异常，脑血管意外或颅脑外伤所致的失语症、口吃等进行治疗，以尽可能恢复其听、说、理解能力。吞咽治疗近年来得到越来越高的重视，但是尚未形成独立的专科，目前暂时归类在言语治疗的范畴。

（4）心理治疗（rehabilitation psychology）：对心理、精神、情绪和行为有异常的患者进行个别或集体的心理治疗。有时这种心理治疗可和咨询教育结合进行。心理治疗在各种疾病或功能障碍的康复治疗时都需要介入，是涉及面最广的康复治疗措施。

（5）康复生物工程（rehabilitation bioengineering）：指矫形器和辅助具的应用以弥补残疾者生活能力的不足，包括假肢、矫形器、助听器、导盲杖各种辅助工具等特殊用具及轮椅等。

（6）中国传统康复治疗：最常用的有按摩、针灸、拳、功、操等。中国传统的康复治疗方法已经有数千年的历史，是中国医药宝库的组成部分，有独特的疗效，也是我国康复医学赶超国际先进水平的重要突破口。

4. 康复临床学　指综合采用各种康复治疗手段，对各类伤、残、病患者的病理和病理生理异常以及相应的功能障碍，进行的针对性康复医疗实践，包括神经瘫痪康复、骨关节疾病康复、脏器疾病康复、慢性疼痛康复等。

5. 社区康复　指在社区采取综合性的康复措施，利用和依靠社区资源，使残疾人能得到及时、合理、充分的康复服务，改善和提高其躯体和心理功能，提高生活质量和回归正常的社会生活。

三、残疾分类

1. 残疾　是指由于各种躯体、身心、精神疾病或损伤，以及先天性异常所致的人体解剖结构、生理功能的异常和/或丧失，造成机体长期、持续或永久性的功能障碍状态。这些功能障碍不同程度地影响身体活动、日常生活、工作、学习和社会交往活动能力。

2. 残疾学 是以残疾人及残疾状态为主要研究对象,研究残疾病因、流行规律、表现特点、发展规律、结局以及评定、康复与预防的学科。以医学为基础,涉及社会学、教育学、管理学和政策法令等诸学科。

3. 原发性残疾 原发性残疾是指由于各类疾病、损伤、先天性异常等直接引起的功能障碍。

4. 继发性残疾 是指原发性残疾后并发症所致的功能障碍。

5. 世界卫生组织分类

(1) 残损(impairment):指各种原因导致的身体结构、外形、器官或系统生理功能以及心理功能的异常,干扰了个人正常生活活动(日常生活、工作的速度、效率、质量),但实际操作能独立完成。残损是器官或系统水平的功能障碍。评估主要采用器官和系统功能的评估,治疗途径主要是功能训练。

(2) 失能(disabilities):指不能以正常方式独立进行日常生活活动和工作活动,是个体或整体水平的障碍。评估主要是采用日常生活活动能力、生活质量和独立性评定。治疗途径主要是代偿和适应。

(3) 残障(handicap):指残疾者社会活动、交往、适应能力的障碍,是社会水平的障碍。评估主要是社会交流能力、适应能力和工作能力,治疗途径主要是适应和替代。

6. 国际功能、残疾与健康分类(international classification of functioning, disability and health,ICF):包括两部分:① 功能与残疾(身体功能和结构与活动与参与);② 关联因素(环境因素和个人因素)。ICF 的基础是功能而不仅是残疾,是整体模式而不是单一局部模式,是综合模式而不是单一医学或社会模式,是互动模式而不是线形发展,是适合各种文化而不是只适应西方观念,是操作性的而不仅仅是理论,是适用所有人群而不是仅对成人的。

7. 中国残疾分类 包括五类:视力残疾、听力语言残疾、智力残疾、肢体残疾和精神残疾。多种残疾合并存在时称为综合残疾。

第二节 运动学基础

一、功能解剖基础

(一)关节

1. 关节类型

(1) 不动关节:相邻骨之间由结缔组织或透明软骨相连,无关节运动功能。

(2) 少动关节:① 两骨的关节面覆盖透明软骨,靠纤维连接;② 两骨之间借韧带和骨间膜相连。

（3）活动关节：具有典型的关节构造,关节可自由活动。

2. 运动轴

（1）单轴运动：运动关节沿着一条弧线进行运动。

（2）双轴运动：在互相垂直的两个运动主轴上运动。

（3）三轴运动：有三个运动主轴,还有无数次轴,产生多种复合运动。

3. 运动平面

（1）矢状面：关节在矢状面的运动为伸、屈运动。围绕冠状轴进行。

（2）冠状面：关节在冠状面上的运动为内收、外展运动。围绕矢状轴进行。

（3）水平面（横断面）：关节在水平面的运动为旋转运动。围绕垂直轴进行。

4. 运动链

（1）开链：运动时肢体近端固定、远端活动,各个运动节段可以独立行动。

（2）闭链：运动时肢体远端固定、近端活动,各个运动节段的活动互相密切关联。

5. 影响关节活动的主要因素

（1）构成关节的两个关节面的弧度之差。

（2）关节囊的厚薄与松紧度。

（3）关节韧带的强弱与多少。

（4）关节周围肌群的强弱与伸展性。

（5）骨骼和韧带对关节静态稳定的作用。

（6）肌肉对动态稳定的作用。

（二）肌肉

1. 基本结构　肌肉是由肌纤维组成的。每条肌纤维就是一个肌细胞,由肌膜（即细胞膜）、肌浆（即细胞质）和肌原纤维组成。肌原纤维由粗肌丝和细肌丝组成,前者为肌球蛋白,后者由肌动蛋白、原肌球蛋白和肌钙蛋白构成。兴奋时通过肌膜传播动作电位,钙离子释放入肌浆网,与肌钙蛋白结合,启动肌动蛋白激活肌球蛋白上的 ATP,导致肌丝滑行,引起收缩。

2. 肌肉特性

（1）兴奋性：单个肌肉细胞的兴奋性遵循"全或无"定律。肌肉整体的兴奋性取决于运动神经元的募集和神经肌肉接头的功能。

（2）伸展性和弹性：肌肉的伸展性指肌肉在放松状态下,受到外力作用时长度延伸的能力；肌肉的弹性是指当外力去除后,肌肉恢复原来长度的能力。

3. 影响肌力的因素

（1）肌肉横断面:指肌肉横断面与肌力成正比。单位生理横断面肌纤维全部兴奋时所能产生的最大肌力,称为绝对肌力。

（2）肌肉初长度:指肌肉收缩前的长度。当肌肉被牵拉至静息长度的1.2倍时,肌力最大。

（3）运动单位募集:指运动时运动神经元动员及其所支配的肌肉纤维的兴奋和收缩过程。运动单位募集与肌力成正比。

（4）肌纤维走向与肌腱长轴的关系:羽状连接的肌纤维多,成角较大,肌肉较粗,能产生较多的力。有些肌纤维与肌腱的连接很少成角,故具有较高的持续等长收缩能力。

（5）杠杆效率:肌肉收缩力受运动节段杠杆效率的影响。

（三）结缔组织

1. 结构特征　参与运动的主要结缔组织是肌腱、韧带、关节囊,由胶原纤维构成。由于胶原纤维内的细纤维在无载荷时呈波浪状,载荷开始后被拉直、伸长,直至屈服点,继而产生非弹性变形,直至达到极限,断裂破坏。破坏时的变形范围为 6%～8%。

2. 韧带的特性

（1）黏弹性:① 非线性应力—应变关系。韧带胶原纤维并非全部平行排列,当韧带的拉伸载荷开始时,仅与载荷作用方向一致的纤维承受最大牵伸而被完全拉直。随着牵伸力增大时,越来越多的非平行纤维受到载荷而被拉直。载荷不断增大,韧带进一步延长,呈现越来越大的刚性,有利于在应力下保持关节的稳定和牢固。② 蠕变:指静力牵拉时如果载荷不增加而恒定地维持,韧带发生缓慢延长的现象。反复多次牵伸可有类似现象,即牵伸到达同样长度所需的载荷逐步减少。③ 应力松弛:指韧带受载荷牵伸而延长时,如其长度维持不变,则韧带内因牵伸而提高的张力逐渐下降的现象。

（2）塑性延长:肌腱在载荷牵伸下发生弹性延长和塑性延长。前者在应力去除后回缩,后者则持久地延长。

3. 肌腱的特性　肌腱的胶原纤维几乎完全平行排列,使其能承受较高的拉伸载荷。人体韧带的拉伸变形范围为 6%～8%(屈服点),腱的应变范围为 10%～15%。通常肌腱的横截面积越大,所能承受的载荷也越大。健康肌腱的拉伸载荷强度极限为肌肉的 2 倍。

（四）骨骼

1. 基本结构　骨主要由细胞、胶原纤维与羟磷灰石组成,有密质骨与松质骨之分,两者的强度与刚度不同。

2. 骨骼生物力学特性　成熟密质骨的极限应力为:压缩＞拉伸＞剪切。

3. 影响骨骼强度与刚度的因素　① 应力;② 载荷速度;③ 骨的大小、形状和特性。

4. Wolf 定律　骨骼的密度与形态取决于施加在骨上的力。缺乏应力将导致骨质疏松;而应力增加可以促进成骨细胞的活动。

（励建安）

二、运动生理

（一）运动与骨骼肌

1. 运动单位　运动神经元及其所支配的肌纤维合称为运动单位。运动单位的功能遵循"全或无"定律。同一块肌肉的运动单位越多,动作的精细程度越高。而一个运动神经元所支配的肌纤维数量越少,动作的精细程度也越高。

2. 骨骼肌分型　骨骼肌纤维包括:Ⅰ型慢缩纤维,又称红肌,即缓慢—氧化型肌纤维(SO)。Ⅱa型快速氧化—糖原分解型纤维(FOG);Ⅱb型快缩纤维,又称白肌,即快速糖原分解型肌纤维(FG)。

3. 肌肉收缩形式

（1）等张收缩:等张收缩又称为动力性运动。分为肌力大于阻力时产生的加速运动和小于阻力时产生的减速运动。运动时肌张力大致恒定,肌纤维缩短,引起明显关节运动。等张收缩又分向心收缩和离心收缩。

（2）等长收缩:等长收缩又称为静力性运动。当肌肉收缩力与阻力相等时,肌肉张力增加,长度不变,不引起关节运动。

（3）等速收缩:肌肉收缩的速度保持恒定。

4. 肌肉协同

（1）原动肌:直接完成动作的肌群称原动肌。其中起主要作用的肌群称主动肌,协助完成动作或仅在动作的某一阶段起作用的肌群称副动肌。

（2）拮抗肌:与原动肌作用相反的肌群。原动肌收缩时,拮抗肌应协调放松或作适当的离心收缩,以保持关节活动的稳定性及增加动作的精确性,并能防止关节损伤。

（3）固定肌:为了发挥原动肌对肢体运动的动力作用,需要参加固定作用的肌群。

（4）中和肌:其作用是为抵消原动肌收缩时产生的一部分不需要的动作。

5. 不同运动训练形式对骨骼肌功能的影响

（1）耐力运动:可增加肌耐力;运动训练提高糖原储备和利用效率;做功中乳酸形成相对较少。

（2）力量运动:可增强肌力;增强单位时间内爆发力,改善协调能力。

（二）运动与心血管的调节

运动对心血管系统的调节主要表现为局部的自动调节(auto regulation)

和神经调节(neurogenic control),前者为组织提供氧的需求和清除代谢废物,后者参与血压的维持。

1. 血流自动调节　做功肌肉血管开放的同时,其他脏器血管相应收缩,使血液重新分配。运动中内脏(除心脏外)的血流量均减少,皮肤血管则先收缩后扩张,便于散热。做功肌肉获得较多的血流,以摄取较安静时高达 50～75 倍的氧量。

2. 神经性调节　运动中血流分布的改变主要由于交感神经和激素的调节作用所致。运动时交感神经兴奋,使血液重新分配,以适应运动中的代谢需要;同时也会引起静脉血管的收缩,增加回心血量。肾上腺髓质分泌的肾上腺素和去甲肾上腺素作用于心血管系统,去甲肾上腺素促进末梢血管的收缩,肾上腺素的少量分泌可以扩张血管。肾素—血管紧张素可以引起动静脉血管的收缩,参与运动时的血压调节,同时抑制肾脏的水钠的排出,增加循环血量。运动还通过腔静脉压力感受器的加压反射和主动脉弓、颈动脉窦压力感受器的减压反射调节血管活动。

3. 局部因素的调节　① 局部组织的氧张力降低;② 二氧化碳张力提高;③ 乳酸堆积;④ ATP 水解,细胞内 K^+、组胺和腺苷等释放。

4. 运动循环调节

(1)心率和心搏出量增加:心率的变化是受神经和体液的调节。影响心排血量的主要因素有:心室收缩力、心室流出道和血管的阻力、回心血量。

(2)心排血量增多:以保证肌肉、呼吸和全身脏器的需要。

(3)血压增高:收缩压增高,舒张压轻微升高或不变或稍下降。

(4)静脉血回流增加:运动时肌肉收缩,可使静脉受挤压,迫使血液向心脏流动,防止血流的淤积;运动时的呼吸动作也促使肢体的静脉血回流入胸、腹腔;交感神经可使容量血管收缩,使静脉系统血流量减少,也是保证回心血量增加的重要因素。

(三)运动与呼吸

1. 运动中摄氧量的变化

(1)氧亏:在摄氧量(VO_2)能够满足需氧量的轻或中等强度运动,只要运动强度不变,即能量消耗恒定时,摄氧量便能保持在一定水平,被称为"稳定状态"。但在运动开始的短时间内,因呼吸、循环的调节较迟缓,氧在体内的运输滞后,致使摄氧量水平不能立即到位,而是呈指数曲线样逐渐上升,此即进入工作的非稳态期,或"进入工作状态"。通常是从无氧供能开始,逐渐增加有氧成分,呈特定的摄氧动力学变化。"稳定状态"是完全的有氧供能,而"进入工作状态"这一阶段的摄氧量与根据稳定状态推断的需氧量相比,其不足部分即无氧供能部分,则传统地被称为"氧亏"。

（2）氧债：当运动结束进入恢复期时，摄氧量也并非从高水平立即降至安静时的水平，而是通过快、慢两个下降曲线逐渐移行到安静水平。这一超过安静状态水平多消耗的氧量，则传统地被称为"氧债"，并认为"氧债"与总的"氧亏"等量。

2. 最大摄氧量　运动时消耗的能量随着运动强度增大而增加。随着运动强度的增大，摄氧量达到最大而不再能增加的值，称为最大摄氧量（$VO_{2\max}$）。

3. 运动对呼吸的影响　健康人剧烈运动后对呼吸的影响主要表现为呼吸频率、潮气量、每分通气量、摄氧量、肺血流量、肺泡－动脉氧压力梯度等指标的显著增高。

三、运动生化

（一）运动代谢分类

1. 无氧代谢　① 非乳酸性能量的产生，有腺嘌呤激酶反应（ATP 分解产能过程）和肌酸激酶反应（CP 转换产能过程）；② 乳酸性能量的产生（糖酵解途径）；③ 缺氧状态下的能量来源；④ 维持极量运动的能量来源；⑤ 高耗能组织的能量来源。

2. 有氧代谢　指糖类、脂类、蛋白质三大热能营养素在细胞线粒体内充分氧气摄取状态下通过三羧酸循环产生 ATP 的过程。

（1）在运动中供给能量。

（2）是能量代谢的共同途径：是脂肪和氨基酸等在体内彻底氧化产生能量的共同通道，也是体内的糖、脂肪和蛋白质等物质相互转变、相互联系的枢纽。

3. 运动中乳酸代谢　各种运动时均有乳酸产生，即使安静时也有乳酸生成，只不过此时乳酸的产生和消除形成平衡。运动可以加速乳酸的清除，运动初主要依赖无氧代谢，产生较多乳酸。当肌肉持续收缩并进入稳定状态时，无氧代谢明显降低，有氧代谢成为主要的供能形式。

4. 乳酸氧化器官　除骨骼肌外，心、肝、肾均可用乳酸作为氧化底物，但比重极少。安静时肝脏内有 $14\%\sim15\%$ 的葡萄糖是通过利用乳酸合成的（糖原异生作用）。运动中通过肝糖原分解成葡萄糖的量增加，同时摄取乳酸的量也较安静时增加 $2.5\sim3$ 倍。肾脏可直接氧化乳酸再生糖原，当血乳酸增高时，尿中排出的乳酸量也随之增加。

（二）运动和糖代谢

1. 糖的代谢途径　① 糖酵解途径：在无氧条件下，生成乳酸。② 三羧酸循环途径：在有氧条件下，经三羧酸循环进行有氧氧化生成水和 CO_2。有氧氧化是糖分解的最重要途径。③ 葡萄糖经磷酸戊糖途径被氧化为水和 CO_2。

2. 磷酸戊糖代谢的意义　① 生物氧化释放能量合成 ATP 供能。② 保护酶和蛋白质的巯基不易被氧化。③ 提供核苷酸合成原料。

3. 运动对肝糖原的影响　① 短时间激烈运动时,肝糖原分解成葡萄糖输出的占 90％。② 长时间高强度运动时,肝糖原分解占肝葡萄糖释放总量比例逐渐减少,而糖异生的葡萄糖所占比例进行性增加。③ 在长时间低强度运动时,肝脏释放葡萄糖的速率呈现先快后慢的过程。

4. 运动时糖异生的生理意义　① 维持运动时血糖稳定。② 有利于乳酸的利用,防止乳酸中毒。③ 促进脂肪氧化分解供能和氨基酸代谢。

5. 肌糖原在运动中的生理意义　① 运动的主要能源物质。② 运动时,在耗氧量等同的前提下,利用糖的氧化能产生更多的能量。③ 耐力运动时,由于肌糖原大量排空,可释放出结合水,对维持运动过程中水的代谢、满足体内某些生化过程的进行和防止脱水有积极意义。

6. 影响肌糖原利用的因素　运动强度、运动时间、运动类型、肌纤维类型、饮食和环境等。

7. 血糖在人体运动中的生理意义　① 是中枢神经系统的主要供能物质。② 是红细胞的唯一能量来源。③ 是运动肌肉的肌外能源。

8. 运动对血糖的影响因素　运动强度、运动时间以及肌糖原贮量。

9. 乳酸循环　运动中肌肉生成的乳酸大部分被直接氧化,尚有少量乳酸(约占总量的 1/5)经过血液循环进入肝脏,在肝内异生成葡萄糖或糖原;肝葡萄糖再进入血液循环系统补充血糖的消耗,或扩散入肌细胞重新合成肌糖原,以补充运动中消耗的肌糖原。这一过程称为乳酸循环。

10. 乳酸代谢的生物学意义　① 乳酸的再利用。② 恢复运动能力。③ 预防酸中毒。④ 提高能量代谢效率。

（三）运动和脂肪代谢

1. 运动时脂肪供能形式　在心肌和骨骼肌等组织,脂肪酸可经氧化生成 CO_2 和水,是供能的主要形式;在肝脏,脂肪酸不完全氧化,产生中间产物乙酰乙酸、β-羟丁酸和丙酮,合称为酮体,参与脂肪组织脂解的调节;在肝、肾细胞中,甘油作为非糖类物质经过糖异生途径转变为葡萄糖,对维持血糖水平起重要作用。

2. 运动时甘油代谢的生理意义　在中、低强度运动时,骨骼肌和脂肪组织内脂肪分解加强,释放出游离甘油。骨骼肌和脂肪细胞中缺乏甘油代谢的酶,甘油无法在运动肌中直接供能和合成脂肪。肝脏含有丰富的磷酸化酶,是甘油进行糖异生的主要部位。在长时间运动时,甘油经糖异生过程合成葡萄糖,补充血糖的消耗,这对维持血糖恒定和保证运动耐力,具有一定的意义。但在长时间高强度运动后甘油不是糖异生和糖原合成的主要原料。

3. 运动中脂肪酸氧化的生理意义 ① 安静时的能量供应,大约 50％的血浆 FFA(游离脂肪酸)在流经肌肉的过程中被吸收利用;② 长时间运动时,血浆 FFA 在骨骼肌的供能中起着关键作用;③ 短时间高强度运动时,骨骼肌摄取血浆 FFA 有限,此时作为供能作用的意义不大。

4. 运动对酮体的影响 ① 安静状态下酮体的生成率低,而且肝外组织氧化率很强;② 短时间剧烈运动,血酮体含量无明显变化;③ 长时间剧烈运动后,血酮体的含量明显增加;④ 经常锻炼的运动员不仅氧化脂肪和利用酮体的机能得到改善,而且也节省了糖的氧化;⑤ 血酮体升高易诱发运动性疲劳。

5. 酮体生成的生理意义 ① 酮体是 FFA 的特殊运输形式;② 参与脑和肌肉的能量代谢;③ 参与脂肪动员的调节;④ 血、尿酮体是体内糖储备状况的评定指标。

6. 运动对血浆脂蛋白的作用 耐力运动可以使人的体脂减少,血浆HDL 浓度增高,LDL 和 VLDL 浓度降低,对于预防和治疗肥胖、冠心病、动脉粥样硬化等疾病非常有益。CM(乳糜微粒)不受运动训练的影响而由膳食中脂肪的多少来决定。

(四)运动和蛋白质代谢

1. 联合脱氨基作用 包括转氨基作用和氧化脱氨基作用两个阶段,即氨基酸的氨基通过转氨基作用转移到 α-酮戊二酸分子上,生成相应的 α-酮酸及谷氨酸,然后谷氨酸在谷氨酸脱氢酶作用下,脱掉氨基又生成 α-酮戊二酸。联合脱氨基作用的逆反应也是体内合成非必需氨基酸的重要途径。它是体内最普遍的脱氨基作用。

2. 嘌呤核苷酸循环 骨骼肌等组织中氨基酸主要通过嘌呤核苷酸循环进行脱氨基作用。具体过程是通过在转氨基作用中生成的天冬氨酸与次黄嘌呤核苷酸作用生成腺苷酸代琥珀酸,后者在裂解酶作用下分裂成延胡索酸和腺嘌呤核苷酸。腺嘌呤核苷酸在腺苷酸脱氨酶催化下水解脱掉氨基,生成次黄嘌呤核苷酸。这一反应过程称为嘌呤核苷酸循环。脑组织中 50％的氨来自嘌呤核苷酸循环。

3. 鸟氨酸循环 由于肝细胞内含有尿素合成酶,氨的主要代谢去路是在肝脏中合成尿素。鸟氨酸循环的反应过程分为四个阶段:首先在肝细胞内合成氨基甲酰磷酸,其次在鸟氨酸氨基甲酰转移酶催化下将氨基甲酰基转移至鸟氨酸,生成瓜氨酸,然后在精氨酸代琥珀酸合成酶催化下合成精氨酸,最后在精氨酸酶作用下水解生成尿素。

4. α-酮酸代谢 生成非必需氨基酸;氧化供能;转变成糖和脂肪。

5. 运动中参与能量代谢的氨基酸 运动时参与氧化供能的氨基酸主要

有两大类：① 丙氨酸、谷氨酸、天门冬氨酸经转氨基作用后，直接转变成糖、脂代谢的中间产物，进入相应的代谢过程彻底氧化；② 支链氨基酸经转氨基后，生成的碳链骨架需要经历一系列反应，最终成为丙酮酸、乙酰辅酶 A 或三羧酸循环的中间产物。骨骼肌是氧化支链氨基酸的主要部位，长时间持续运动时支链氨基酸在骨骼肌中的能量供给比重明显上升。

6. 葡萄糖—丙氨酸循环　骨骼肌内葡萄糖或肌糖原分解生成的丙酮酸，经氨基酸的转氨基作用生成丙氨酸，丙氨酸进入肝内异生为葡萄糖，并再回到肌肉中的代谢过程，称为葡萄糖—丙氨酸循环。丙氨酸生成时的氨基来自谷氨酸，由谷丙转氨酶催化，将谷氨酸分子中的氨基转给丙酮酸以生成丙氨酸。

7. 葡萄糖—丙氨酸循环的生理意义　① 延缓运动疲劳的产生；② 将运动肌中氨基酸的 α-氨基转移给丙酮酸，合成丙氨酸，以无毒的形式转运肝内解毒，避免血氨过度升高，有利于维持运动能力；③ 将运动时骨骼肌释放的丙氨酸运送到肝脏，经过糖异生作用生成葡萄糖，维持血糖浓度稳定，提供运动肌的能量需求，保证运动的可持续性。

8. 血氨增高与运动能力　短时间的激烈运动时，骨骼肌中氨的生成和运动强度密切相关。NH_4^+ 是糖酵解的主要限速酶——果糖磷酸激酶的激活剂，嘌呤核苷酸的脱氨对运动初期加速糖酵解有积极作用。激烈运动或持续运动均可以导致高血氨症，血氨增高是引起中枢性疲劳的因素之一。严重的高血氨明显抑制中枢神经系统，导致运动能力下降，思维连贯性差，严重者出现昏迷。此外，血氨增高可以影响许多生物化学反应的正常进行，如降低丙氨酸的利用和减少摄氧量，抑制丙氨酸的羧化作用和线粒体的呼吸作用，危及三羧酸循环的正常进行。

（五）运动与非热量营养素代谢

1. 水的生物学功能　构成体液；生物化学反应的场所；调节体温；维持水、电解质平衡；参与脏器生理功能的调节。

2. 水的补充途径　饮用水和饮料，吸收固体食物中的水，脂肪、糖和蛋白质分解时产生的代谢水。

3. 运动中水的补充　一般成人每天需水量为 2 000～2 500 ml，运动时饮水量需要量由年龄、气候、运动强度等决定，总的原则是少量多次饮水，既可预防失水，又可避免增加胃、心脏、肾脏的负担，反之则会影响运动能力。为了预防运动时缺水，可在运动前饮水 300～500 ml，运动中饮水也应少量多次，1 h 不宜超过 800 ml，水温以 8～12℃为宜。

4. 无机盐的生物学作用　① 人体组织成分的重要原料，如骨骼、牙齿等。② 维持渗透压平衡，调节细胞内外水分子的转移和物质交流。③ 维持酸碱平衡,稳定内环境。④ 维持神经肌肉的兴奋性,保持正常的应激能力。⑤ 激活酶和激素,参与物质代谢。

5. 缓冲系统　是由弱酸及其弱酸盐组成的,具有缓冲酸碱能力的混合溶液。体内主要存在着三对缓冲系统即碳酸盐缓冲系统、磷酸盐缓冲系统和蛋白质缓冲系统。

6. 脂溶性维生素　包括维生素 A、维生素 D、维生素 E、维生素 K,都不溶于水,只能溶于脂肪及脂肪溶剂,如苯、乙醚、氯仿等。在食物中常与脂类共同存在,在肠道吸收时也需要脂肪的帮助。

7. 水溶性维生素　包括维生素 B_1、维生素 B_2、维生素 B_6、泛酸、生物素、叶酸、维生素 B_{12}、维生素 C 等,随水分在肠道吸收后进入血液,其在体内的储存量不大,多余的随尿排出,因此每天都应从饮食中得到补充。维生素复合物在体内通过构成辅酶发挥其对物质代谢的影响。

8. 维生素与运动能力　有些维生素直接影响到人体的运动能力,成为提高运动能力的限制因素。① 维生素 B_1 充足时,可促进肌肉内磷酸肌酸和糖原的合成,加速运动后血乳酸和丙酮酸的消除,提高耐久力。② 维生素 B_2 缺乏时,会直接影响骨骼肌有氧代谢功能能力,引起肌收缩无力,耐力下降。③ 维生素 PP 参与有氧代谢和无氧酵解供能,与有氧运动和无氧运动能力有关。④ 维生素 B_6 参与蛋白质的分解和合成代谢,与提高力量训练素质有关。⑤ 维生素 C 能增强白细胞的吞噬功能,且有提高运动耐力、消除疲劳和促进伤口愈合作用。⑥ 维生素 A 具有保护角膜上皮、防止角质化的作用,对击剑、射击、滑翔、乒乓等要求视力集中的运动项目有帮助。⑦ 维生素 E 具有抗氧化、促进蛋白质的合成和防止肌肉萎缩等生物学作用,可提高肌肉力量。

（六）运动时能量代谢及其补充

1. 运动时的供能系统　磷酸原（ATP—CP）、糖酵解（乳酸能）和有氧代谢三大供能系统。运动初期首先是磷酸原系统供能,然后过渡到以糖酵解系统供能为主,随着运动时间的延长,逐渐过渡到以有氧代谢系统供能为主。有氧代谢供能系统是长时间耐力运动时主要的供能系统。

2. 能量补充的生理意义　① 合理营养提供运动适宜的能源物质;② 肌纤维中糖原水平与运动外伤的发生有直接的关系;③ 合理营养有助于剧烈运动后的恢复;④ 合理营养可减轻或延缓运动性疲劳。

3. 运动与糖补充　大强度耐力训练运动员的碳水化合物供给量应为总热量的 $60\%\sim70\%$,缺氧运动项目为 $65\%\sim70\%$。运动前 $10\sim30$ 分钟或 2 小时前均可补糖,均有助于运动时血糖升高;运动中多次分量饮糖水效果较好,每次不要超过 $2\ g/kg$。运动后易在 $2\sim6$ 小时补糖,可使存入肌肉的糖达到最大量。

4. 运动与蛋白质补充　运动时蛋白质的需要量为总热能的 12%～15%（1.2～2.0 g/kg）。采用动物性蛋白质和植物性蛋白质互补作用,提高蛋白质的生物价。

5. 运动与脂肪补充　运动员膳食中适宜的脂肪量应为总热量的 25%～30%。运动员膳食要求量少质精、发热量高,所以不可过多减少脂肪的供给量。

6. 运动与水补充　运动前和运动中补水可预防运动中的过度脱水,要注意一次补水量和水温。补水量过多,或水温过低容易导致胃肠痉挛,影响运动能力。运动后应首先补充水分,有利于促进肾脏排泄尿酸和代谢产物;其次是其他营养素的补充,促进疲劳的恢复。

(江钟立)

四、运动生物力学

1. 人体力的种类　与人体运动有关的力主要有内力和外力两种。

(1)内力:是指人体内部各种组织器官相互作用的力。其中最重要的是肌肉收缩产生的主动拉力,这是维持人体姿势和产生运动的动力;其次是各种组织器官的被动阻力,包括肌肉、骨、软骨、关节囊、韧带、筋膜等受压力或拉力作用时对抗变形的阻力,躯体的惯性和内脏器官间的摩擦力及其固定装置(如腹膜、肠系膜、大血管等)的阻力等。

(2)外力:是指外界环境作用于人体的力,包括重力、器械的阻力、支撑反作用力、浮力、摩擦力及流体作用力。各种外力经常被用来作为运动训练的负荷,这种负荷要求肢体运动的方向和力量与之相适应,因而选择投入工作的肌群及其收缩强度,这是肌力训练的方法学理论基础。

2. 人体杠杆　人体运动遵循杠杆原理,各种复杂动作都可分解为一系列的杠杆运动。杠杆包括支点、力点和阻力点。支点到力点的垂直距离为力臂,支点到阻力点的垂直距离为阻力臂。根据杠杆上三个点的不同位置关系,可将杠杆分成三类:

(1)第 1 类杠杆(平衡杠杆):其支点位于力点与阻力点之间。如头颅与脊柱的连结,支点位于寰枕关节的额状轴上,力点(如斜方肌、肩胛提肌等的作用点)在支点的后方,阻力点(头的重心)位于支点的前方。主要作用是传递动力和保持平衡,支点靠近力点时有增大速度和幅度的作用,支点靠近阻力点时有省力的作用。

(2)第 2 类杠杆(省力杠杆):其阻力点位于力点和支点之间。如站立位提踵时,以跖趾关节为支点,小腿三头肌以粗大的跟腱附着于跟骨上的止点为力点,人体重力通过距骨体形成阻力点,在跗骨与跖骨构成的杠杆中位于支点和力点之间。这类杠杆动力臂始终大于阻力臂,可用较小的力来克服较大的阻力,有利于做功。

(3) 第 3 类杠杆(速度杠杆):其力点位于阻力点和支点之间。如肱二头肌屈起前臂的动作,支点在肘关节中心,力点(肱二头肌在桡骨粗隆上的止点)在支点和阻力点(手及所持重物的重心)的中间。此类杠杆因为动力臂始终小于阻力臂,力必须大于阻力才能引起运动,不省力,但可以获得较大的运动速度。人体的活动大部分属于速度杠杆。

(励建安)

第三节　神经学基础

一、中枢神经解剖

1. 脑重量　成人脑的重量平均为身体重量的 2% 左右。

2. 脑耗氧量　占全身总耗氧量的 20%。

3. 脑血流量　约占心脏排血量的 17%。

4. 大脑动脉　左右颈内动脉和椎动脉,分别供应小脑幕上部分(包括半球和基底节)及幕下部分(小脑和脑干)。

5. 大脑分层　表层为大脑皮质,由神经元胞体高度密集的灰质层组成;中间层为白质,主要由上、下行传导纤维和联络皮质的连合纤维构成,其中内囊是上、下行纤维最集中的区域。里层为白质的深方,有一组集中的灰质核团,称为基底神经节。在大脑半球内还有一对空腔即侧脑室。

6. 大脑半球　大脑由矢状位的半球间裂分成左、右大脑半球。每个大脑半球的外部形态可以概括为"三个面、四个极、五个叶"。"三个面"是:背外侧面,是大脑半球的凸面,此面与颅顶内面相平行;内侧面,是位于半球间裂之内,两半球相对的一面;底面,为凹陷面。"四个极"为:额极,是额叶的最前端;颞极,是颞叶的最前端;岛极,岛叶的前端;枕极,枕叶的最后端。"五个叶"是:额叶、枕叶、顶叶、颞叶、岛叶。此外,大脑还分出一个边缘叶,由海马、齿状回、海马沟、海马回、扣带回等组成。

7. 脑叶

(1) 额叶:位于大脑的前部,约占大脑皮质的三分之一。额叶外侧面有四个主要的脑回:垂直的中央前回、额上回、额中回、额下回。中央前回为皮质脊髓束和皮质延桥束的起点。此区域发出的神经冲动支配对侧骨骼肌的运动,同时接受骨骼肌、关节运动时的感觉。中央前回支配身体器官的功能定位,似一倒置人体在中央前回的投影,其上部支配下肢肌,中间支配上肢肌,下部支配面肌的功能。额下回的后部(在优势半球的三角部和岛盖部)存在运动性言语中枢即 Broca 区。电刺激 Broca 区时,产生言语中断;切除 Broca 区时,产生运动性失语。

（2）顶叶：位于额叶之后、枕叶之前。顶叶有两条主沟：中央后沟和顶间沟,两沟互相垂直。顶叶的中央后回接受丘脑腹侧后内、外核来的纤维,主管人体的一般感觉。中央后回的最前部主要为识别空间的功能区;中央后回的中部主要为辨别物体的异同;缘上回和顶上小叶主要为区分刺激强度的部位。当顶叶这些区域受损伤后,患者对物体不能定位,不能估计被动运动的方向和范围,不能辨别物体的轻重、温度,不能命名,以上统称为无实体感觉（astereognosis）。顶叶接受来自丘脑枕的纤维。顶叶发出皮质丘脑束,还发出短、长纤维至其他诸叶。

（3）颞叶：位于颅中窝与小脑幕上方,可分为颞上回、颞中回和颞下回。颞叶接受来自内侧膝状体至颞横回的冲动,并自听觉中枢通过皮质膝状体束和皮质中脑顶盖束发出下行纤维。颞叶对人类的情绪、记忆与心理活动起着重要作用。

二、神经传导系统的结构与功能

（一）基本结构

1. 突触　突触是神经传导系统中最基本的单位。由突触前膜、突触间隙、突触后膜组成突触小结。

2. 突触的传导　神经元受到刺激后产生动作电位,即神经元的兴奋过程,神经元可以将自身的兴奋传至其他神经元或外周肌细胞。兴奋传导是通过突触来完成的,突触传递信息是通过化学递质转变为电变化实现的。神经元兴奋后产生的动作电位向神经末梢传递,使神经末梢突触前膜释放神经化学递质。这些神经递质的释放影响邻近神经和肌细胞膜（突触后膜）的膜通透性和膜电位,当突触前神经元释放了足够的神经递质,使突触后细胞去极化到达足以引发细胞动作电位的阈值时,一个电化学信号（动作电位）就由一个细胞传播到下一个细胞,导致了兴奋的传导和扩散。但一个神经元产生的动作电位在通过突触时,可能会引起突触后神经元兴奋性下降,这是神经传导系统的抑制作用,是通过抑制突触传递过程实现的。

3. 运动终板（神经肌肉接头）　运动终板是指运动神经元轴突末梢与肌肉接头部位形成的突触。它是将神经兴奋性传递到肌肉的重要部位。

4. 运动终板的传递作用　神经元兴奋引起外周肌细胞兴奋是通过运动终板的兴奋传递实现的。神经肌肉接头兴奋传递具有化学传递（乙酰胆碱）、单向性传递（兴奋只从神经末梢传向肌纤维）、时间延搁（兴奋传导速度在接头处比在同一细胞中慢,易受化学和其他环境因素的影响）的特点。

（二）兴奋在中枢传导的特征

1. 单向传导　中枢内兴奋传导只能由感觉神经元经中间神经元传至运动神经元。

2. 中枢延搁　兴奋在神经纤维中传导速度较快,而经过突触传递时速度较慢,需要的时间较长。

3. 兴奋的总和　连续给予数次阈下刺激或同时在不同感受区域内分别给予阈下刺激可以引起反射,称为中枢兴奋的总和。前者为时间总和,后者为空间总和。

4. 兴奋的后作用　在反射活动中,当刺激停止后,传出神经元还可以继续发放冲动,使反射活动延续一段时间。

5. 兴奋的扩散　刺激某一种感受器,常引起某一种反射,如果刺激部位不变,刺激强度增加,可以引起广泛的反射活动。

6. 兴奋的节律转化　单一刺激由传入纤维传到中枢后,中枢可以改变传入冲动节律,产生高频率冲动传至肌肉,引起肌肉强直性收缩。神经中枢具有把作用于传入冲动的节律变为另一种中枢节律的能力。

（三）抑制在中枢的传导

1. 突触后抑制　在中枢神经系统内存在相当数量的抑制性神经元,一般为中间神经元。抑制性神经元兴奋后,其轴突末梢释放抑制性递质,与突触后神经元构成抑制性突触,使突触后神经元细胞膜超极化,兴奋性降低,形成了突触后抑制。

2. 突触前抑制　当神经冲动传至某一兴奋性突触时,靠近突触联接处的突触前末梢所释放的递质减少,不易甚至不能引起其突触后的神经元兴奋而呈现抑制性效应,这种现象称为突触前抑制。

三、感觉神经系统的结构与功能

1. 浅感觉及传导　主要包括痛、温、触觉。头部以下躯体浅感觉—脊神经后根—脊髓后角换神经元—神经交叉到脊髓对侧—脊髓丘脑侧束（痛、温觉）及脊髓丘脑前束（轻触觉）—丘脑。

2. 深感觉及传导　主要包括本体感觉,本体感受器是接受身体活动刺激的末梢感觉器,主要分布在骨骼肌（肌梭）、肌腱（高尔基腱器官）、关节、内耳迷路、上位颈椎及皮肤等处,挤压、触摸、牵拉、振动、拍打、摩擦及活动中肢体位置的改变等刺激均可引起本体感受器兴奋。通过反射弧在中枢神经的调控下出现反射性活动,调整肌张力、感觉肢体和身体在空间的位置,以实现维持姿势和调整运动的目的。深部感觉传导路径:肌肉本体感觉、深部压觉、辨别觉—脊神经后根—脊髓同侧后索上行—延髓（薄束、楔束核）换神经元—神经交叉到对侧—内侧丘系—丘脑。

3. 丘脑投射系统

（1）特异性传入系统及其作用：机体各种感受器传入的神经冲动，进入中枢神经系统后，需通过丘脑交换神经元，然后由丘脑发出特异性投射纤维，投射到大脑中央后回的感觉皮质区，引起机体特异感觉（皮肤感觉、本体感觉、特殊感觉），故称特异性传入系统。其作用除引起特异性感觉外，还能将这些感觉传至大脑皮质的其他区域，激发大脑皮质发出传出冲动，使机体作出相应的反应。

（2）非特异性传入系统及其作用：特异性传入系统传至脑干时，发出侧支与脑干网状结构联系，网状结构神经元通过其短轴突多次更换神经元后到达丘脑内侧弥散投射至大脑皮质广泛区域，不产生特异性感觉，称非特异性传入系统。其作用是传入冲动增加，维持大脑皮质的兴奋状态，保持机体的醒觉—清醒状态。传入冲动减少时，大脑皮质由兴奋转入抑制状态，机体处于安静和睡眠状态。这一系统损伤可导致昏睡不醒。

4. 大脑皮质的感觉分布区　所有感觉传入冲动最后汇集到大脑皮质，通过大脑皮质中枢的整合、分析作出各种感觉应答，大脑皮层是感觉分析的最高部位。大脑皮层不同区域的感觉功能支配区为：体表感觉在中央后回；肌肉本体感觉在中央前回；视觉在大脑枕叶；前庭感觉在中央后回；嗅觉在大脑皮层边缘叶的前底部；味觉在中央后回。

四、反射协调活动生理学基础

1. 交互抑制　某一中枢兴奋时，在功能上与其相对抗的中枢便发生抑制的现象。如主缩肌与拮抗肌的关系。本质为突触后抑制。

2. 扩散　一个中枢的兴奋引起协同中枢兴奋，称为兴奋扩散。一个中枢抑制引起协同中枢抑制，称为抑制扩散。如一侧肢体兴奋可以扩散到对侧肢体。

3. 优势现象　在中枢神经系统内，当某一中枢受到较强刺激时，其兴奋水平不断提高，这个提高兴奋水平的中枢，称兴奋优势灶。它能综合其他中枢扩散而来的兴奋，提高自身的兴奋水平，对其临近中枢产生抑制作用。

4. 反馈　反馈是中枢神经系统高位和低位中枢之间的一种相互联系、促进、制约的方式。神经元之间的环路联系是反馈作用的结构基础。反馈活动有两种，使原有活动加强和持久的正反馈及使原有活动减弱或终止的负反馈，起到促进活动出现、保持活动适度、防止活动过度的作用。

五、神经系统对躯体运动功能的调节

（一）脊髓对躯体运动的调节

躯体运动最基本的反射中枢在脊髓，脊髓前角灰质有大量运动神经元，其中 α、γ 运动神经元既接受来自皮肤、关节、肌肉等外周传入的感觉信息，又同时接受从脑干到大脑皮层各高级中枢下传的信息,参与反射活动过程。

1. 运动单位及作用 运动单位是指一个 α 运动神经元和它全部神经末梢所支配的梭外肌纤维。这些肌纤维都有相同的生化和生理特征,完成相同的功能活动,是神经肌肉活动的基本功能单位。运动神经元的动作电位通过其神经纤维末端的运动终板传至所有与其相关的肌纤维,引起肌纤维兴奋收缩。

2. γ 环路的反射调节

(1)肌梭:存在于肌腱上或与梭外肌肌纤维并行排列,感受梭外肌长度的变化。肌梭内有核袋纤维、核链纤维两种梭内肌纤维。当其收缩时,肌梭对牵拉刺激的敏感性增高;当梭外肌收缩时,肌梭对牵拉刺激的敏感性降低。

(2)肌梭的神经支配:梭内肌的核袋纤维受 γ_1 传出神经纤维的支配,其传入神经为 Ia 类纤维,共同组成初级感觉末梢,其对快速牵拉比较敏感。核链纤维接受 γ_2 传出神经纤维支配,其传入神经为 Ia 类纤维、II 类纤维,它们组成了次级感觉末梢,对缓慢持续的牵拉比较敏感。

(3)γ 运动神经元:分散在 α 运动神经元之间,其兴奋性较高,常以较高频率持续放电。它发出的传出神经支配肌梭的梭内肌纤维,调节梭内肌肌纤维的长度,使肌梭感受器经常处于敏感状态。

(4)γ 环路:γ 运动神经元、γ 传出纤维、肌梭、I 和 II 类传入纤维等构成了 γ 环路。γ 运动神经元的兴奋性阈值比 α 运动神经元低,易被来自脊髓上水平复杂得多突触通路易化或抑制。当 γ 传出纤维活动加强时,梭内肌肌纤维收缩,提高肌梭内感受器的敏感性,所产生的冲动由 Ia、II 类传入神经纤维返回脊髓。I 类传入神经单突触引起支配同一块肌肉的 α 运动神经元兴奋,引起肌肉收缩。γ 环路持续性冲动释放的高低,决定肌梭内感受器的敏感性,对肌肉的紧张性(肌张力)起调控作用。因此,γ 环路在脊髓反射中起重要的作用。

3. 腱器官在反射中的作用 腱器官呈串联分布在肌肉与腱的结合部,称为肌紧张感受器的反馈系统。当肌收缩时,肌梭的兴奋性降低,而腱器官对肌肉主动收缩十分敏感,它的兴奋性增加,冲动通过 Ib 纤维传入,抑制 α 和希运动神经元,调整肌张力令不至于过高。

4. 脊髓反射 脊髓平面有自己的反射中枢,称脊髓反射。

(1)牵张反射:当骨骼肌受到外力牵拉时,周围的肌梭受牵拉后将兴奋传入脊髓,引起受牵拉肌肉的反射性收缩,这种反射称为牵张反射(见表1-2)。

(2)屈肌反射与对侧伸肌反射:皮肤感受器受到刺激时可以引起关节屈肌收缩及伸肌松弛称为屈肌反射。当对皮肤的刺激达到一定程度时,则在屈肌反射的基础上出现对侧伸肌反射。屈肌反射的作用是保护肢体,避免伤害性刺激的损害；对侧伸肌反射是姿势反射中的一种，在行走、跑步时有支撑体重的作用。

表 1-2 牵张反射的反射径路

反射名称	刺激	感受器	传入神经与中枢	传出神经与效应器
初级感觉纤维牵张反射				
腱反射	快速牵拉肌腱	核袋纤维感受装置兴奋（γ_1运动神经元放电）	Ia类感觉纤维与脊髓前角α神经元单突触联系	α传出神经引起快肌纤维快速收缩
紧张性牵张反射	缓慢持续牵拉肌腱	核链纤维感受装置兴奋（γ_2运动神经元放电）	Ia类感觉纤维与脊髓前角α神经元多突触联系	α传出神经引起慢肌纤维持续、交替性收缩，维持肌张力
次级感觉纤维牵张反射				
长脊髓反射、交叉伸屈反射、屈曲反射、挺伸反射	牵拉梭外肌时挤压肌梭囊	核链纤维受牵拉兴奋收缩（γ_2运动神经元放电）	II类感觉纤维通过多突触触到α、γ神经元，传导缓慢、持久、范围广，经脊髓上行到脑干	α传出神经引起受牵拉的肌肉及相应的肌肉收缩

（二）脑干在人体运动中的作用

1. 脑干对姿势反射的调节　直立是人体经常保持的姿势，一旦常态姿势受到破坏后，身体肌肉张力立即发生重新调整，以维持身体的平衡或恢复正常姿势，这种保持或调整身体在空间位置的反射称姿势反射。脊髓水平的牵张反射、对侧伸肌反射是最简单的姿势反射。脑干部位的翻正反射是姿势反射的重要部分。此外，大脑的平衡反应也参与姿势反射的调节。常见的姿势反射见表1-3、表1-4。

表 1-3 人体反射与调控水平（脊髓和脑干）

反射	体位	阳性反应	阳性意义
脊髓水平			
腱反射	坐位或仰卧	快速叩击肌腱产生该肌快速收缩	正常/异常（亢进）
长脊髓反射	坐位或仰卧	牵拉一侧肢体近端伸肌或屈肌，引起该肌和同侧另肢体伸肌或屈肌收缩	正常/异常（亢进）

续表 1 - 3

反射	体位	阳性反应	阳性意义
屈肌收缩反射	仰卧下肢伸展	刺激伸侧足底,刺激侧下肢屈肌收缩	正常/异常(亢进)
对侧伸肌反射	仰卧,一侧下肢伸展	强刺激足底,刺激侧下肢屈曲,同时对侧伸肌收缩反射	正常/异常(亢进)
交叉性伸展 1	仰卧,一侧下肢屈曲	伸侧下肢屈曲,屈侧下肢伸展	异常
交叉性伸展 2	仰卧下肢伸展	大腿内侧轻叩,对侧下肢内收,内旋,屈趾	异常
屈曲反射	仰卧下肢伸展	牵拉足趾背部肌群,反射性引起趾踝背屈、膝、髋屈曲、外展、外旋	异常
挺伸反射	仰卧,一侧下肢屈曲	牵拉足趾底部肌群,引起趾、膝、髋伸、髋内旋、内收	异常
延髓脑桥水平(姿势反射)			
阳性支撑反射	立位	足底着地时,下肢伸肌张力过高	异常
非对称性紧张性颈反射	仰卧,头中位,四肢伸展	头转向一侧的肢体伸展,对侧肢体屈曲、张力过高	异常
对称性紧张性颈反射	膝手位	头前屈时上肢屈肌,下肢伸肌张力过高,头后伸时上肢伸肌、下肢屈肌张力过高	异常
紧张性迷路反射	俯卧位	体内屈肌张力过高,伸肌张力过低	异常
中脑水平(翻正反射)			
迷路翻正反射	坐位遮住双眼	切断颈髓后根后,头部调整到中立位	6 个月内正常
颈调整反射	仰卧头中间位	头转向一侧时,身体随着同向转动	6 个月内正常
躯干调整反射	俯卧,上肢伸展,下肢伸展	抬起骨盆一侧,该侧上、下肢自动屈曲	6～12 个月内正常

表 1－4　人体反射与调控水平(大脑皮质)

反射	体位	阳性反应	阳性意义
视觉翻正反射	坐位	两侧迷路破坏后仍保持头中立位,双眼遮住不易保持头部正常位置	正常
仰卧倾斜反射	仰卧于平板,四肢伸展	向一侧倾斜,抬高侧肢体外展伸直	正常
俯卧倾斜反射	俯卧于平板,四肢伸展	向一侧倾斜,抬高侧肢体外展伸直	正常
降落伞反应	头垂直朝下	身体垂直急剧下落,引起四肢外展、伸展	正常
膝手位反射	膝手位	推身体向一侧倾时,受力侧肢体外展伸直	正常
坐位反射	坐位	将上肢向一侧牵拉时,对侧肢体伸直外展	正常
跪位反射	跪位	将上肢向一侧牵拉时,对侧肢体伸直外展	正常
迈步反射	立位	不同方向推身体,向不同方向迈步	正常
足背屈反射	立位	向后牵拉时,踝关节背屈	正常

2. 脑干网状结构对肌紧张的调节　从延髓、脑桥、中脑,直至丘脑底部这一脑干中央部分的广泛区域中,神经细胞和神经纤维交织在一起呈网状,称网状结构。网状结构上行系统形成非特异性传入系统,接受来自全身各部位的传入冲动,通过许多突触由丘脑的非特异性投射系统传至大脑皮层。网状结构下行系统形成网状脊髓束,是构成椎体外系的重要组成。其中脑干网状结构下行易化系统,对肌紧张起易化作用;脑干网状结构下行抑制系统,对肌紧张起抑制作用。脑干网状结构还接受来自小脑、基底神经节、丘脑和大脑皮质的传入纤维。因此,脑干网状结构是大脑高位中枢和脊髓低位中枢的中间联络枢纽。

(三)小脑和基底神经节在运动控制中的作用

1. 小脑在运动控制中的作用　小脑是重要的运动控制调节中枢,其本身不引发动作,但对动作起共济协调作用,可以调节肌紧张,控制躯体姿势和平衡,协调感觉运动并参与运动学习过程。在学习精细运动过程中,大脑皮质和小脑之间不断进行环路联系,同时小脑不断接受感觉传入冲动信息,逐步纠正运动中的偏差,达到精细运动的协调。

2. 基底神经节在运动控制中的作用　基底神经节位于大脑皮质下,紧靠丘脑背外侧,是由尾状核、壳核、苍白球、丘脑底核、中脑黑质核红核组成。它接受来自感觉运动皮质的信号,并将信号加工后传送到脑干网状结构,再下行到脊髓。调节运动的主要是皮质下结构,有调节运动功能的重要作用,与随意运动的稳定性、肌紧张的控制、运动程序和本体感觉传入冲动信息的处理有关。它为一切运动提供必要的"配合活动"。

（四）大脑皮质在运动控制中的作用

1. 皮质运动区的机能特征

（1）有精细的运动机能定位,刺激大脑运动皮质的相应区域,可引起身体相应部位肌肉的收缩。运动区的定位分布从上到下大体相当于身体的倒影。

（2）对躯体运动的调节呈现交叉支配,即同侧皮质运动区支配对侧肢体的运动功能。

（3）皮质代表区的大小与运动的精细复杂程度有关,动作越精细复杂,该动作运动代表区的范围就越大。

（4）皮质细胞的代偿能力很强,部分皮质运动神经元坏死后,其周围神经元,甚至不同系统、不同部位的神经元可以代偿其功能,这是脑功能重塑的基础。

（5）刺激某运动代表区,仅产生该代表区所支配的肌肉收缩。如果刺激强度超过该肌肉的收缩阈值,延长刺激时间可引起临近协同肌的收缩。

2. 锥体束的功能 锥体束是由皮质运动区锥细胞发出的神经,经内囊处汇聚成束下行,止于脑干神经核运动神经元（皮质脑干束）、脊髓运动神经元及中间神经元（皮质脊髓束）,在锥体束下行过程中一部分交叉至对侧。锥体束的主要功能是调节脊髓前角运动神经元和中间神经元的兴奋性,易化或抑制由其他途径引起的活动,特别是在快速随意控制肌肉的精细运动中起基本作用。

3. 锥体外系 锥体外系是除锥体束以外主管控制躯体运动功能的所有运动纤维通路。锥体外系起源于大脑皮质,下行终止于皮质下纹状体、小脑、丘脑、脑桥和网状结构等部位,由这些部位分别发出的红核脊髓束、顶盖脊髓束、前庭脊髓束和网状脊髓束下至脊髓,支配脊髓的运动神经元。锥体外系的特点是,不经过延髓锥体。作用不能直接迅速抵达下运动神经元,不能引起肌肉的随意收缩,只是影响运动的协调性、准确性。此外,还通过影响肌张力来维持人体的正常姿势。锥体外系具有对大脑皮质呈反馈作用的环路联系。锥体外系在机能上参与调节肌肉紧张度,协调肌肉的联合活动以维持身体的姿势,进行节律动作等。锥体外系是在锥体束的管理下活动的,并支持锥体束的随意运动。只有在锥体外系使肌肉保持适宜的紧张度和协调的情况下,锥体束才能完成肌肉的精细活动。

4. 大脑皮层的整体性活动　随意运动是后天学习而得的,而不是与生俱来的;是建立在暂时神经联系的机制之上的。大脑皮层的整体性活动不像先天生成的无条件反射那样,在刺激与反应之间有固定的联系。暂时联系的机制赋予随意运动以高度灵活性和可塑性。随意运动是一个由感受和效应系统组成的复杂机能系统,在皮层上并没有单一的定位。皮层中央前回运动区,是直接发出传出运动冲动的区域。皮层额叶对于随意运动的组织有重要意义。皮层顶枕部(包括视觉、前庭、皮肤和动觉分析器中枢)是保证运动的空间组织的主导区域。大脑皮层整体性的整合功能把皮层各部位联系起来,对来自动觉传入系统以及其他感受系统的信息进行分析、综合,并通过多次的返回传导,最终实现随意运动。

5. 大脑对低位中枢的调节　大脑是神经系统的高位中枢,小脑、脑干、脊髓是低位中枢。正常情况下,低位中枢受高位中枢的控制,高位中枢通过消除抑制、抑制脊髓上抑制或兴奋脊髓上兴奋,使脊髓反射活动易化产生运动;通过抑制脊髓上兴奋或兴奋脊髓上抑制,减弱脊髓反射活动而使运动减弱,实现对低位中枢的调节。其中,基底神经节和脑干核团在运动整合和调节中起到重要作用,而小脑神经核对外周活动信息进行处理、修饰、记忆,计算和整合运动信息。

（五）感觉传入信息在运动活动中的作用

人体在运动活动中会接受各种感觉信息,如本体感觉、关节位置觉、运动觉、前庭感觉、视觉、皮肤温痛觉等。各种形式的感觉信息传至高级中枢进行整合处理,对圆满地完成活动十分重要。个体在不同程度上都依靠不同的感觉传入信息完成相同的运动技能。多种感觉通路的传入,促进高级中枢的应答、学习、运动等一系列感觉的输入,进一步促进大脑的学习、运动机能的开发。所以说感觉和运动是不可分割的整体。

六、神经功能重塑

神经系统的可塑性(plasticity)是指在神经系统结构和功能上有自身修改以适应环境变化的能力,包括后天的差异、损伤、环境及经验对神经系统的影响。神经系统的可塑性决定机体对内外环境刺激发生行为改变的反应能力。可塑性可以通过不同的途径实现。

（一）类型及机制

1. 神经再生　主要是指轴突的再生,有效再生应该是构筑、重建、代谢再现和功能修复的综合体现。完整有效的再生过程包括再生轴突的出芽、生长和延伸,与靶细胞重建轴突联系,实现神经再支配而使功能修复。再生的前提是必须有能行使功能的胞体存在。神经纤维的再生依赖于胶质细胞的参与,中枢和外周的胶质细胞和他们提供的微环境的不同,在很大程度上决定了再生的难易。在成熟的中枢神经系统中,神经元轴突再生能力差的原因主要是,轴突损伤后存活神经元的再生轴突必须穿过溃变的髓鞘和死亡细胞的残屑,以及由反应胶质细胞增生形成的瘢痕。而这些屏障很难逾越,所以达到靶细胞完成突触重建的可能性很小。

2. 神经发芽　① 再生性发芽,是指当通向神经元或靶组织的传入末梢损伤时,由受损轴突的残端向靶延伸的芽。② 侧支发芽,即在一块肌肉中有部分肌肉纤维的运动神经被切断了,于是同一块肌肉中损伤附近的运动神经发出侧芽,生长到丧失支配的肌纤维上形成运动终板,使那些丧失功能的肌纤维重新恢复功能。神经再生包括发芽、新生,只有具备以下 4 个条件才具备功能联系:① 回到原来失去神经支配的区域;② 建立新的联系即芽变和其他神经元之间发生连接;③ 功能恢复与上述生物学恢复一致;④ 再次切断组织后再次出现相关功能障碍。

3. 脑功能的代偿　中枢神经系统的可塑性还表现在各种功能在脑内具有多层次调控和表达区,人体在执行某一功能时,有大量的神经元同时激活,并有许多神经环路和中枢神经参与。如果执行这一活动的主要区域的某点或某部位损害时,这个活动的执行将转换到未受损的其他或邻近的神经元及神经通路上,使原有的功能活动得到恢复,实现脑功能的代偿。脑功能的代偿主要包括损伤周围的神经元功能代偿、健侧代偿、对侧半球功能代偿、不同系统产生的行为代偿等。这种功能代偿的依据是,正常情况下有相当一部分脑细胞处于休眠状态,一旦高级中枢或通路受损,在适当的条件下,同时通过运动训练,可有效调动这些细胞进入功能状态,平常闲置不用的神经通路可发挥代偿作用(取代已被破坏的通路),使原已丧失的神经运动功能重组。对于那些受损但未完全被破坏和一些功能丧失但结构完整的神经元,经过积极的治疗和康复处理,这些神经元的活性和功能完全可以恢复,使肢体运动功能再现。

4. 突触的可塑性　神经元受损后,突触在形态和功能上的改变称为突触的可塑性(synaptic plasticity),具有可塑性潜力的突触多数为化学性突触。突触的可塑性表现为:① 突触结合的可塑性,是指突触形态的改变及新的突触联系的形成和传递功能的建立,是一种持续时间较长的可塑性。② 突触传递的可塑性,是指突触反复活动引起突触传递效率的增加(易化)或降低(抑制)。这种活动依赖性的突触传递效率的增强和抑制可以发生在同一突触或不同突触之间,这些突触的变化,使一般情况下不被动用的"潜伏"通路启用,形成新的神经通路。

5. 神经元的代偿性修复　神经元的修复是维持神经系统正常功能所必需的。

（二）影响可塑性的因素

影响可塑性的因素很多,已发现和证实对神经功能恢复有重要影响的因素包括药物作用、环境效应、电磁场的作用和年龄的影响。临床资料证实,神经功能缺损的患者,采用康复运动疗法中的神经肌肉促进技术,加强对外周感觉的刺激和中枢反射的调控,是促进脑可塑性的重要手段,经过系统的康复治疗,能改善功能,提高生活能力。

（王　彤）

第四节　人体发育学基础

一、发育学的概念

1. 发育　是一种固有的变化过程,是身体、认知、情绪、社会等各种功能有机地统合,并伴随着时间而变化的过程。发育包括成长和成熟两个过程。

（1）成长（growth）:成长指体格的增大,反映了量的变化,而质的变化称之为发育。因此,发育也是指包含成长在内的到达成熟的过程,是量变和质变的过程。

（2）成熟（maturation）:成熟有两层含义。生物学意义上的成熟是指生命体的结构和功能在有机结合成长的过程中成为完全发育状态,即机体具有相对稳定的结构和功能状态。心理学上的成熟是指内在自我调节机制的完成和完善状态,自我调节机制决定的个体发育方向、发育顺序、显露时期等一系列过程的完成状态。

2. 人体发育学　人体发育学是研究人生的发育全过程的科学,包括发育成长各阶段人体的运动功能、智能、心理功能、社会功能、人格等特征等变化的规律。

3. 研究人体发育学的意义

（1）促进各相关学科如历史、教育、哲学、经济学和卫生科学从传统的非人体发育研究转到对人的行为的总体全面研究上,对个人在整个生命周期中的差异和稳定性提出了新的深刻见解。

（2）把与年龄相关的人生阶段和事件结合起来,使之成为一个更富于意义的整体。

（3）形成人体发育科学的新观点,立足于生物、心理、社会三个层面上分析整个人体结构和功能,不能局限于某一两个发育阶段,或局限于某一个层面,这也是康复医学的基本理念,是人体发育科学的新观点和传统的机械观点在生物、心理、社会发展认识上的基本差别。

（4）促进运动疗法（physical therapy，PT）、作业疗法（occupational therapy，OT）以及言语治疗（speech therapy，ST）等康复治疗技术的发展。

二、发育理论

1. 发育模式

（1）主效应模式（main-effect model）：孤立地强调单一因素决定人体的死亡或发育。强调遗传因素决定论的学说有：生得说、前成说、预定说；强调环境因素的学说有养育说、后成说等。

（2）相互作用模式（interactional model）：人体的发育取决于遗传因素和环境因素的比例关系，是两者加减的结果。这一模式不认为个体或环境随着时间的推移而发生变化，是一种静止的模式。

（3）相互渗透模式（transactional model）：人体的发育是遗传因素和环境因素相互作用的结果，个体离不开环境，与环境相互作用，两者同时发生变化。在这一模式中，个体和环境都是可塑的，个体的行为不只是单纯的对环境所作出反应，而是个体的主观世界对环境具有能动作用。

2. 发育理论　对发育研究有重大贡献的理论主要有：成熟理论、精神分析理论、心理社会理论、认知发育理论。

三、正常发育规律

1. 视感知发育　新生儿出生时即有瞳孔对光反射，已能看见明暗和颜色，视觉已相当敏锐。出生1个月以内的婴儿还不能根据物体的不同距离作视觉的调节，2个月婴儿开始按物体不同距离调节眼睛，4个月时眼的调节能力接近成人。新生儿对红色与蓝色表现出不同的反应，出生2个月时已能对某些波长的不同做出分辨，3个月时视觉的基本功能已接近成人，随后在辨别颜色的准确性上继续发展。婴儿目光较易被运动的物体和物体的轮廓所吸引，比较偏爱轮廓线较多的图像，对轮廓少的区域做广泛扫视，对轮廓多的区域则做仔细地扫视。2～3个月以后，由于扩大了扫视的范围，婴儿就能根据形状的不同来分辨图案了，6～7个月的婴儿能辨别场景的深度。

2. 听感知发育　新生儿已具备听觉能力，出生后3～7天听觉敏锐度有很大提高，2个月已能区别出笛声和铃声，3个月可将头转向声源，4个月以后能按类别区分不同的语音，6个月时对母亲的语言有明显的反应，这种感知不同语音的能力有助于以后语言的学习。

3. 粗大运动发育　指姿势或全身的活动，如抬头、翻身、坐、爬、站、走、跑、跳跃等的发育。

4. 精细运动发育　指手和手指的运动及手眼协调操作物体能力的发育。

5. 语言发育　语言的发育是从啼哭、牙牙学语声、模仿成人发音，到理解简单的词的含义、分辨成人说话时的语调，分得出严厉和温柔等逐渐发展起来的。1 岁至 1 岁半是语言发育的迅速时期,2～3 岁是语言发育的关键时期。

6. 心理社会功能发育

(1)注意的发育:有意注意和无意注意是注意的两种基本形式。3 岁以前的儿童基本上属于无意注意。3 岁以后有意注意开始发展起来,大概经过三个阶段:① 通过成人的言语指令引起的有意注意;② 通过自己扩展了的外部语言调节控制行为;③ 通过内部语言的指令来调节和控制自己的行为。

(2)记忆的发育:记忆分为运动性记忆、情绪性记忆、形象记忆和语词记忆四种类型。

(3)思维的发育:幼儿的思维发展过程是有层次、有规律的,呈现出从直觉行动→具体形象→抽象逻辑思维的一般趋势,并且在概念、判断、推理等不同思维形式和分析、综合、比较、分类、概括、抽象、理解等不同的思维活动过程等方面都随着年龄而增长,不断地由低级向高级发展。

(4)情绪和情感的发育:人的高兴、悲伤、焦虑、恐惧、喜欢等心理现象都是各种形式的情感和情绪,它是人对客观事物的态度的一种反映。儿童情绪和情感的发育是随年龄的增长而逐渐分化、丰富起来的,并逐渐出现与社会需要相联系的情感,情绪反应的表达方式也从简单到复杂。

(5)个性的发育:个性指一个人的整体心理面貌,是人经常表现的、比较稳定的心理特征,如自我意识、能力、气质及性格等。幼儿期是个性开始形成的时期。

(江钟立)

第五节 物理学基础

一、电学

(一)电学基础知识

1. 电与电荷 物体摩擦能产生电。有电性的物体称为带电体或荷电体,即电荷。呈正电性者为正电荷,呈负电性者为负电荷。电具有同性相斥、异性相吸的特性。

2. 电场 电荷周围电力作用所及的空间称为电场。

3. 电磁场与电磁波 任何变化的电场在其周围空间必然产生电场;任何变化的磁场在其周围空间必然产生电场。变化的电场与变化的磁场不可分割联系称为电磁场。变化电场与变化磁场不断相应产生,循环往复,电磁场所占的空间日益扩大称为电磁波。

4. 电磁波的波长 电磁波呈波状传播,从一个波峰至相邻下一个波峰之间的长度为波长(λ)。波长的计量单位为米(m)、厘米(cm)、毫米(mm)、微米(μm)、纳米(nm),换算方法为 1 m＝100 cm,1 cm＝10 mm,1 mm＝1 000 μm,1 μm ＝1 000 nm。

5. 电磁波的传播速度　电磁波传播速度(v)为 300 000 000 m/s,相当于光速。

6. 电磁波的频率　每单位时间内电磁波波动的次数为频率(f)。频率的计量单位为赫兹(Hz)、千赫(kHz)、兆赫(MHz)、吉赫(GHz),换算方法为 1 GHz＝1 000 MHz,1 MHz＝1 000 kHz,1 kHz＝1 000 Hz。

7. 电磁波的周期　从一个电磁波的起点至下一个电磁波起点之间的时间称为周期(T)。周期的计量单位为秒(s)、毫秒(ms)、微秒(μs),换算方法为 1 s＝1 000 ms,1 ms＝1 000 μs。

8. 周期、波长、频率、波速的关系　周期＝1/频率,波速＝频率×波长,波长＝波速/频率,频率＝波速/波长。

9. 电流　电荷在物体内流动形成电流。电流的方向由正到负,每单位时间流过的电量称为电流强度(I)。电流强度的计量单位为安培(A),毫安(mA),微安(μA),换算方法为 1 A＝1 000 mA,1 mA＝1 000 μA。

10. 导体与绝缘体　能传导电流的物体称为导体,在一般情况下不能导电的物质称为绝缘体。人体各种组织的导电性不同,大体可以分为四类:

优导体——血清、血浆、血液、淋巴液、脑脊液、胆汁、胃液等含水多的体液。

良导体——肌肉、肝、肾、脑、神经等。

不良导体——干皮肤、结缔组织、脂肪、骨等。

绝缘体——干头发、指甲、牙齿等。

11. 电阻　电流流过物质时所遇到的阻力称为电阻(R)。电阻的计量单位为欧姆(Ω)、千欧姆(kΩ)、兆欧姆(MΩ),换算方法为 1 MΩ＝1 000 kΩ,1 kΩ＝1 000 Ω。

12. 电压　驱使电流流过电阻的"压力"称为电压(U)。电压的计量单位为伏(V)、千伏(kV)、毫伏(mV)、微伏(μV),换算方法为 1 kV＝1 000 V,1 V ＝1 000 mV,1 mV＝1 000 μV。

13. 电功率　单位时间内电能所做的功称为电功率(W)。电功率计量单位为瓦特(W)、千瓦(kW)、毫瓦(mW)、微瓦(μW),换算方法为 1 kW＝1 000 W,1 W＝1 000 mW,1 mW＝1 000 μW。

14. 电流、电压、电阻的关系　即欧姆定律,电流＝电压/电阻。

(二)电疗法的分类

1. 低频电疗法　采用频率为 0～1 000 Hz 的电流,包括直流电疗法、感应电疗法、电兴奋疗法、间动电疗法、电睡眠疗法、经皮神经电刺激疗法、神经肌肉电刺激疗法、痉挛肌电刺激疗法、功能性电刺激疗法、超刺激电疗法、直角脉冲脊髓通电疗法等。

2. 中频电疗法　采用频率为 $1\sim100$ kHz 的电流,包括等幅正弦中频电疗法、调制中频电疗法、干扰电疗法、音乐－电疗法、波动电疗法、超音频电疗法等。

3. 高频电及超高频电疗法　采用频率在 100 kHz 以上的电流,包括共鸣火花疗法、中波疗法、短波疗法、超短波疗法、分米波疗法、厘米波疗法、毫米波疗法等。

4. 其他电疗法　包括静电疗法、高压交变电场疗法等。

（三）直流电疗法

1. 直流电　电流方向不随时间而改变的电流。

2. 离子　在电学上原子呈中性,电子带负电荷。原子失去电子后成为正离子,原子获得电子后成为负离子。不同离子的大小不同,所带电荷数量不同。

3. 电离　物质溶解于水后能够分解为离子的现象。

4. 电解质　能够电离和导电的物质,电解质溶液依靠电离的离子传导电流。

5. 电解　直流电通过电解质溶液后,其中正、负离子分别移动到阴、阳极下,从电极上取得或失去电子变为原子,或分子直接析出,或再与溶剂发生作用形成新产物的过程。

6. 电泳　直流电通过胶体溶液时,胶体溶液中的分散质(直径为 $1\sim100$ nm 的悬浮颗粒)移向极性相反的极。在人体蛋白质溶液中,带负电荷的蛋白质向阳极移动。

7. 电渗　直流电通过胶体溶液时,胶体溶液中的分散剂(均匀的媒质)移向极性相反的极。在人体蛋白质溶液中,水向阴极移动。

8. 电介质　在一般情况下不能导电的物质,即绝缘体。

9. 偶极子　电介质在电学上呈中性,电介质分子中有一对正负电荷。电介质分子内正负电荷重合时正负电性抵消,为无极分子。在电场中电介质分子内正负电荷不重合,分子一端呈正电性,另一端呈负电性,为有极分子,或称偶极子。偶极子离开电场后,正负电荷取向现象立即消失者为弹性偶极子;离开电场后取向现象不能复原者为刚性偶极子。

10. 离子水化　在电解质溶液中水偶极子两端所带的电荷相反,负端趋向正离子,正端趋向负离子,以致电解质溶液中的离子四周为水偶极子所包围,即离子水化。包绕离子的水分子层称为水化膜。水化膜的厚度与离子的电荷密度有关,电荷密度越大,水化越强。

11. 离子运动　各种离子运动的速度不同,电极间距一定、极间电压相同时,在同一媒质中离子运动的速度与离子的有效半径(包括水化膜的厚度)成反比。

(四)低频脉冲电疗法

1. 交流电　电流的方向与强度不断地随时间而发生变化的电流。

2. 脉冲电流　电流或电压按一定规律反复地由某一电位水平上瞬间出现,然后又瞬间消失的电流。

3. 正弦电流　波形呈正弦规律变化的电流。

4. 方波电流　将直流电不断通断所获得的波形呈矩形或正方形的电流。

5. 三角波电流　波形缓升缓降呈三角形的电流。

6. 指数曲线形电流　类似于三角波电流,脉冲缓慢上升与下降,按指数曲线规律变化的电流。

7. 梯形波电流　波形类似等腰梯形的电流。

8. 波宽($t_宽$)　方波的波宽指脉冲的持续时间。三角波的波宽指脉冲的上升时间。波宽的计量单位为毫秒(ms),微秒(μs)。

9. 脉冲上升时间($t_升$)　脉冲电流从脉冲起点上升至波峰顶点的时间。

10. 脉冲下降时间($t_降$)　脉冲电流从波峰顶点下降至脉冲终点的时间。

11. 有效波宽　三角波的有效波宽为上升时间($t_升$)与下降时间($t_降$)之和。梯形波的有效波宽为上升时间($t_升$)、平顶部分时间与下降时间($t_降$)之和。

12. 脉冲间歇时间($t_止$)　脉冲电流停止的时间,即脉冲周期减去有效波宽的时间。

13. 通断比　脉冲电流持续时间与脉冲间歇时间的比值。

14. 占空比　又称占空系数、占空因数,为脉冲电流持续时间与脉冲周期的比值,通常用百分比来表示。

15. 单相脉冲　单相输出的脉冲电流,其脉冲的方向固定不变,按一定规律出现,含直流电成分。

16. 双相脉冲　双相输出的脉冲电流,其脉冲的方向有正负变化,不含直流电成分。根据双相脉冲的形状,又分为对称双相脉冲或不对称双相脉冲。

17. 脉冲重复频率　即脉冲波组的频率,为每秒钟内脉冲波组出现的次数,其计量单位为赫兹(Hz)。

(五)中频电疗法

1. 电容　两个互相靠近的导体被电解质所隔开,构成电容。电容可储存电荷。

2. 容抗　交流电通过电容时的阻力。容抗的大小与电流的频率和电容成反比。

3. 调制　一种频率较高的电流的幅度或频率随着另一种频率较低的电流的幅度的变化而变化。

4. 调制波　又称调制信号。调制较高频电流的较低频电流。

5. 载波　载送、传递低频信号的较高频电流。

6. 调幅波　较高频电流被较低频电流调制时,被调波主要发生幅度的变化。

7. 调幅度　又称调幅系数,即调幅波幅度的变化量与未被调制前电流振幅之比。在调制中频电流中,调幅度的大小表示低频成分的多少。

8. 调频波　电流被调制时,被调波主要发生频率的变化。

9. 差拍　两种不同频率的交流电互相重叠时,合成后的电流的幅度变化。

10. 差频　两种不同频率的交流电互相重叠时,合成后的电流的频率。

（六）高频电疗法

1. 电场　电荷的电力所及的空间,电荷与电场不可分割。引入电场中的任何带电物体都将受到电场的作用。

2. 磁场　磁极的磁力所及的空间。任何运动的电荷或电流的周围空间内除了电场以外,也有磁场的存在。

3. 电磁场　任何电场的变化都会使其周围产生磁场。任何磁场的变化都会使其周围产生电场。变化的电场及与其密切联系的磁场称为电磁场。它们的变化总是相应的。这种变化是指强度、速度和方向的变化。

4. 电磁波　变化的电场与变化的磁场不断交替地循环产生,并由近及远地向周围传播扩大。在空间迅速传播扩大的电磁场称为电磁波。

5. 等幅振荡电流　振荡电流在传播过程中由于能量得到不断的补充,各质点振荡的能量保持不变,振荡的幅度不变,这种电流称为等幅振荡电流。

6. 减幅振荡电流　振荡电流在传播过程中由于能量不断消耗而致耗尽,各质点振荡的能量也逐渐减少,振荡的幅度逐渐变小以致最后消失,这种电流称为减幅振荡电流。

7. 脉冲等幅振荡电流　呈现有规律的脉冲波组的等幅振荡电流为脉冲等幅振荡电流。脉冲波组出现的时间较间歇的时间短。

8. 脉冲减幅振荡电流　呈现有规律的脉冲波组的减幅振荡电流为脉冲减幅振荡电流。脉冲波组出现的时间较间歇的时间短。

9. 传导电流　电荷在导体中流动传导所产生的电流。

10. 位移电流　偶极子内束缚电荷位置移动所产生的电流。

11. 介电常数 亦称电介常数,代号为希腊字母 ε(epsilon)。介质加入电场后对电场特性产生影响。某介质的内电场电容量越大,对交流电的阻抗越大,加入电场后的合成电场减弱的程度也越大。介电常数就是表示某介质加入电场后对电场特性影响的程度。真空的介电常数为 1;空气的介电常数 $\approx$ 1;一般物质的介电常数 $>$ 1,水的介电常数为 81,人体组织中含水量多的组织,如肌肉、肝脏等的介电常数为 $40\sim100$,皮肤的介电常数为 $10\sim20$;含水量少的组织,如脂肪、骨骼等的介电常数 <10。同一组织在不同频率电场中的介电常数不同。

（七）静电疗法

1. 静电 利用静电场作用于人体治疗疾病的方法称为静电疗法。

2. 高压静电疗法和低压静电疗法 高压静电疗法所采用的静电场实际是高压直流电场,两输出电极间的电压达 $50\sim60$ kV,电流不超过 1.5 mA。低压静电治疗时所应用的静电场电压一般不超过 500 V,电流小于 1 mA。

3. 静电感应与极化 机体受静电场作用时,原有的电荷分布会发生改变,即静电感应现象,静电感应产生的电荷,称感应电荷。由于机体具有导电性,在静电场作用下感应电荷会向相应的极性方向移动,产生微电流。机体又具有电介质特性,在静电场作用下,其中的无极分子会产生电偶极子或固有的电偶极子会取向,即产生极化现象。人体既有导电性,又有电介质特性,所以在静电场的作用下,体内会发生静电感应与极化现象。这样,将引起一系列生物物理及生理功能的变化。

4. 电致伸缩、逆压电效应 电介质在电场作用下产生极化,沿电场方向两端的电介质断面上,会堆集与电场极性相反的电荷,这些电荷相互吸引使电介质发生收缩,直到其内部弹性力与静电力平衡为止。电介质在电场作用下发生弹性形变现象称电致伸缩,也称逆压电效应。这种效应可引起介质形状和温度的变化。

5. 无声放电与火花放电 空气通常是不良导体。但由于紫外线、宇宙射线等的影响,在空气中也有少量带电离子。在高压静电场的作用下,这些带电的正负离子被定向加速,并与中性气体分子碰撞引起电离,随之正负离子增加,而且这些离子继续被高压电场加速并进一步产生新的碰撞电离,这样带电的离子越来越多,就发生气体导电现象,即无声放电。若两极间的电压很高（数十千伏）而且电极间距离又很近（数厘米）,可使气体电离迅速增加并击穿,带电离子以极高的速度冲向电极并引起火花,同时发出"劈啪"响声,这就是火花放电。火花放电可产生很大压力和热量。

6. 空气离子与臭氧 在高压静电场内、特别是火花放电时产生空气离子,而且空气中的氧气可从常态的 O_2 变为臭氧（O_3）和二氧化氮（NO_2）。这些空气离子、臭氧、二氧化氮都有治疗作用。

二、光学

利用光线的辐射能防治疾病的物理疗法即为光疗法。

（一）光学基础知识

1. 光的本质 光是一种具有电磁波和粒子流二重性的物质,既具有波长、频率、反射、折射、干涉等电磁波特性,又具有能量、吸收、光电效应、光压等量子特性。

2. 光波单位 光波的波长很短,以微米(μm)、纳米(nm)为计量单位。

1 微米(μm)＝1/1 000 毫米(mm)

1 纳米(nm)＝1/1 000 微米(μm)

1 埃($\overset{\circ}{A}$)＝1/10 纳米(nm)

3. 光谱 光谱是电磁波谱中的一小部分,位于无线电波和 X 线之间,波长为 15 μm～180 nm。依其波长的长短,分为红外线、可见光、紫外线三部分。可见光由红、橙、黄、绿、青、蓝、紫七种单色光组成;红外线的波长最长,位于红光之外;紫外线的波长最短,位于紫光之外。红外线与紫外线为不可见光线。红外线分为长波和短波两部分,紫外线分外长波、中波、短波三部分。其谱线见表 1－5。

表 1－5 光 谱

名 称	波 长
长波红外线	15～1.5 μm
短波红外线	1500～760 nm
红光	760～650 nm
橙光	650～600 nm
黄光	600～560 nm
绿光	560～530 nm
青光	530～490 nm
蓝光	490～450 nm
紫光	450～400 nm
长波紫外线	400～320 nm
中波紫外线	320～280 nm
短波紫外线	280～180 nm

4. 光的发生 光的发生是原子或分子等微粒能量变化的结果。原子和分子通常处于能级最低的基态,当受到外界能量的作用时,本身获得了能量,其能级由低能级跃迁至高能级,即激发态。处于激发态的微粒是极不稳定

的,当它们从高能级回到低能级时,多余的能量便以电磁波和光子的形式放出,即产生了发光现象。

(1) 自发辐射:原子或分子自发地从高能级返回低能级的发光现象称为自发辐射。红外线、可见光及紫外线的发生属于自发辐射。如果分子或原子处于激发态时仅表现为自身振动或转动的加强,则自发辐射的光子能量小、频率低,产生出红外线。如果原子受激出现了电子跃迁,则自发辐射时的光子能量较大、频率较高,则产生可见光或紫外线。若电子从高能级返回低能级时经过的层次少,则放出的能量较少、光波较长,形成可见光;若经过的层次多,则放出的能量多、光波短,形成紫外线。

(2) 受激辐射:高能级的原子在外来光的激发下返回低能级时的发光现象称为受激辐射。激光属于受激辐射发光。在受激辐射过程中,放出的光子使外来光的加强和放大,形成束状的相干光,即激光。

能够激发原子的能量有:热能、机械能、化学能、生物能、电能等。

5. 光的传播

(1) 光的折射:光从一种媒质进入另一种媒质时,其传播方向改变的现象称为折射。折射的规律是光由密媒质进入疏媒质时,传播方向折离法线;而从疏媒质进入密媒质时,传播方向折向法线。折射角的大小与两种媒质密度的相差程度有关,差距越大,折射角度越大;折射角还与光波的波长有关,波长越短,折射角越大。紫外线体腔照射的光导子即利用了光折射和反射的原理,使紫外线通过导子照射至照射野。

(2) 光的反射:光照射到两种媒质的界面上时,一部分从界面上反射回来,称为光的反射。入射线、法线、反射线在同一平面上,入射角等于反射角。反射的光能与投射到该介质上的光能比值称为反射系数。

反射系数＝反射回来的光能量/投射至该介质的光能量

光的波长和投射面的性质及反射系数的大小相关:波长越短,反射系数越小;波长越长,反射系数越大。

投射面的性质:金属镁铬合金和铝对紫外线的反射达 80% 以上。光疗仪器的反射罩即利用光的反射原理。一个好的反射罩应具备的条件是将光源的辐射能量尽量均匀地集中于照射野,反射系数大的镁铬合金或铝等金属适于做反射罩,例如,红外线、紫外线、可见光的反射罩。反射罩的形状依辐射源的情况而定,辐射源小的,以半圆形为宜。

(3) 光的吸收与透过

① 光的吸收:照射到物质上时,除发生反射、折射外,还可以被物质吸收,转化成热能、化学能、生物能,引起一系列理化变化。

光的能量不大时,只能使物质分子或原子发生旋转或振动,由动能变成热能,例如红外线和红光。当光的能量足够大时,可使物质分子或原子产生光化反应,例如紫外线。

② 光的透过:光被吸收的多少与穿透能力成反比,吸收愈多,穿透愈浅。不同物质对光的吸收不同;水易吸收红外线,而使紫外线透过。红玻璃不吸收红光,使其透过。人体组织对紫外线吸收强于长波红外线,因此紫外线透入浅于长波红外线。人体角质层吸收紫外线,不吸收红光、短波红外线而使其透过。

石英玻璃不吸收紫外线,能使其透过,因此用以制作紫外线灯管及导子。绿玻璃吸收红外线和紫外线,用来做光疗的防护眼镜。

玻璃对紫外线的透过性取决于氧化铁含量和厚度。如果含 0.01% 就可大大影响紫外线透过。不同厚度玻璃对紫外线透过的能力不同。若其厚为 1 mm,300 nm 以下的紫外线就不能透过。

③ 人体皮肤对光的透过:各种光线对皮肤的穿透能力不同,短波紫外线的有效穿透深度为 0.01～0.1 mm,相当于表皮的浅层;中长紫外线的有效穿透深度为 0.1～1.0 mm,相当于表皮的深层;可见光、短波红外线的有效穿透深度为 1.0 cm;长波红外线的有效穿透深度为 0.05～1 mm。

(4) 光的照度定律:被照物体单位面积上所接受的光的能量称为照度。照度随光源投射到被照物体的距离、入射线的角度而变化。

① 平方反比定律:点状光源垂直照射物体时,物体表面的照度与光源距离的平方成反比。例如:照射距离增加一倍,照度减少至原来的1/4。距离增加至 3 倍,照度减至原来的 1/9。

② 照度余弦定律:被照物体表面的照度与光源投射照射面上的入射角的余弦成正比。

(5) 光的能量:光的能量 $E=hf$ 或 $hc/$(E 为每个光量子的能量,单位为尔格或 eV),h 为普朗克常数,单位为 6.62×10^{-27} 尔格/秒或 4.13×10^{-13} eV/s,f 为频率,(λ 为波长,c 为光速 3×10^{10} cm/s)。已知光的波长,即可得出光的能量。

光能的测量单位在红外线和紫外线中常用辐照(W/cm^2),辐射能(J)和辐射通量(W)为单位;在可见光中常用照度(Lx)为单位。

(6) 光化学效应:即光作用下发生的化学效应。在光疗中,紫外线、可见光引起的光化效应具有重要意义。

① 光分解改变:即在光作用下引起化学结构键的断裂,使物质分解的过程。例如,碘化钾在光作用下分解析出碘原子。人的视网膜中杆状细胞含有结合蛋白的视紫质,在光作用下分解为视黄醛和视蛋白,使杆状细胞除极化,产生神经冲动至视中枢,引起视觉。

② 光合作用:即在光作用下将自然界无机物变为植物本身的有机物释放氧的过程。

③ 光聚合作用:在光的作用下,相同元素聚合成大分子的过程。例如,紫外线将空气中的氧聚合成臭氧(O_3)。又如短波紫外线照射使 DNA 链中两个胸腺嘧啶单体聚合成胸腺嘧啶二聚体。

④ 光敏作用:即在光感性物质或光敏剂的参与下,完成原来不发生的光化反应的现象。例如食用含光感性物质的植物(如灰菜、萝卜叶等)后受光照射,使通常情况下对日光无异常反应的皮肤,出现了日光性皮炎。临床上利用光敏作用治疗疾病,如口服或注射光敏剂再照射紫外线治疗白癜风、牛皮癣。

⑤ 荧光:物质吸收光能后被激发,在极短时间内释放能量发出光子的现象称荧光效应。荧光的波长比激发光的波长。人体内很多组织经紫外线照射即可发出荧光,而且荧光的颜色因组织而异。不同的病理变化的组织所发出的荧光颜色亦不同。荧光紫外线灯亦利用了荧光原理。

(二)光疗法分类

1. 红外线疗法 红外线是人眼看不见的光线,用红外线治疗疾病的疗法为红外线疗法。其波长较红光长,为 760 nm～15 μm。目前医疗用红外线分为两段,即短波红外线(760 nm～1.5 μm)、长波红外线(1.5～15 μm)。

2. 可见光疗法 可见光就是人眼能看到的光线。用可见光治疗疾病的方法为可见光疗法。可见光的波长为 760～400 nm,由红、橙、黄、绿、青、蓝、紫七种单色光组成。可见光疗法包括红光、蓝光、蓝紫光及多光谱疗法。

3. 紫外线疗法 紫外线是光谱中位于紫光之外,波长小于紫光的不可见光线,波长为 400～180 nm,光量子能量高,有明显的光化学效应。

根据紫外线的生物学特点,将医用紫外线分三段:长波紫外线(UVA)400～320 nm,中波紫外线(UVB)320～250 nm,短波紫外线(UVC)250～180 nm。

太阳光中含有大量的紫外线,但大气层几乎将短波紫外线吸收殆尽,故辐射地面的只有长、中波紫外线,短波紫外线靠人工光源获得。

4. 激光疗法 激光是受激辐射光放大产生的光,又名莱塞(laser)。

处于低能级的原子受到外来光的照射,吸收了光子,低能级原子能量增大并跃迁到高能级上,在不受外界影响的情况下,原子自发的由高能级向低能级进行辐射跃迁并发射出光子。处于高能级原子受到光子照射由高能级跃迁到低能级,同时发射光子的过程叫受激辐射。采用光学谐振腔的特殊装置,可使光子量保持足够高的密度,克服受激辐射的随机性,确保激光的定向性。

三、磁学

利用磁场作用治疗疾病的方法称为磁疗法,亦称磁场疗法。按磁场的类型和作用方式,磁疗法分为静磁场疗法、动磁场疗法、磁针疗法、磁处理水疗法。

（一）磁学基础知识

1. 磁体　能吸引铁、镍、钴及其合金的物体。

2. 磁性　各种物质的磁导率和磁阻率不同,磁性不同,依磁性大小的不同,所有物质可依次分为铁磁性物质（如铁、镍、钴及其合金等）、顺磁性物质（如镁、铝、稀土金属、空气等）和抗磁性物质（如铜、铋、硼、锑、水银、玻璃、水等）。

3. 铁磁物质　磁导率很高、加入磁场后可被磁化使总磁场强度明显增强的物质,如铁、镍、钴及其合金等。

4. 磁化　原来不具有磁性的物质经磁场作用后出现了磁性。

5. 永磁体　在离开外磁场后仍能长期保持较强磁性的材料。

6. 磁极　磁体上磁力线最密集、磁性最强的部位。每个磁体的两端有两个磁极,一个是南极（以 S 表示）,一个是北极（以 N 表示）。磁力线总是由 N 极指向 S 极。

7. 磁力　磁极被同名极相斥、异名极相吸的力。

8. 磁场　磁体的磁力作用所及的空间。

9. 磁感应强度　垂直通过单位面积的磁通量（磁力线数）为磁感应强度,其计量单位为特斯拉(T)、毫特斯拉(mT),1 T＝1 000 mT。过去曾使用的计量单位高斯(Gs),现已停用,换算方法为 1 T＝10 000 Gs,1 mT＝10 Gs。

10. 恒定磁场　磁感应强度与方向不随时间而发生变化的磁场,又称静磁场。

11. 动磁场　磁感应强度与/或方向随时间而发生变化的磁场,包括交变磁场（磁感应强度与方向随时间而发生变化）、脉动磁场（磁感应强度随时间变化而方向不变）、脉冲磁场（磁感应强度随时间而突然变化、突然发生、突然消失,重复出现前有间歇,频率和幅度可调）。

（二）磁场疗法分类

1. 静磁场疗法　利用恒定磁场治疗疾病的方法称为静磁场疗法。

2. 动磁场疗法　利用动磁场治疗疾病的方法称为动磁场疗法。

3. 磁针疗法　将敷磁与针刺结合进行治疗的方法称为磁针疗法。

4. 磁处理水疗法　用经过磁场处理的水治疗疾病的方法称为磁处理水疗法。

四、声学

目前临床主要应用超声波治疗有关疾病。

声学基础知识

1. 超声波　人们能听到的声音是频率为 16 Hz～20 kHz 的声波。频率高于 20 kHz 的声波,因超过人们的听阈,故称为超声;频率低于 16 Hz 的声波也不能引起人们有声音的感觉,则称为次声波。利用超声波治疗疾病的方法称为超声波疗法。通常用于治疗的超声波频率为 800 kHz。近年来,40 kHz、1 000 kHz(1 MHz)、3 MHz、3.2 MHz 的超声波也常用于临床。

2. 纵波与横波　超声波是机械振动在媒质中传播的机械波。超声波就是声波(机械波)的一种,只是频率比普通声波更高。声波在介质中传播时有纵波和横波之分。纵波是介质质点的振动方向与传播方向相平行的波;横波是介质质点的振动方向与传播方向相垂直的波。机械振动在介质中引起的波动是纵波还是横波,是由介质的弹性形变特性决定的。在气体和液体内部只能传播纵波,而在固体中既能传播纵波,又能传播横波。

3. 声速与声阻　在单位时间内声波传播的距离称声波传播速度,简称声速或波速,通常是以米/秒(m/s)为单位。超声波传播速度只决定于介质的弹性、密度、温度等,而与波的振动频率无关。在不同的介质中,超声波的传播速度不同,一般固体的传播速度最快、液体次之、气体最小。在人体骨骼中的声速最大(3 360 m/s),软组织(脑、肝、肾、血液、脂肪)的声速平均为 1 500 m/s。介质的密度与声速的乘积称为声阻抗或声阻。不同介质的声阻不同,有的还相差很大。

4. 反射与折射　当超声波射到不同介质的分界面时,由于不同介质的声阻不同,会发生反射与折射,即一部分声波被界面反射回原来介质中,其余部分将透过界面进入第二种介质。两种介质的声阻差别越大,反射越强。超声波传播在固体(或液体)介质与空气的分界面上时,因为两种介质的声阻相差很大,所以超声波几乎百分之百地被反射。超声波发生器的声头是用石英晶片制成的,由于石英声阻比空气声阻大很多,因此石英振动产生的超声波射向空气时,会被空气全部反射,故在超声治疗中特别要注意声头不能空载。而且超声治疗不宜用于胸腹部,因为这些部位的脏器中含气多,气体会对超声波产生强烈反射,治疗无效。

5. 穿透与吸收　超声波在介质中传播时,其振动能量会不断地被介质吸收转化成其他形式的能量(热能等),因此波的能量随着传播距离增加而逐渐衰减。吸收越强,波衰减得越快,则波穿透的距离就越短(浅);吸收越少,波衰减得越慢,则波穿透的距离就越大(深)。超声波的衰减与介质性质(如密度、黏滞性、导热性等)有关。

6. 干涉与驻波　如果两列频率相同、振动方向相同,而且具有恒定相位差的波在同一介质中传播,它们在空间各点相遇时,两列波的振动相叠加,在空间某些点振动始终加强(即波峰与波峰或波谷与波谷叠加),而在另一些点,则振动始终减弱或抵消(即波峰与波谷叠加),这种现象称为波的干涉。

驻波是波干涉现象的一个特例。它是两列频率相同、振幅相同的波,在同一条直线上沿相反方向传播、叠加后形成的波称为驻波。它的特点是在直线上各点的振动的振幅不同,某些点始终不动,振幅为 0,称为波节;另一些点,振幅最大,等于每一列波振幅的 2 倍,称为波腹;其余各点振幅在 0 和最大值之间变化。波节与波腹的位置不随时间改变,能量保存在振动体系内,没有能量的传播,因此称为驻波。

7. 压电效应与逆压电效应　某些晶体(如石英、钛酸钡、酒石酸钾钠等),当受到一定方向外力作用,使晶体发生压缩或伸长形变时,在其表面会出现电荷。受压或拉伸时表面上出现的电荷符号正相反,因而晶体两面间会出现极性不同的电压,这就是晶体的压电效应。反之,如果在晶体的压电轴方向加交变电场(电压),则晶体就会发生压缩和伸长的形变(电致伸缩),这就是晶体的逆压电效应。超声治疗仪的声头就是利用石英晶体的逆压电效应,把电振荡(交变电场)转变为石英的机械振动而产生超声波的。

五、热学

1. 热传递方式　有传导、辐射、对流三种方式。

2. 热传导　物体通过接触而传递热的方式。

3. 热辐射　热源直接向空间发散热的方式。

4. 热对流　依靠物体本身流动传递热的方式。

5. 热量　表示物体吸收热或放出热的多少的物理量,即在热传递过程中所转移的热能。

6. 热容量　物体温度升高 1℃过程中所吸收的热量。

7. 比热　单位质量的物质温度升高或降低 1℃所吸收或释放的热量。

8. 熔解　物体从固态变为液态的现象。

9. 熔点　固态物质熔解为液态,固态与液态共存的温度。

(黄　澎)

第二章 基本知识

第一节 常见康复问题

一、痉挛

（一）概述

肌痉挛是上运动神经元综合征的主要表现之一，也是许多患者严重失能的原因。肌痉挛是指由于椎体束下行性控制丧失，脊髓牵张反射亢进，肌肉张力增高，频率依赖性肌肉过度收缩。

（二）临床康复问题

痉挛是一种病理生理状态，影响包括：

1. 增加运动的阻力，使随意运动难以完成。

2. 由于阻力增加，运动迟缓，控制不良，难以完成精巧的动作。

3. 由于反应迟钝，动作协调困难，容易摔倒。

4. 强直痉挛，不便护理，易发生压疮等并发症。

5. 影响步态和日常生活活动。

但是在某些情况下痉挛对患者有利，例如维持站立稳定。因此治疗痉挛不能过度。

（三）痉挛的评定

手法检查是临床评定痉挛的主要方法。手法检查是检查者根据被动运动受试者关节时所感受的阻力进行分级评定。常用的方法为修订的 Ashworth 痉挛分级。

除了手法评定方法之外，还有生物力学评定方法（如钟摆试验、便携式测力计方法、等速装置评定方法或步态分析）、电生理评定方法等（如 H-反射法、F-波测量，痉挛时 H-反射亢进，F-波波幅升高，但其临床意义还不确定，信度有待研究）。

（四）痉挛的治疗

1. 解除诱因 治疗肌痉挛前要尽量消除诱发肌痉挛的因素，如发热、结石、尿路感染、压疮、疼痛、便秘和服用了加重肌痉挛的药物等。

2. 姿势和体位 某些姿势可减轻肌痉挛，如脑卒中的卧位抗痉挛模式、脑瘫患儿的正确抱姿、脊髓损伤患者的斜床站立等。

3. 温度疗法　不同的温度包括浅冷、深冷、浅热、深热，会对肌张力产生抑制或兴奋的不同结果。冷、热疗可使肌痉挛产生一过性放松，也可缓解疼痛，一般在运动治疗之前使用。蜡疗可以达到同样的效果。

4. 水疗　水压对肌肉持久地压迫与按摩有利于缓解肌痉挛。室温保持在 25℃，水温宜在 30℃ 左右。

5. 主动运动　痉挛肌的拮抗肌适度地主动运动对痉挛肌产生交互性抑制作用，如肱二头肌痉挛时可练习肱三头肌的主动和抗阻收缩，股内收肌痉挛时可练习髋外展肌的主动和抗阻收缩等。

6. 康复手法　包括被动运动与按摩，深而持久地肌肉按摩，或温和地被动牵张痉挛肌，可降低肌张力，但效果仅能维持数十分钟。被动运动时结合可利用某些反射机制来降低肌张力，如被动屈曲足趾可降低肌张力，以利于被动屈膝。

7. 肌电生物反馈　肌电生物反馈可减少静止时肌痉挛及其相关反应，也可抑制被动牵伸时痉挛肌的不自主活动。利用肌电生物反馈再训练痉挛肌的拮抗肌，也能起到交替抑制的作用。

8. 电刺激　电刺激拮抗肌对放松肌痉挛有利。经皮电刺激（TENS）可以减轻肌痉挛，使关节的被动活动范围增大，也能改善主动活动的功能。

9. 矫形器　如用于内收肌痉挛的外展支架，用于屈肘肌痉挛的充气压力夹板等。其作用除了能防止肌痉挛的加重外，还能防止挛缩，应积极采用。

10. 药物　常用药物：① 丹曲林（Dantrolene），抑制梭内外肌肌肉细胞膜，每次 25 mg，每日两次，每周增加 25～50 mg，最大剂量为 200～400 mg/d。② 地西泮（Diazepam），作用于脊髓脑干，控制痉挛，有效阻断脊髓内和上位神经元以 a-GABA 为传导物质的突触。从 2 mg 每次，每日 2 次开始，每周增加 2 mg，最大剂量 40～60 mg/d。③ β-4 氯苯基 γ-氨酪酸（Baclofen），突触前抑制神经递质 GABA 的 B 型受体的激动药。口服每次 5～7.5 mg，每日 3～4 次，逐渐增大剂量达最佳疗效或出现副作用，最高日剂量不超过 120 mg。还可采用皮下植入 Baclofen 泵的给药方式。④ 其他药物：吗啡、哌替啶等可激动阿片受体，阻止伤害性刺激的传入，在镇痛的同时也可减轻肌痉挛。可乐定和 Tizanidine 是 α_2 肾上腺素能激动药，能恢复髓内各种去甲肾上腺素的抑制，对肌痉挛有效，但不如 Baclofen。

11. 神经溶解技术　神经溶解技术（neurolysis）指采用苯酚或酒精注射，以溶解破坏神经轴索，降低或阻止神经冲动的传递，从而减轻肌痉挛。

12. 化学去神经技术　化学去神经技术（chemodenervation）指在运动点注射肉毒毒素，可迅速地与神经—肌接头的胆碱能突触前受体结合，阻滞神经突触兴奋传导的钙离子内流,乙酰胆碱释放障碍,从而引起较持久(3~6个月)的肌肉松弛作用。

13. **手术** 严重的肌肉痉挛经较长期非手术治疗无效时,可选用手术治疗。常用方法包括选择性脊神经后根切断术(SPR)、肌腱延长术及神经切断术等。

二、挛缩

（一）概述

1. **定义** 挛缩是骨关节与肌肉伤病后,关节内外或周围的纤维组织紧缩或缩短,并进一步引起该关节活动范围受限。常见于骨关节、肌肉损伤及疾病后、各种原因类型的神经瘫痪后以及长期卧床、长期坐轮椅的患者,由于关节内外纤维组织挛缩或瘢痕组织粘连造成肢体功能障碍。

2. **发生机制** 关节内韧带损伤、创伤后挛缩;关节内外瘢痕粘连及挛缩;跨关节的肌肉、肌腱及周围滑液囊的挛缩和粘连使肌腱上下滑移的程度缩小,导致关节活动度受限;关节内外骨折后制动带来的失用性肌肉、肌腱及关节囊的挛缩;关节挛缩于非功能位会造成关节畸形;关节、肌肉及肌腱本身损伤或炎症时,可使关节结构破坏,从而使更多的纤维组织损伤与修复,产生更严重的挛缩,引起更广泛、致密的瘢痕粘连。

（二）临床康复问题

1. **功能障碍** 挛缩所致的关节活动障碍,涉及上肢会影响到患者的个人卫生、进食、穿衣、写字等日常生活及工作;涉及下肢会影响患者的步行、上下楼梯、下蹲等日常生活及动作。另外,所有的关节功能障碍均会不同程度地影响到患者的个人形象。

2. **日常生活活动能力影响** 骨关节手术后,原发性疾病恢复过程中,患者日常生活活动能力(ADL)会有所下降,但制动或直接创伤所致的挛缩可能产生比原发性疾病更严重的 ADL 影响。

3. **肌肉萎缩** 挛缩导致罹患关节活动范围显著受限,因此关节难以产生理想的摆动,导致关节附近肌群长期处于收缩不充分的状态,肌萎缩明显。

4. **手术因素的影响** 通过外科手术松解挛缩组织,在瘢痕、粘连组织的剥离过程中又会出血、充血,会导致新的挛缩和粘连。若不及时康复治疗,关节活动范围无显著改善,松解术无意义。

5. **神经瘫痪后肢体功能影响** 神经瘫痪后所导致的肌无力和肌痉挛状态时,若无恰当的康复介入,会导致肌肉、肌腱、关节内外结缔组织的挛缩,加重瘫痪肢体的功能障碍。

（三）康复治疗基础

1. 康复治疗尽量早期介入,应该有一段与原发性疾病同步治疗的时间,这样就可以将导致挛缩的因素降到最低限度。治疗过程应始终注意与原发疾病相协调。

2. 肌腱、韧带等纤维组织的刚度是指其易变形的程度,即应变与应力的关系。在一定外力下,纤维组织延长。

3. 纤维组织在外力作用下产生的延长包括弹性延长与塑性延长。其中弹性延长在外力去除后可以回缩,塑性延长则不再回缩,这种非弹性延长极限可达原长的 6%～8%。

4. 纤维组织在适当的外力作用下保持合理的牵引周期,经过反复牵引后,可获得一定的延长,这样所需的应力会逐渐减少,最终可导致挛缩逐步松解。

5. 在一定范围内牵引力增加时,塑性延长增加;牵引力恒定时,牵引时间越长,塑性延长理想;牵引力恒定,总牵引时间恒定,一次性牵引产生的塑性延长较分次牵引理想;加热牵引产生的塑性延长理想。

（四）挛缩的防治

1. 预防

（1）持续被动运动（CPM）:选择专用器械对关节进行持续较长时间缓慢被动运动的一种训练方法。预先设定关节活动范围、运动速度、被动运动持续时间等指标,使关节在一定活动范围内进行缓慢被动运动,以防止关节粘连和挛缩。

（2）及早康复介入:详细了解患者原发病症的处理方式、动态,掌握治疗变化过程。尽最大可能早期康复介入可有效地预防挛缩。

（3）手术因素:通常强有力的骨科内固定术后,应尽早进行被动运动及主动活动,可在不影响手术部位愈合的前提下有效地防止挛缩。

2. 康复治疗

（1）关节活动度练习

被动运动:关节功能牵引;手法推拿治疗。

主动—辅助运动:悬吊摆动训练;助力运动;水中运动。

主动运动。

（2）塑板矫形器。

（3）理疗:传导热、音频电疗、超声波等物理疗法均可防治粘连的形成,后期也起到软化挛缩纤维组织的作用。

（4）手术治疗　麻醉状态下被动活动;关节镜下松解术;手术路径松解术;肌腱延长术、关节成形术、关节囊松解术、关节内粘连松解术、肌腱和肌肉间粘连松解术等。

三、压疮

（一）概述

压疮是指人体局部所受压力和受压时间超过一定限度后造成皮肤、皮下组织坏死和溃疡。多发生于长期坐轮椅或卧床患者，尤其是老年人。形成压疮的主要外在因素是机械性因素，当直接压力超过正常毛细血管压（4.27 kPa）且持续时间较长时，最易形成压疮；此外由于剪力或摩擦力产生的压力也可造成压疮；另一个外在因素是医疗因素，如各种原因的制动，不恰当的护理、治疗和药物等。内在因素主要为营养不良、血压过低、组织代谢状态不良等。

（二）康复评定

压疮的评定主要包括对其创面及周围组织的描述、程度的分级和范围、深度的测量。

1. 美国压疮学会分类

Ⅰ度：有红斑，但皮肤完整。

Ⅱ度：损害涉及皮肤表层或真皮层，表现为皮损、水疱或浅层皮肤创面。

Ⅲ度：损害涉及皮肤全层及其与皮下脂肪交界的组织，表现为较深皮肤创面。

Ⅳ度：损害广泛，涉及肌肉、骨骼或支持结缔组织（肌腱、关节、关节囊等）。

2. 好发部位　最常出现在缺乏肌肉或脂肪缓冲的骨突起部位。长期卧床患者，仰卧位时易出现在枕部、肩胛部、肘部、骶尾部和足跟部；侧卧位时易发生在肩部、大转子、膝内外侧和踝内外侧；俯卧位时易发生在前额、下颌、肩部、髂嵴、髌骨部。长期轮椅坐位者，易发生在坐骨结节和足跟部。

其他部位包括生殖器官、骨折治疗用的体内支撑物处、肌肉痉挛或挛缩处和失去知觉的身体部位。

（三）康复治疗

1. 预防　关键在于去除各种压疮的诱发因素，主要包括：

（1）避免过分的皮肤压力和剪力：使用适当的床、椅垫和矫形器，按时移动受压部位，保持身体接触面平整，保护骨突部位。

（2）保持皮肤清洁、干燥，妥善处理大小便失禁。

（3）改善营养、纠正贫血、保持血压稳定。

2. 基本措施

（1）减压：缓解局部皮肤的压力是治疗压疮的最重要措施，包括增加翻身的次数、使用有效的压力承托系统（如气垫床、水床、空气流动床等）。

（2）创面处理：破溃的创面可用生理盐水清洗，并采用湿到半湿的生理盐水敷料局部使用，利用纱布干燥过程中的"虹吸作用"将分泌物清除；形成溃疡的创面，可用剪、切的方法彻底清除创面坏死组织，但不要破坏周围健康组织。

（3）抗感染：主要为加强局部换药，同时根据全身症状、细菌培养结果，考虑应用相应的抗生素。

（4）护理：保持创面及其周围皮肤的清洁，尤其是臀骶部的压疮，要加强对大小便的护理，防止粪便的污染，一旦污染要立即清洁创面、更换敷料。

（5）机体营养的支持：应设法提高患者的食欲，必要时可静脉输入脂肪乳、白蛋白、氨基酸或全血，口服补充维生素及微量元素。

3. 物理治疗　有紫外线疗法，红外线疗法，超短波疗法，毫米波疗法。

4. 手术治疗

（1）适应证：长期保守治疗不愈合；创面肉芽老化；边缘有瘢痕组织形成；压疮深达肌肉或更深部位；合并有骨关节感染或深部窦道形成。

（2）常用手术方法：皮片移植、皮瓣移植、肌肉瓣移植、肌肉皮瓣移植、神经肌肉皮瓣移植、游离皮移植。术后注意各受压部位需要良好衬垫防止新的压疮，加强饮食和大小便护理。

四、疼痛

（一）概述

1. 定义　疼痛为一种与实际的或潜在的损害有关的不愉快的情绪体验，是脑对于感觉信号输入主动形成的主观体验。是周围神经与中枢神经系统交互作用的结果，而不是简单的组织伤害的被动记录。疼痛有三个环节：① 痛刺激和痛感受器，② 传导径和感觉中枢，③ 精神心理因素。

评价疼痛只能根据患者的主观行为（包括主诉）进行，而患者的行为必然受其性格、家庭、职业、环境等个人的和社会条件的影响。因此处理慢性疼痛时，对于患者的躯体和心理两方面都要予以分析和处理。

2. 传导途径　急性疼痛的传入途径是感觉神经细的有髓鞘的 Aδ 纤维，传导来自皮肤的急性外伤引起的可以明确定位的第一类疼痛：锐痛与刀割样痛。而无髓鞘的、细的、传导速度慢的 C 纤维传导第二类疼痛：令人厌烦的烧灼样痛。疼痛刺激自脊髓经脊髓丘脑束和脊髓网状束，上传到内侧与外侧丘脑核和脑干，再投射到感觉皮层，形成定位的痛觉。最后通过复杂的神经网络，形成疼痛印象和疼痛记忆。

3. 疼痛类型　有三种性质完全不同的疼痛，即牵涉痛、放射痛、局部痛。

牵涉痛是来自深部的疼痛，一般为钝痛性质，也可以表现为牵涉区麻木、感觉迟钝。内脏的神经支配只及皮肤的 1/10。因为内脏没有皮层代表区，故疼痛定位不精确。典型的牵涉痛是心肌梗死引起的胸痛、背痛、左臂痛；胆囊疾病或膈肌刺激的肩痛；髋关节变性造成的膝痛；颞颌关节病变所致的耳、鼻窦和头颈痛。

放射痛是皮节性的,性质为锐痛。其原因是神经的损害,即使损害只是神经的局部,大脑感觉的是整个皮节痛。

局部疼痛源于撕裂伤、肌腱炎等,定位明确,是一种锐痛,无感觉异常。局部存在触痛,很少有自主神经症状。

(二)康复评定

疼痛评定包括痛觉评定和痛感评定两类。痛觉是指给予外因刺激时的感受;痛感是指不外加刺激时的主观感受。痛觉有赖于周围痛觉感受器和疼痛的神经传导途径的完整,以及大脑皮层的觉醒和个人的主观判断。

痛觉评定的方法有热刺激法、电刺激法和压力法等;痛感测定常用的有目测类比法(visual analogous scale,VAS)和 McGill 疼痛问卷法。

(三)急性疼痛的治疗

1. 定义 一般将持续 2 周内的疼痛作为急性疼痛处理。2 周至 6 个月的疼痛为亚急性疼痛,3～6 个月以上为慢性疼痛。根据病史、观察和体格检查,比较容易找出急性疼痛的病因。患者的工作、家庭和社会情况对治疗效果影响很大。

2. 康复治疗

(1)物理治疗:急性疼痛治疗首选物理治疗,包括冷疗、热疗、药物离子导入、功能性电刺激、休息与制动、运动等。

(2)药物治疗:治疗药物包括非甾体类抗炎药、肌肉松弛药、三环类药物、抗惊厥药、钙离子通道阻滞药、皮质类固醇类药物、阿片类药物。

(3)介入治疗:介入治疗的止痛效果显著,方法很多,常用的有:椎间关节封闭、脊神经内侧支封闭、骶髂关节封闭、腰硬膜外封闭、椎间孔的硬膜外封闭、梨状肌注射、神经溶解。

(4)手法治疗:包括按摩、推拿、针灸等。

(5)心理治疗:急性疼痛患者的心理障碍是焦虑,忧虑其疼痛和预后。最好由一线医务人员介绍病情和预后,帮助患者建立对医务人员的信心,推迟或避免专业心理工作者的介入。

(四)慢性疼痛的治疗

1. 定义 一般认为 3～6 个月以上的疼痛为慢性疼痛。疼痛继续加重的慢性疼痛说明有进行性病变,如恶性肿瘤等。停止发展的慢性疼痛表明此时实际病变已经停止发展,故称之为慢性疼痛综合征。一旦形成了慢性疼痛,疼痛就不再是损害进行的警告信号,而是躯体、心理、社会适应不良的信号,成为一种疾病。慢性疼痛会伴随心理障碍,并且反映为躯体障碍,如睡眠失调、食欲下降、躯体活动迟缓、情绪抑郁、药物依赖、逃避社会活动。

2. 康复治疗 对于慢性疼痛患者,首先是尽可能找到引起慢性疼痛的器质性疾病,给予适当治疗。但是不少慢性疼痛患者是医源性的或社会性的。此类患者并非没有疼痛,而是不至于严重到不能参加社会活动。慢性疼痛患者过分依赖医生和药物治疗,对自己总有负性的情绪。治疗应鼓励患者积极参与体力活动和社会活动。

(1)确定慢性疼痛的原因,监督一切药物治疗、介入治疗、物理治疗、作业治疗等的合理性和安全性。在慢性疼痛治疗中,参与人员应当包括康复医生、物理治疗师、作业治疗师、心理学家、社会工作者等。

(2)运动治疗:因为不活动本身可以导致工作能力下降。即使有些患者确实需要药物或手术治疗,也应当进行躯体活动。活动无损于慢性疼痛的原发病变,而卧床休息或限制活动无益于心理康复。故慢性疼痛患者切忌卧床休息或限制活动。应当从容易做到的运动开始,按照预定速度增加运动量,逐渐减少药物用量。教育家属支持患者的活动,使患者参加愉快的活动。

(3)物理治疗:目的是恢复患者的体力活动和自信心,恢复活动能力和工作能力。然后由作业治疗师介入。

(4)作业治疗:目的在于从姿势、步态等方面改进患者的生活和劳动技能。恢复患者的职业技能和防止运动过量。

(5)文娱治疗:目的在于恢复患者的非职业能力,以娱乐性活动代替枯燥的重复性练习。

(6)药物治疗:慢性疼痛患者不宜用麻醉药。肌肉松弛剂作为镇静药使用有短期效果。使用非甾体类抗炎药若用药后疼痛根本没有变化,则宜停止使用。慢性疼痛往往伴有抑郁,可用抗抑郁和抗惊厥的三环类药物。

(7)心理治疗:心理治疗的作用在于明确强化疼痛体验的原因,从而制订针对性的治疗计划。有许多量表可达到此目的,但是最重要的还是疾病行为评定表等结构性行为观察。心理治疗的基本方法是合理情绪疗法或认知行为疗法,可以个别或集体进行。

五、神经源性膀胱

神经源性膀胱是康复医学中枢神经系统损伤后常见的问题,特别是对于截瘫患者。截瘫患者致死的原因多数是由于泌尿系统的并发症,而这些并发症主要源于排尿障碍。

(一)解剖

肾:肾是泌尿的器官。

输尿管:输尿管是由平滑肌组成的管道,通过蠕动将尿液由肾排至膀胱。输尿管的常见并发症是结石。

膀胱:膀胱是储尿的器官,也是排尿的器官。膀胱壁有内外两层纵行平滑肌和一层环行平滑肌,统称为逼尿肌。收缩导致膀胱排尿。膀胱的颈部三角区有输尿管和尿道的开口。

尿道:尿道是尿的最终出口。男性尿道分为前列腺部、膜部、和海绵体部。逼尿肌在膀胱三角部延伸成为尿道内括约肌。尿道膜部有由横纹肌构成的尿道外括约肌。女性尿道较短,相当于男性尿道的膜部。

副交感神经:排尿的副交感神经元位于 $S_{2\sim4}$ 节段脊髓侧柱,经过骨盆神经支配膀胱逼尿肌,末端接乙酰胆碱受体。副交感神经兴奋的结果是逼尿肌收缩。

交感神经:排尿的交感神经元位于 T_{11} 至 L_2 的脊髓侧柱,通过腹下神经支配膀胱和尿道。在膀胱的受体是 β-肾上腺素受体,交感神经兴奋时使膀胱松弛。在膀胱底部和前列腺部的尿道括约肌的受体是 α 肾上腺素受体,交感神经兴奋时使膀胱底和前列腺部的尿道括约肌收缩,阻止尿流溢出。

躯体神经:其核在脊髓 $S_{2\sim4}$ 节段,经过阴部神经支配尿道外括约肌。

排尿中枢:排尿的中枢主要在脊髓 $S_{2\sim4}$ 节段,其上有脑桥、小脑、基底节和大脑皮层。

(二)生理

排尿的初级活动是一种反射作用。膀胱充盈时膀胱内压逐渐缓慢增加,逼尿肌顺应性延长,膀胱容量增加而内压增加甚少;同时外括约肌、盆底肌收缩,使阻力增加,阻止尿液排出。当膀胱压力达到一定程度时,开始有膀胱充盈的感觉。膀胱内压再进一步增加达到一定值时,则有排尿的需要。逼尿肌收缩,括约肌松弛,尿液排出,这仍是一种反射过程。

高级中枢对骶排尿中枢的作用基本上是抑制性的。当环境不宜时,大脑皮层可以随意使括约肌收缩,延迟排尿;当条件合适时,大脑可以命令括约肌松弛,逼尿肌收缩,腹压增加,排出尿液。

(三)病理

传统的神经源性膀胱的分为感觉麻痹性膀胱、运动麻痹性膀胱、反射性膀胱、无抑制性膀胱。目前多根据尿流动力学结合膀胱和尿道功能进行分类:① 逼尿肌和括约肌均过度兴奋,常导致较大膀胱容量和充盈性尿失禁,通常为反射性膀胱;② 逼尿肌兴奋,括约肌松弛,导致膀胱储尿能力下降,导致小膀胱或膀胱挛缩;③ 逼尿肌松弛,括约肌兴奋,导致大膀胱容量或尿潴留,严重时损害肾脏,通常为运动麻痹性膀胱;④ 逼尿肌和括约肌均松弛,导致无抑制性膀胱,在临床上治疗最困难。

(四)康复评定

排尿障碍的评定主要是采用尿动力学分析,包括流体力学、电生理及神经生理学原理和方法,评定膀胱功能。

（五）治疗

1. 治疗原则　纠正逼尿肌和括约肌的活动异常,恢复协同活动。保持膀胱容量达到 300～400 ml,避免尿失禁和尿潴留。

2. 治疗程序

（1）建立定时定量饮水和定时排尿制度:一般每次饮水量在 400 ml 左右,饮水后 2～4 h 排尿,早期记录出入量。

（2）膀胱叩击:在耻骨上区用手指轻快地叩击,或在会阴区和大腿内侧进行轻快的皮肤触摸,以诱发反射性排尿。

（3）膀胱加压手法:Crede 手法和乏氏动作。

（4）药物:胆碱能制剂(氨基甲酰甲基胆碱 40～100 mg/d)可增加逼尿肌张力,促进膀胱收缩,用于逼尿肌松弛者。抗胆碱能药物(阿托品等)可以降低逼尿肌张力,促进膀胱收缩,同时促进括约肌张力,用于膀胱痉挛者。巴氯芬(Baclofen)也可用于抑制膀胱痉挛。括约肌松弛者还可考虑采用 α 肾上腺素能药物和 β 受体激动药(如麻黄碱 25～100 mg/d),以增加括约肌张力。

（5）清洁间歇导尿:是控制过多残余尿的最好方法,可教育患者或其家属进行操作。残余尿少于 80～100 ml 时停止导尿。

（6）电刺激:直接作用于膀胱及骶神经运动支,可采用经皮电刺激或直肠内电刺激,以促进逼尿肌收缩,用于逼尿肌活动减弱者。

（7）手术:根据不同类型的膀胱障碍,可选择选择性骶神经根切断、经尿道膀胱颈切除和 YV 膀胱颈成形术、植入人工括约肌等。

（8）集尿袋或集尿垫:用于上述方式无效者。

（9）菌尿和泌尿系统感染:菌尿和泌尿系统感染是脊髓损伤患者的常见问题,也见于 10％～25％ 的 65 岁以上者和 25％～40％ 家庭护理患者。菌尿无症状者不需抗菌治疗,不主张预防性应用抗生素。有症状的泌尿系统感染,需要在尿培养确定细菌种类和药敏后,立即采用强有力的抗菌药物治疗,一般采用静脉注射的给药方式。膀胱冲洗一般采用 400 ml 生理盐水缓慢滴入,保留 10～15 min 后排出。

六、神经源性直肠

神经源性直肠带来的排便障碍较少引起临床的注意。结肠扩张、大便潴留、便秘、排便时间延长是康复医学中的常见问题。排便是消化活动的一部分,消化道的任何障碍都可以引起排便障碍。

（一）解剖

1. 肠道　各段肠道的结构基本相同,内为黏膜层,外为浆膜层,两层之间为肌层。肌层与黏膜之间为黏膜下层。肌层又分为内层的环行肌层和外层的纵行肌层。但是肠道的神经结构和神经控制比较复杂。

2. 感受器 首先在各层都有力学感受器,肠管有压觉、张力感受器,肛门有触觉感受器。还有细的无髓纤维构成的酸、碱、糖、氨基酸等化学感受器。部分腹膜和肛管有冷热感受器。肠壁和肛管有伤害感受器。

3. 神经节 肠壁有神经丛或神经节。包括内外平滑肌层之间的Auerbach丛,黏膜下层中的Meissner丛。还有浆膜下丛、深部肌丛和黏膜丛。

4. 传入神经 结肠和直肠的传入系统有三个。分别是:

副交感神经:直肠肛门的副交感神经元位于 $S_{2\sim4}$ 节段。

交感神经:核在 T_2 至 L_3 的脊神经背根节。传导疼痛等各种感觉。

肠感觉神经元:位于肠壁神经丛。感觉自肠壁沿血管至椎前神经节,与节后的交感神经元连结。

5. 传出神经

躯体神经:由有髓的 α 运动神经元组成的阴部神经控制肛管的横纹肌,神经递质是乙酰胆碱。$S_{2\sim4}$ 脊神经根支配肛门外括约肌,S_4 脊神经根支配盆底肌(肛提肌)。

交感神经:支配肠道的节前交感神经元位于胸段脊髓侧角。支配结肠的是肠系膜下神经节。

副交感神经:来自延髓的迷走神经支配大部分消化道,直至横结肠右半。来自 $S_{2\sim4}$ 的脊髓前角外侧部分的节前副交感神经元纤维通过腹下丛和阴部神经支配横结肠左半和降结肠、直肠、肛门内括约肌。

交感与副交感神经与肠壁神经丛或神经节的神经元构成突触。

6. 中枢联系 排便的中枢控制在皮层和皮层下,包括边缘叶、下丘脑和脑干。

(二)生理

躯体神经控制:大便充盈而肠黏膜的力学感受器受刺激时直肠扩张,刺激传入脊髓和大脑皮层。大脑皮层通过脑桥和骶排便中枢向下发布信号,使内括约肌松弛,直肠扩张,肛提肌和外括约肌收缩。充盈达一定程度时,外括约肌和耻骨直肠肌松弛,腹肌和膈肌收缩,腹内压增加,大便排出。

交感神经兴奋的作用是减少消化道的运动和分泌。

副交感神经的作用主要是推动食物前进,影响结肠与直肠的运动,和内括约肌的收缩。骶副交感神经功能丧失导致排便反射丧失而便秘。

肠神经丛是神经控制的最后一站。

激素:消化受许多激素和神经递质影响,P物质、胃泌素、内啡肽、胆囊收缩素促进结肠运动,血管抑制肽抑制结肠运动。

（三）病理

无抑制性排便障碍：中风、颅脑损伤时大脑皮层与脑桥排便中枢联系中断，直肠的充盈通过脑桥的排便中枢产生大便潴留或溢出性失禁。

上运动神经元排便障碍：圆锥以上的脊髓损伤时，结肠痉挛，节段性活动增加而推进大便的活动减少，外括约肌和盆底肌紧张，内括约肌松弛。直肠的充盈通过肠神经丛和脊髓反射而致排便。

下运动神经元排便障碍：脊髓圆锥的排便中枢或周围神经破坏时，结肠松弛，无圆锥介导的反射性蠕动。内外括约肌松弛结果是大便潴留时间过长，大便干燥，有时也大便失禁，结肠与直肠的扩张通过肠神经丛反射而致蠕动和内括约肌松弛。

（四）康复评定

不同水平损伤所致的直肠控制障碍表现是不同的。

1. 大脑　大脑皮层损害导致咀嚼、吞咽、排便障碍。前下丘脑损害导致副交感功能障碍，肠道运动减弱。后下丘脑损害导致交感神经功能障碍，而肠道运动过强。帕金森病患者因肠道运动过弱而便秘。扣带前回损害产生额叶失禁，患者没有大小便充盈的感觉。

2. 脑干　脑干损伤则肛门直肠抑制反射消失。

3. 脊髓　脊髓休克期全消化道运动减弱，此后则视脊髓损伤的水平而定。颈胸段损害对排便无直接影响，$L_{2\sim4}$损害则结肠张力增加，排便反射保留。圆锥或马尾损害则副交感和躯体神经都受影响，结肠运动障碍，内外括约肌松弛，排便反射消失。

4. 周围神经损害　糖尿病等导致周围神经密度减低，纤维变细，多数表现为腹泻和大便失禁。

（五）治疗

1. 饮食　多纤维的饮食可以增加和软化大便，每天至少进食纤维 30 g。糠麸、车前子以及一些人工合成药物都有增加和软化大便的作用。

2. 栓剂与泻药　有刺激性与容积性两类，如双醋苯啶、甘油等。

3. 上运动神经元损害的排便训练　目的在于易化反射性排便和减少结肠过度扩张。每 1～3 天的早餐或者晚餐后开始训练，辅以栓剂或手指刺激。一般应当在马桶上进行，以利用重力作用。手指刺激的方法是指套涂以润滑剂，将手指插入直肠，扩张外括约肌，也保持牵张而减少痉挛。同时手指紧贴肠壁黏膜作环形运动，通过脊髓和肠壁的神经丛而促进蠕动。每次持续 1～2 min，每 10 min 1 次，直至排气、大便下降，或内括约肌收缩。

4. 下运动神经元损害的排便训练　训练方法基本同上运动神经元损害的排便训练，不过下运动神经元损害时由于缺乏脊髓反射性蠕动肠道张力减弱,且因内括约肌张力过低而排便更加困难。为了防止结肠过度扩张和大便溢出性失禁,排便训练需要每天1次或多次。下运动神经元损害时,不宜多用大便软化药和扩容药。宜多用栓剂和人工刺激排便,或者用手顺时针方向按摩腹部以促进排便。

(许光旭)

第二节　神经系统疾病康复

一、脑卒中

(一)定义

脑血管意外(cerebrovascular accident,CVA)又称脑卒中(stroke),是指脑动脉系统病变引起的血管痉挛、闭塞或破裂,造成急性发展的脑局部循环障碍和以偏瘫(hemiplegia)为主的肢体功能损害。偏瘫是脑卒中后最常见的运动功能障碍,是由病侧锥体束及锥体外系损害引起的对侧肢体瘫痪,病变部位损害的严重程度决定偏瘫的严重程度。

(二)病因和病理

高血压、高血脂、高血糖、肥胖、烟酒过量是造成脑血管损害的主要诱因。由于局部脑血供障碍和脑组织受压,病灶中心出现脑细胞水肿、变性、坏死,小病灶出现瘢痕机化和多个不规则小腔隙,可称为腔隙性脑梗死;大病灶可以发展为囊腔。坏死部位小血管破裂出血,会加重病情。采用SPECT检查发现病灶中心周围有一个低密度区域,称半暗区(ischemia penumbia),是由于局部脑组织水肿所致,该部位脑细胞结构尚完整,只是细胞电活动消失,及时治疗其功能可以恢复。

(三)主要功能障碍

1. 运动障碍　最常见的是病变半球对侧肢体的中枢性偏瘫,主要特点为:

(1)粗大异常的运动模式:① 联合反应,是指偏瘫时,即使受累侧完全不能产生随意收缩,但当非受累侧肌肉用力收缩时,其兴奋可波及受累侧引起受累侧肌肉的收缩。这种反应是与随意运动不同的异常反射活动,表现为肌肉活动失去控制,并伴随着痉挛出现。痉挛程度越高,联合反应就越强。在偏瘫的早期明显,但在中后期逐渐减弱。② 共同运动,是指偏瘫患者期望完成某项活动时所引发的一种组合活动。但共同运动是定型的,无论从事哪种活动,参与活动的肌肉及肌肉反应的强度都是相同的,没有选择性运动。也就是说,是由意志诱发而又不随意志改变的一种固定的运动模式,有屈肌共同运动和伸肌共同运动模式。

（2）反射调节异常：脑部损伤后，高级中枢与低级中枢相互调节，制约功能受到破坏，损伤平面以下反射活动失去了控制，原始反射被释放，姿势反射、脊髓反射亢进及病理反射阳性，使身体姿势的随意调节能力丧失。而损伤平面以上的反射受到破坏，大脑皮质及小脑的平衡反射、调整反射能力减弱或消失，造成身体姿势协调、控制、平衡功能异常，影响正常功能活动的进行。

（3）肌张力异常：肌张力异常在脑血管意外的不同时期表现不同，随着病情的自然恢复，肌张力也在发生变化，可以表现为，① 肌张力低下逐渐恢复正常；② 肌张力低下发展为肌张力增加，以后逐渐恢复正常；③ 肌张力低下发展为肌张力增加，持续处于肌痉挛状态；④ 持续处于低肌张力状态。患者肌痉挛使肢体各肌群之间失去了相互协调控制，尤其是手的精细、协调、分离运动被痉挛模式所取代。

（4）平衡功能异常：脑卒中患者的脑功能损害，加上各种反射活动异常、本体感觉障碍、视野缺损及肢体间协调控制能力的异常，平衡功能受到影响，表现为坐、立位不稳，步行困难，影响了许多日常功能活动的进行，致使一些患者长期卧床，阻碍了进一步康复。

2. 感知觉障碍　包括偏身感觉障碍、一侧偏盲和感知觉障碍；实体感缺失；失认症（agnosia）；失用症（apraxia）等。

3. 认知障碍　主要表现在记忆、注意、定向、思维、解决问题等能力方面。

4. 言语障碍　包括失语症和构音障碍。失语症常见有运动性失语、感觉性失语、命名性失语、传导性失语、皮质性失语等；构音障碍表现为发音异常和构音不清楚，早期常伴有吞咽功能障碍。

5. 吞咽障碍。

6. 心理情绪障碍　主要为抑郁症或焦虑症。

7. 日常生活活动能力障碍　表现在穿衣、梳洗、进食、洗澡及大小便处理等方面的能力减退。

8. 脑神经麻痹　包括，① 面神经麻痹：眶以下的面肌瘫痪，常伴有偏瘫及舌肌瘫痪。② 假性延髓（球）麻痹：为双侧运动皮质及其发出的皮质脑干束受损引起，属于上运动神经元病变。

（四）康复评定

1. 躯体功能评定

（1）运动功能：包括以下几个方面，根据患者身体情况选择。

① 肌张力及痉挛：用改良 Ashworth 痉挛量表评定。

② 肌力：用徒手肌力检查法；有条件的也可以在等速练习器（如 Cybex 或

Biodex)上检测。

③ 平衡：用平衡量表(如 Berg 平衡量表，Tinnetti 能力量表)评定，有条件的可以用平衡测试仪检测。

④ 步行能力：主要通过临床观察患者在步态周期中不同时相的表现，也可以用"站起—走"计时测试，6 分钟或 10 分钟步行测试评定；有条件可以用步态分析系统测试。

⑤ 整体运动功能：如 Brunnstrom 肢体功能恢复分期(表 2 - 1)，Fugl-Meyer 运动功能评定。

表 2 - 1　Brunnstrom 偏瘫功能恢复六阶段及功能评定标准

阶段与特点	上肢	手	下肢	分级
1—无随意活动	无任何运动	无任何运动	无任何运动	I
2—引出联合反应、共同运动	仅出现共同运动模式	仅有极细微屈伸	仅有极少的随意运动	II
3—随意出现的共同运动	可随意发起共同运动	钩状抓握，不能伸指	坐和站位上，有髋、膝、踝共同性屈曲	III
4—共同运动模式打破，开始出现分离运动	出现脱离共同运动的活动：肩 0°肘屈 90°下前臂旋前旋后；肘伸直肩可屈 90°；手背可触及腰骶部	能侧捏及松开拇指，手指有半随意的小范围伸展活动	坐位屈膝 90°以上，可使足后滑到椅子下方，在足跟不离地的情况下能使踝背屈	IV
5—肌张力逐渐恢复正常，有分离运动、精细活动	出现相对独立的共同运动活动：肘伸直肩外展 90°；肘伸直肩前屈 30°～90°时前臂旋前和旋后；肘伸直前臂取中间位，上肢上举过头	可作球状和圆柱状抓握，手指同时伸展，但不能单独伸展	健腿站，患腿可先屈膝后伸髋，在伸膝下做踝背屈(重心落在健腿上)	V
6—精细、协调、控制运动，接近正常水平	运动协调接近正常，手指指鼻无明显辨距不良，但速度比非受累侧慢(<5 s)	所有抓握均能完成，但速度和准确性比非受累侧差	在站立位可使髋外展到超出抬起该侧骨盆所能达到的范围；坐位下伸直膝可内外旋下肢，能完成合并足内外翻	VI

Fugl-Meyer 躯体功能量表是以异常运动模式为基础,对偏瘫肢体的运动功能、平衡能力、感觉功能和关节活动范围及其痛觉所进行的综合性定量评测。评分越高,表明运动模式越接近正常,功能恢复越好。

(2) 感知功能:常规的神经系统检查中基本包括感知功能评定。

(3) 运动功能恢复预后判断:一般认为本病运动恢复可在发病后数日开始,1～3 个月可达最大限度恢复。因此发病后 3 个月内进行康复训练效果最好。6 个月内 90%患者恢复,恢复的顺序一般为下肢→上肢,肩→手→拇指。① 手功能恢复的预测:发病当天或发病后 1 个月之内,手指能完成较高屈伸运动,几乎可以全部恢复或大部恢复为实用手;发病后 1～3 个月能完成,小部分恢复为实用手,多数为失用手;发病后 3 个月仍不能完成,全部为失用手。② 步行功能恢复的预测:发病 1 月内仰卧位非受累侧下肢伸直抬离床面,以后 90%恢复步行(独立步行 45%～55%,辅助步行 35%～45%),10%左右不能步行。

2. 高级脑功能评定

(1) 言语功能评定:失语症可用汉语失语症检查法、波士顿失语症检查法或西方失语症检查法评定。构音障碍采用弗朗蔡(Frenchay)构音器官功能性检查法评定。

(2) 认知功能:常用简易精神状态检查量表(MMSE),也可选用韦氏智力量表(WAIS)和韦氏记忆量表(WMS)。

(3) 心理精神评定:多用汉密尔顿抑郁量表(HAMD)、汉密尔顿焦虑量表(HAMA)或症状自评量表(SCL‐90)。

3. 日常生活活动能力评定　多用巴氏指数(Barthel index)评定,有条件也可以采用功能独立性测量(functional independent measurement,FIM)。

4. 生存质量评定　采用 SF‐36(中国版),一般急性期不作生存质量评定,多在出院前或随访中进行。

5. 神经电生理检查

(1) 皮层运动诱发电位:多采用经颅电磁刺激测定运动诱发电位(motor evoked potentials) 了解锥体束的中枢运动传导时间,作为 12 个月运动功能恢复的预测。中枢运动传导时间正常,功能恢复好;测不到传导时间和皮层刺激阈高,运动功能恢复差。

(2) 感诱发电位(somatosensory evoked potentials,SEP)。

6. 影像学检查　包括 MRI、CT、PET 检查。

(五) 临床治疗原则和要点

治疗原则为控制血压、稳定生命体征、改善脑循环、支持疗法以及预防并发症。对缺血性脑血管意外可以采取针对性的溶栓、抗凝、降纤、抗血小板治疗等;对出血性脑血管意外治疗的重点是减轻脑水肿、降低颅内压,必要时外科手术治疗。

（六）康复治疗

1. 目的和原则

（1）治疗目的:① 改善功能:最大限度地恢复或改善患者的运动、认知、言语功能。② 提高生活自理能力:尽可能恢复或改善患者的日常生活活动能力,提高患者的生活自理能力。③ 提高患者的生存质量:促进患者在精神、心理和社会上的再适应,重返社会,最终达到提高患者的生存质量的目标。

（2）治疗原则:① 早期开始:生命体征稳定、症状无进展的患者,发病48 h后即可开始治疗;昏迷患者或重症监护病房的患者,只要没有发热、瘫痪没有进展、血压稳定,也可以开始肢体的被动活动或通过物理因子干预。② 综合治疗:除了药物治疗之外,主要采取物理治疗（包括运动疗法）、作业治疗、言语训练、心理咨询、康复护理、康复生物工程以及中医治疗（针灸、中药等）。③ 循序渐进:治疗项目由少到多,治疗时间逐渐增加,治疗强度逐渐加大;治疗中外界给予患者的帮助逐渐减少,患者的主动参与逐渐增多。④ 持之以恒:从发病开始,康复即介入,直至患者的功能完全恢复。

2. 基本方法

（1）神经肌肉促进技术:Bobath技术、Rood技术、Brunnstrom技术及本体促进技术（即PNF技术）。

（2）肌牵张技术。

（3）改善肌力的训练。

（4）改善关节活动范围的训练。

（5）平衡训练。

（6）步行训练。

（7）医疗体操。

（8）理疗:生物反馈治疗、功能性电刺激、直流电离子导入、血管内氦-氖激光照射、超声治疗、水疗、经颅电刺激脑循环治疗等。

（9）作业治疗。

（10）矫形器和辅助具。

（11）认知训练。

（12）言语治疗:失语症和构音障碍的治疗。

（13）心理治疗。

（14）中国传统的康复治疗:目前应用于脑卒中康复的传统医学疗法有按摩、针刺、中药等手段。

（15）其他:如高压氧疗、体外反搏、量子血液治疗等均可用于脑卒中患者的康复治疗。

二、颅脑外伤

（一）定义

颅脑损伤（traumatic brain injury，TBI）是头颅部位尤其是脑组织的创伤。

（二）病因和病理生理

病因：在战时多为火器伤、利器伤、爆炸伤等；和平时期多为交通事故、工伤、运动损伤、跌倒和撞击等原因伤及头部所致。

从病理生理角度，颅脑损伤可分为原发性（局部、弥漫性）和继发性。

局部脑损伤：包括着力点局部和着力点对侧的脑挫裂伤（挫伤和裂伤），后者也称为对冲性损伤。早期，脑组织以出血、水肿及坏死为主要变化；中期，损伤部位逐渐出现修复性变化；晚期，病灶脑回常呈萎缩状，脑膜增厚形成组织粘连。

弥漫性脑损伤：对脑的旋转与震荡力可导致弥漫性损伤，结果是严重的广泛的白质轴索损伤。病变可分布于大脑半球、胼胝体、小脑或脑干。

继发性脑损伤：包括颅内压升高；动脉缺氧和脑缺血；脑水肿；动脉性低血压；低钠血症；颅内感染；脑积水。

（三）康复评定

1. 认知功能　首先用较简单的方法确定患者有无认知障碍，常用认知能力筛选检查表，然后再用康复医学常用的评定认知的检测方法。包括失认症、失用症、注意力、记忆力和智力等评定。

2. 行为障碍　颅脑损伤患者行为障碍的评定主要依据症状，靠观察记录。如攻击、冲动、丧失自知力、无积极性及严重的强迫观念、癔症等。

3. 肢体运动功能　按 Brunnstrom 中枢神经系统损伤后运动功能评定法对偏瘫上肢、下肢进行运动功能评定，也可用 Fugl-Meyer 运动功能量表。

4. 言语功能　可选用筛查简表或成套量表，如汉化版西方失语成套测验（western aphasia battery，WAB）、汉语失语成套测验（aphasia battery of Chinese，ABC）等对语言功能进行评定。包括自发言语（流利性、信息量）；听理解；复述字、句；命名；阅读；书写等。

5. 日常生活活动能力　可采用改良 Barthel 指数量表，也可采用含认知项目的评定方法，如功能独立性评定法，它不仅包含了躯体功能，而且还评定交流认知和社会功能。

（四）主要功能障碍

1. 认知功能障碍　常见注意力分散，思想不集中，记忆力减退，学习困难，归纳、演绎推理能力减弱等。

2. 行为功能障碍 患者经受着各种各样的行为和情感方面的困扰。对受伤情景的回忆、头痛引起的不适、担心生命危险等不良情绪都可导致否认、抑郁、倦怠嗜睡、易怒、攻击性及躁动不安,严重者会出现人格改变、类神经质的反应、行为失控等。

3. 言语功能障碍 常见的有构音障碍、失语症等。

4. 运动功能障碍 通常以高肌张力性多见。常见痉挛、姿势异常、偏瘫、截瘫或四肢瘫、共济失调、手足徐动等。表现为患侧上肢无功能,不能穿脱衣物,下肢活动障碍,移动差,站立平衡差,不能如厕、入浴和上下楼梯。

5. 迟发性癫痫 有一半患者在发病后半年到 1 年内有癫痫发作的可能,全身发作以意识丧失 5～15 min 和全身抽搐为特征;局限性发作以短暂意识障碍或丧失为特征,一般持续数秒,无全身痉挛现象。

6. 日常功能障碍 由于认知能力不足及运动受限,在日常自理生活和家务、娱乐等诸方面受到限制。

7. 就业能力障碍 持续地注意力下降、记忆缺失、行为控制不良、判断失误等使他们不能参与竞争性工作。

(五)康复治疗

1. 早期康复

(1)促醒治疗:用环境刺激法即有计划地让患者接受自然环境发生的刺激,定期听亲人的录音和言语交流,收听广播和音乐等。利用患者头上放置的五彩电灯,通过不断变换的彩光刺激视网膜、大脑皮层。

(2)维持合理体位:应处于感觉舒适的抗痉挛体位,患侧上肢保持肩胛骨向前,肩前伸,伸肘;下肢保持稍屈髋、屈膝、踝中立位。头的位置不宜过低。

(3)运动疗法:每天定期有计划地活动四肢,防止关节痉挛和肌肉萎缩。被动活动肢体时,用力要缓和,以免暴力造成骨折。对卧床时间较长的患者尤其要注意。

(4)理疗:低频脉冲电疗法增强肌张力,兴奋支配肌肉的运动或感觉神经,以增强肢体运动功能;超声波机械震动波增强组织代谢,达到缓解肌肉痉挛、止痛、镇静作用。

(5)高压氧治疗:减轻脑水肿的颅内压增高、改善脑血循环及脑缺氧,以挽救处于临界状态受损伤的神经细胞功能。

(6)支具治疗:设计、制造作用于患侧肢体各关节的矫形支具,保持关节处于功能最佳的位置。

2. 恢复期的康复

(1)认知障碍的治疗:① 记忆力训练:鼓励使用记忆辅助具,如卡片、日历、录音带;把时间表或日常安排贴在醒目处;用不断重复方式增进新信息记忆。② 注意力训练:鼓励参与简单的娱乐活动,如玩纸牌和猜谜;避免疲劳;提供频繁的词语、视觉及触觉暗示。③ 理解判断、推理能力训练:让患者做简单的选择,参与做决定的过程;提供频繁的反馈。④ 失认症训练:通常针对不同的失认状态,通过重复刺激、物体左右参照物对比、强调正确的答案及其他感觉的方式,促进认识。

(2) 行为障碍的治疗:提供安全的环境,减少导管、引流管等不良刺激;避免过分限制患者行动能力;对恰当的行为提供积极的反馈;对于不安情绪提供宣泄方式,如散步或其他体力性活动。

(3) 言语障碍的治疗:以听觉刺激法为中心,包括听语指图、复述、听语指字、呼名、阅读、书写等。言语训练中可采用适当的暗示,促进患者产生言语;在呈现某些动作图片时,做相应的动作或手势提示患者。构音障碍训练包括呼吸、发音和共鸣训练及颜面器官(口、唇、舌等)训练。

(4) 运动障碍的治疗:综合促进技术,传递冲动练习,直立床负重及电动体操。

(5) 日常功能障碍的治疗:床上肢体功能位放置、起坐、翻身、床边站立;床—轮椅、轮椅—浴室等转移;鼓励患者自己进食,穿、脱鞋、裤子、上衣;站立3级平衡时,站着洗漱,整理衣服。

3. 后遗症期的康复

(1) 运动疗法:对于能自己活动的患者,应鼓励其做力所能及的室内及室外活动。

(2) 作业疗法:针对不同程度语言能力障碍及计算能力不足,利用录音机、计算器训练语言和计算能力。

(3) 职业训练:鼓励患者与别人合作,给予简单的操作性工作,并逐渐增加工作操作性难度,为重返工作岗位奠定基础。

(4) 心理治疗:采用说服、解释、启发、鼓励、对比等方法,调动患者积极因素,提高战胜伤残信心。

(单春雷)

三、脑性瘫痪

(一) 定义

小儿脑性瘫痪简称脑瘫(cerebral palsy, CP),是指在出生前、出生时或出生后一个月内,因损伤或病变致大脑发育障碍,以非进展性中枢性运动障碍和姿势异常为主要表现的临床综合征。脑瘫康复就是针对脑瘫患儿存在的各种功能障碍问题,帮助他们获得或学会新的运动功能及生活的能力,达到生活自理。

（二）病因和病理

病因很多,既可发生于出生前,如各种原因所致的胚胎期脑发育异常;也可发生在出生时,如新生儿窒息缺氧、产伤、核黄疸等;还发生于出生后,如脑炎、CO_2 中毒、头部外伤等引起的脑损伤。

基本病理变化为大脑皮层神经细胞变性、坏死、纤维化,导致大脑传导功能异常。肉眼观察发现大脑皮层萎缩,脑回变窄,脑沟增宽,皮层下白质疏松、囊变性,脑室增大、脑积水。镜下改变为大脑皮层神经细胞数量减少,皮层下白质萎缩,神经胶质细胞增生。

（三）诊断

1. 临床表现　婴儿期出现的中枢性瘫痪,可伴有智力低下、惊厥、行为异常、感觉障碍及其他异常。病变为非进展性,脑损伤程度取决于发病时间,不会进一步恶化。生长发育过程中,肌挛缩、关节活动受限等并发症会使功能障碍加重。患儿也可随着脑发育的成熟,临床表现有所缓解,特别是在 1 岁内诊断为脑瘫的患儿有的可痊愈。

需排除进行性疾病所致的中枢性瘫痪及正常儿一过性运动发育落后。

2. 相关辅助检查　① 生化检查:血液肌酸磷酸激酶、醛缩酶、乳酸脱氢酶、乳酸、丙酮酸测定、血糖、肝功能检查;尿生化检查和脑脊液生化检查。② 影像学检查:包括头颅 CT、MRI 等检查、骨 X 线检查、肌肉 CT 检查。③ 神经电生理学检查:脑电图、肌电图、诱发电位（短潜伏期躯体感觉诱发电位、脑干听觉诱发电位）测定。

（四）主要功能障碍

1. 主动运动受限　丧失运动的随意、控制能力,出现不自主、无功能意义的徐动,粗大、异常的运动模式取代了协调、精细的分离活动。运动发育滞后,如不会翻身、爬行、坐站和行走。

2. 肌张力异常　肌张力持续增加,主要表现为肌痉挛;肌张力持续低下,主要表现为肌肉软弱、无力;肌张力经常发生变化,肌痉挛、肌张力低下或交替出现。

3. 反射异常　原始反射的存在,姿势反射的异常亢进以及翻正、平衡反射的不健全,使正常的躯体反射调节异常,运动中姿势反射调节丧失,妨碍功能性运动的完成。

4. 作业活动异常　基本手技术丧失;不能完成更复杂的手技术;眼一手协调困难;在无法负重的情况下使用上肢。

5. 高级脑功能障碍　需要空间概念理解的本体技术障碍;感觉形成功能差,不能接受和解释感觉信息;感觉整合差。

6. 日常活动能力差　由于运动、感觉、语言、智力等障碍,妨碍了患儿的日常活动能力。

7. 继发损害　主要有关节、肌肉挛缩、变形引起的关节活动受限,肩、髋、桡骨小头的脱位,长期制动不负重引起的骨质疏松、骨折、骨盆倾斜、脊柱侧弯。

8. 其他　常见的有知觉、智力障碍、视、听力障碍、语言障碍。部分患儿还出现情绪及行为障碍、学习障碍、癫痫、生长发育迟缓。

（五）康复评定

1. 婴儿运动功能评定

（1）肌张力测定（Ashworth 评定）。

（2）反射检查：① 原始反射：包括紧张性迷路反射；不对称性颈紧张反射；拥抱反射；呕吐反射；觅食反射；自动站立和行走反射；躯干内弯反射；握持反射；咬合反射；交叉伸展反应。② 自动反应：包括调正反应（头部侧面调正、俯卧位头部调正、仰卧位头部调正、抬躯反应、躯干旋转调节反应）；平衡反应（俯卧位、坐位、垂直悬空位的平衡反应）；保护性伸展反应（头部向下、向侧方、向后的保护性伸展反应,放置反应）。

2. 脑瘫患儿的康复评定

（1）一般情况评定：视觉；听觉；沟通；情绪行为；肌肉张力；反射；挛缩及畸形等。

（2）运动功能评定。

（3）综合发育能力评定：通过儿童不同年龄阶段各种能力发育情况进行综合评定,了解患儿的综合功能状态。

（六）康复治疗

1. 治疗原则

（1）三早原则：早发现、早确诊、早治疗（出生后 6 个月以内）。

（2）康复治疗与教育相结合,与游戏玩耍相结合。

（3）康复治疗需取得家庭的积极配合。

（4）康复治疗与有效药物、必要手术相结合。

（5）康复治疗与中医治疗相结合。

2. 治疗目标　防治各种畸形的发生,使肌张力恢复正常,鼓励对称性活动和双手的活动,促进正常的活动技能和输入正确的姿势,早期要限制的代偿,力图改善病情较重的一侧,最大限度地改善生活能力自理能力。

3. 康复治疗基本技术

（1）神经肌肉促进技术：包括 Bobath 技术、本体感觉、皮肤感觉促进技术。

（2）Vojta 法：是通过对身体一定压迫的刺激,诱导出全身性的反射运动的一种方法。其原则是用感觉系统,如本体感觉、运动觉或触觉刺激诱导出正常姿势和运动以抑制异常运动。此方法是早期抑制异常运动的有效方法。

(3) 功能性电刺激、电脑中频疗法、生物反馈治疗、水疗等。

(4) 作业治疗:包括上肢粗大运动能力训练;躯干控制能力训练;高级手部精细功能训练;感觉整合治疗;ADL 训练;娱乐活动。

(5) 引导式教育:是综合性、多途径、多手段地对脑瘫等神经系统障碍的患儿提供的一种治疗手段。

(6) 言语矫治:包括早期语言发育刺激、言语训练、构音器官训练、代替言语的交流方法等。

(7) 支具和辅助具治疗。

(8) 中西医临床治疗:改善脑神经代谢和功能恢复;对肌痉挛采用肉毒杆菌毒素或无水乙醇进行神经阻滞;对疼痛、肿胀、压疮等并发症的对症处理;对一些严重的肌痉挛、肌挛缩和畸形的手术治疗。

(9) 环境和用具的改造:对环境和用具进行相应的改建,方便患儿的活动和生活。

(10) 教育和职业训练。

(王　彤)

四、脊髓损伤

(一)定义

1. 脊髓损伤(spinal cord injury)　是由于外伤、疾病和先天性因素,导致神经损伤平面以下的感觉和运动功能部分或全部障碍,使患者丧失部分或全部活动能力、生活自理能力和工作能力的神经损伤,是康复治疗的主要对象之一。

2. 基本术语

(1) 四肢瘫(quadriplegia):指脊髓颈段损伤,导致四肢运动与感觉功能的损害和丧失。四肢瘫涉及上肢、躯干、下腔及盆腔脏器的功能损害,但不包括臂丛病变或椎管外周围神经的损伤。

(2) 截瘫(paraplegia):指脊髓胸、腰或骶段的损伤,导致躯干、盆腔脏器及下肢运动和感觉功能损害或丧失。截瘫包括马尾和圆锥的损伤,但不包括腰骶丛病变或椎管外周围神经的损伤。

(3) 完全性损伤(complete injury):损伤神经平面以下的感觉与运动完全消失。

(4) 不完全性损伤(incomplete injury):损伤神经平面以下包括最低位的骶段保留部分感觉或运动功能。

(5) 骶段保留(sacral sparing):脊髓损伤时最低的保留区域为会阴部的

组织边缘,感觉由最低的骶段神经支配。因此没有鞍区感觉或和肛门外括约肌的自主收缩者均为完全性脊髓损伤。

（6）部分保留区（zone of partial preservation，ZPP）：指完全性脊髓损伤的患者,在损伤平面以下保留部分神经支配的区域,一般不超过 2～3 个神经节段。

（7）脊髓休克（spinal shock）：指脊髓受到外力作用后短时间内脊髓功能完全消失。持续的时间一般为数小时至数周,偶有数月之久。在脊髓休克期所有神经反射全部消失,但并不意味着完全性损伤。在此期间无法对损害程度做出正确的评估,必须等到脊髓休克解除后,才能真正评测神经损伤平面及程度。

（8）神经根逃逸（nerve root escape）：指脊髓损伤平面上一节段的神经根受到损伤,表现为神经平面上移。而神经根功能有可能通过外周神经纤维生长的机制得到恢复,从而造成完全性脊髓损伤患者神经平面"下移"的假象,这种情况称为神经根逃逸。

（二）病因和病理生理

1. 病因　分为创伤性和非创伤性。

（1）创伤性：骨折、脊髓外力打击、刀伤和枪伤等都可以导致脊髓损伤。脊柱骨折患者中约 20% 发生神经损伤。通常脊柱损伤和脊髓损伤程度成正比。但是也有可能在没有骨折的情况下由于血管损伤,导致脊髓损伤。

（2）非创伤性：① 血管性：动脉炎、脊髓血栓性静脉炎、动静脉畸形等；② 感染性：格林巴利综合征、横贯性脊髓炎、脊髓前角灰质炎等；③ 退行性：脊柱肌肉萎缩、肌萎缩性侧索硬化、脊髓空洞症等；④ 占位性：最多见的是肿瘤。较少见的包括严重腰椎间盘突出症、脊椎滑脱、椎管狭窄等。

2. 病理生理

（1）早期：损伤后 3 h 灰质出现出血点；6～10 h 出血灶逐渐扩大,白质出现水肿,胶质细胞浸润；12 h 神经轴突开始退变,神经细胞逐步坏死；组织水肿 24～48 h 以后逐渐消退,形成不可逆的坏死。

（2）晚期：瘢痕增生,囊肿,硬膜粘连,炎症,神经胶质化。

（3）脊髓功能恢复机制：动物实验提示有脊髓再生现象,但人体研究尚未证实。脊髓细胞损伤后可以出现抑顿（stunning）和冬眠（hibernating）,导致暂时性脊髓功能丧失,并在日后逐渐恢复。抑顿指损伤后功能丧失时间以分钟、小时或者日计算；冬眠则指功能丧失时间以星期或者月计算；促进抑顿和冬眠细胞的苏醒是康复训练的基本机制之一。

（三）临床表现

1. 症状　主要为肌肉运动控制障碍、行动困难、大小便控制障碍和感觉障碍。部分患者有异常疼痛和幻觉痛。高位损伤患者可伴呼吸困难。出现并发症的患者,如骨折、脱位、压疮等,可出现相应的症状。

2. 体征 主要表现为肌力减弱或消失、肌张力异常(低张力、高张力、痉挛)、腱反射异常(无反射、弱反射、反射亢进)、出现病理反射(Hoffman 征和 Babinski 征)、皮肤感觉异常(无感觉、感觉减退、感觉过敏)、皮肤破损或压疮等。高位脊髓损伤可导致呼吸运动障碍和自主神经过反射现象。

3. 临床综合征 横贯性损伤表现为损伤平面以下感觉和运动功能障碍。而一些不完全性损伤具有特殊的表现,包括:

(1)中央束综合征(central cord syndrome):常见于颈脊髓血管损伤。上肢神经受累和功能障碍重于下肢。患者有可能步行,但上肢部分或完全麻痹。

(2)半切综合征(Brown-sequard syndrome):常见于刀伤或枪伤。损伤同侧肢体本体感觉和运动丧失,对侧温痛觉丧失。

(3)前束综合征(anterior cord syndrome):脊髓前部损伤,损伤平面以下运动和温痛觉丧失,而本体感觉存在。

(4)后束综合征(posterior cord syndrome):脊髓后部损伤,损伤平面以下本体感觉丧失,而运动和温痛觉存在。

(5)脊髓圆锥综合征(conus medullaris syndrome):主要为脊髓骶段圆锥损伤,可引起膀胱、肠道和下肢反射消失。偶可保留骶段反射。

(6)马尾综合征(cauda equina symdrome):椎管内腰骶神经根损伤,可引起膀胱、肠道及下肢反射消失,表现为外周神经损伤的特征(迟缓型瘫痪)。

(7)脊髓震荡(spinal confusion):指暂时性和可逆性脊髓或马尾神经生理功能丧失,可见于只有单纯性压缩性骨折,甚至影像检查阴性的患者。患者可有反射亢进,但没有肌肉痉挛。

(四)主要功能障碍

1. 直接障碍

(1)运动障碍:痉挛和麻痹。

(2)感觉障碍:感觉丧失、减退、过敏(感觉异常和疼痛)。

(3)膀胱控制障碍。

(4)直肠控制障碍。

(5)自主神经过反射。

(6)性和生殖功能障碍。

(7)体温调节障碍。

2. 间接障碍

(1)异位骨化。

(2)压疮。

（3）关节活动障碍/挛缩。

（4）肺炎和呼吸障碍。

（5）泌尿系统感染。

（6）骨质疏松。

（7）血栓形成。

（8）心理障碍。

（五）康复评定

1. 损伤程度评定（见表 2-2）。

表 2-2　脊髓功能损害分级（ASIA 标准）

级　别	表　现
A　完全性损害	骶段感觉和运动功能均丧失
B　不完全性损害	神经平面以下包括骶段（$S_{4\sim5}$）有感觉功能,但无运动功能
C　不完全性损害	神经平面以下有运动功能,大部分关键肌肌力＜3 级
D　不完全性损害	神经平面以下有运动功能,大部分关键肌肌力≥3 级
E　正常	感觉和运动功能正常,但肌张力增高

2. 神经损伤平面

（1）感觉平面:关键点指标志感觉平面的皮肤标志性部位。感觉检查包括身体两侧 28 对皮区关键点。每个关键点要检查针刺觉和轻触觉,并按三个等级分别评定打分。0＝缺失;1＝障碍（部分障碍或感觉改变,包括感觉过敏）;2＝正常;NT＝无法检查（正常者两侧针刺觉和轻触觉的感觉总积分各为 112 分）（见表 2-3）。

表 2-3　感觉关键点

平面	部位	平面	部位
C_2	枕骨粗隆	T_8	第八肋间（T_7 与 T_9 之间）
C_3	锁骨上窝	T_9	第九肋间（T_8 与 T_{10} 之间）
C_4	肩锁关节的顶部	T_{10}	第十肋间（脐水平）
C_5	肘前窝的外侧面	T_{11}	第十一肋间（T_{10} 与 T_{12} 之间）
C_6	拇指	T_{12}	腹股沟韧带中部
C_7	中指	L_1	T_{12} 与 L_2 之间上 1/3 处
C_8	小指	L_2	大腿前中部
T_1	肘前窝的尺侧面	L_3	股骨内上髁

续表 2 - 3

平面	部位	平面	部位
T_2	腋窝	L_4	内踝
T_3	第三肋间	L_5	足背第三跖趾关节
T_4	第四肋间(乳线)	S_1	足跟外侧
T_5	第五肋间(T_4 与 T_6 之间)	S_2	腘窝中点
T_6	第六肋间(剑突水平)	S_3	坐骨结节
T_7	第七肋间	S_{4-5}	会阴部

选查项目:本体感觉(位置觉和深压痛觉)只查左右侧的食指和拇指。

(2)运动平面:关键肌指确定运动平面的标志性肌肉。由于一根神经支配多块肌肉和一块肌肉受多根神经支配的特性,根据神经节段与肌肉的关系,将肌力 3 级的关键肌所对应的神经节段为运动神经平面,但该平面以上的关键肌的肌力必须≥4 级。运动积分是将肌力(0~5 级)作为分值,把各关键肌的分值相加(正常者两侧运动平面总积分为 100 分)(见表 2 - 4)。

表 2 - 4 运动关键肌

平面	关键肌	平面	关键肌
C_5	屈肘肌(肱二头肌,旋前圆肌)	L_2	屈髋肌(髂腰肌)
C_6	伸腕肌(桡侧伸腕长肌和短肌)	L_3	伸膝肌(股四头肌)
C_7	伸肘肌(肱三头肌)	L_4	踝背伸肌(胫前肌)
C_8	中指屈指肌(指深屈肌)	L_5	长伸趾肌(趾长伸肌)
T_1	小指外展肌(小指外展肌)	S_1	踝跖屈肌(腓肠肌、比目鱼肌)

选查项目:膈肌、三角肌、外侧腘绳肌。肌力分为无、减弱或正常。

3. 预后评定

(1)损伤程度与预后:损伤程度越重,预后越差。完全性脊髓损伤患者约 1%可以在损伤平面之下恢复功能肌力。而皮肤感觉保留的不完全性脊髓损伤患者,皮肤感觉保留区的肌力有 50%的可能恢复功能肌力。

(2)损伤平面与预后:损伤平面越高,预后越差(见表 2 - 5)。

表 2-5 脊髓损伤平面与功能预后的关系

神经平面	最低功能肌肉	活动能力	生活能力
$C_{1\sim4}$	颈肌	依赖膈肌起搏维持呼吸,可用声控方式操纵某些活动	完全依赖
C_4	膈肌、斜方肌	使用电动高靠背轮椅,有时需要辅助呼吸	高度依赖
C_5	三角肌、肱二头肌	可用手在平坦路面上驱动高靠背轮椅,需要上肢辅助具及特殊推轮	大部依赖
C_6	胸大肌、桡侧伸腕肌	可用手驱动轮椅,独立穿上衣,可以基本独立完成转移,可驾驶特殊改装汽车	中度依赖
$C_{7\sim8}$	肱三头肌、桡侧腕屈肌、指深屈肌、手内部肌	轮椅实用,可独立完成床—轮椅/厕所/浴室转移	大部自理
$T_{1\sim6}$	上部肋间肌/背肌	轮椅独立,用长腿矫形器扶拐短距离步行	大部自理
$T_{6\sim12}$	腹肌、胸肌、背肌	长腿矫形器扶拐步行,长距离行动需要轮椅	基本自理
L_4	股四头肌	短腿矫形器扶手杖步行,不需要轮椅	基本自理

4. 生活独立性评定 国际上多数采用美国的生活独立性评定(functional independence measure,FIM)。我国多使用 Barthel 指数。

5. 痉挛评定 改良 Ashworth 方法。

6. 尿动力学评定 尿动力学是依据流体力学和电生理学的基本原理和方法,检测尿路各部压力、流率及生物电活动,从而了解排尿功能及机制,以及排尿功能障碍性疾病的病理生理学变化。检查的主要内容有:

(1)尿流率:单位时间内排出的尿量。主要反映排尿过程中逼尿肌与尿道括约肌相互作用的结果。

(2)膀胱压力容积测定:包括膀胱内压、直肠内压(腹压)及逼尿肌压(膀胱压—直肠压)。正常压力容积测定为:① 无残余尿;② 膀胱充盈期内压维持在 0.49~1.47 kPa,顺应性良好;③ 没有无抑制性收缩;④ 膀胱充盈过程中,最初出现排尿感觉时的容量为 100~200 ml;⑤ 膀胱总容量 400~500 ml;⑥ 排尿及中止排尿受意识控制。

（3）尿道压力分布测定：主要参数为最大尿道闭合压 4.90～12.75 kPa（女性 5.88～6.87 kPa）；功能性尿道长度男性为（5.4±0.8）cm，女性为（3.7±0.5）cm。

（4）括约肌肌电图：用表面电极置入肛门，测定肛门括约肌肌电活动，或用针式电极经会阴部直接插入尿道外括约肌，记录肌电活动，从而了解在逼尿肌收缩时尿道外括约肌的协调性活动。

（六）康复治疗

1. 早期康复　脊髓损伤后一旦生命体征稳定，就可以开始康复介入。

2. 康复护理

（1）床和床垫：脊椎稳定者可使用减压床或气垫床。

（2）翻身：开始时应该每 2 h 翻身一次，防止皮肤压疮。然后可以逐步延长翻身的时间间隔，但必须以皮肤无压迫缺血的迹象为前提。多数患者可以在逐渐适应之后，做到 6～8 h 不翻身也不产生压疮。这种现象的基础是皮肤毛细血管增加、皮下脂肪增加和皮肤耐受能力的提高。

（3）体位：可以采用平卧位或侧卧位，要求身体均匀地与床接触，避免局部压力过重发生压疮。在病情许可的前提下，逐渐让患者由平卧位向半卧位和坐位过渡。

（4）个人卫生活动：协助患者梳洗，注意采用中性肥皂。大小便及会阴护理，注意避免局部潮湿，以减少发生压疮的可能性。大小便后软纸擦拭，避免皮肤擦伤。

（5）保证呼吸：急性高位脊髓损伤后由于呼吸功能障碍，排痰能力下降，可造成肺炎等并发症。可以采用胸部轻叩和体位引流的方法促进排痰，鼓励腹式呼吸。

3. 康复训练

（1）关节保护和训练：生命体征稳定之后就应立即开始全身各关节的被动运动，1～2 次/日，每个关节在各轴向运动若干次即可，避免关节挛缩。

（2）直立适应性训练：逐步从卧位转向半卧位或坐位，倾斜度每日逐渐增加，以无头晕等低血压不适症状为度，循序渐进。直立床训练是常用的方法。

（3）膀胱和直肠处理。

（4）压疮处理。

（5）超短波、短波、直流电、神经肌肉电刺激等对减轻炎性反应、促进创面愈合和神经功能恢复有一定的帮助。

（6）心理治疗：几乎所有脊髓损伤患者在伤后均会产生严重的心理障碍，包括极度压抑或忧郁、烦躁，甚至发生精神分裂症。因此心理康复至关重要。

4. 恢复期康复　一旦患者生命体征稳定、骨折部位稳定、神经损害或压迫症状稳定、呼吸平稳后即可进入恢复期治疗。

（1）肌力训练：肌力训练的重点是肌力 2～3 级的肌肉。要重视锻炼肩带肌力和腰背肌力的训练。步行训练的基础是腹肌、髂腰肌、腰背肌、股四头肌、内收肌、臀肌等训练。

（2）肌肉与关节牵张：包括腘绳肌牵张、内收肌牵张和跟腱牵张，是康复治疗过程中必须始终进行的项目。

（3）坐位训练：正确的独立坐位是进行转移、轮椅和步行训练的前提。床上坐位可分为长坐位（膝关节伸直）和短坐位（膝关节屈曲）。实现长坐位才能进行床上转移训练和穿裤、袜和鞋的训练。坐位训练还包括平衡训练。

（4）转移训练：包括独立转移和帮助转移。

（5）步行训练：完全性脊髓损伤患者步行的基本条件是上肢有足够的支撑力和控制力。如果要有实用步行能力，则神经损伤平面一般在腰或以下水平。对于不完全性损伤者，则要根据残留肌力的情况确定步行的预后。步行训练的目标是：① 社区功能性行走，终日穿戴矫形器并能耐受，能上下楼，能独立进行日常生活活动，能连续行走 900 m。② 家庭功能性行走，能完成上述活动，但行走距离不能达到 900 m。③ 治疗性步行，上述要求均不能达到，但可借助矫形器进行短暂步行。

（6）轮椅训练。

5. 并发症康复

（1）疼痛处理：脊髓损伤患者的疼痛既可以是躯体性，也可以是中枢性。躯体性疼痛的治疗包括：避免或治疗诱因；心理治疗；物理治疗；药物治疗；神经干注射。

（2）肌肉痉挛：肌肉痉挛一般在损伤后 3～6 周开始发生，6～12 个月达到高峰。治疗方法：① 去除诱发因素，如结石、感染等；② 牵张运动及放松训练；③ 应用抗痉挛药物；④ 神经阻滞治疗；⑤ 手术治疗；⑥ 其他：水疗以及直肠电刺激治疗等均有一定效果。

（3）泌尿系统并发症

① 尿路感染：没有全身症状时一般不必采用药物治疗，增加饮水量是有效的方法。出现全身症状时，根据尿培养和药敏试验选择恰当的抗菌药物。超短波等理疗有明确的效果。

② 泌尿系统结石：适当增加体力活动，多饮水，根据结石的性质适当改变尿液的酸碱度。必要时可以采用超声波碎石、中药排石等。

（4）自主神经过反射：表现为发作性高血压、头痛、面部潮红等，常见的诱因是膀胱充盈、直肠刺激、便秘、感染、痉挛、结石、器械操作、性冲动等。处理：解除诱因，取坐位，口服钙拮抗剂、静脉注射交感神经阻滞药或硝酸甘油类药物。如果血压持续超过 200/130 mmHg(26.7/17.3 kPa),且药物效果不佳时,可以考虑采用硬膜外麻醉。

(5)体温调节障碍与康复:脊髓损伤可以出现变温血症,即体温随环境温度变化。因此要特别注意气温变化时要适当衣着。

(6)异位骨化的康复:药物、手术、理疗。早期(Ⅰ～Ⅱ期)常用局部冷疗,Ⅲ～Ⅳ期可以采用温热疗法。异位骨化后运动训练不能造成明显疼痛,否则可加重病情。

五、脊髓灰质炎后遗症

(一)概述

脊髓灰质炎是由脊髓灰质炎病毒引起的急性传染病,病毒主要侵犯中枢神经系统,特别是脊髓前角细胞,引起脊髓前角运动神经细胞的损害。脊髓灰质炎常见于儿童,后遗症患者人数众多,成为残疾人的重要组成部分。故后遗症的康复训练仍是肢体残疾康复训练的主要内容之一。

(二)康复问题

1. 肢体瘫痪　失神经支配的肌纤维不能产生主动性收缩,导致肢体瘫痪,患者行走时容易产生重心偏移而跌倒。

2. 关节挛缩和畸形　可见于肢体的各个关节,常见的下肢关节挛缩畸形有髋关节屈曲外展,膝关节屈曲,踝关节内翻、外翻及下垂等。

3. 心肺功能减退　由于呼吸肌麻痹,肢体瘫痪后活动量较少及脊柱、胸廓畸形后心肺发育异常,均可影响患者的呼吸功能和活动的耐力,往往小运动量的活动就会出现呼吸短促、心慌、胸闷等症状。

4. 社会交往能力下降　躯体活动受限减少了患者正常人受教育的机会,随着年龄增长,患者更能意识到自己与别人的差别,加重了自卑、焦虑和压抑等情绪。患者封闭自己,不愿与外界交往,社交能力日益减退。

(三)康复评定

包括下肢长度、肌力、ROM、心肺功能、步态分析、日常生活活动能力。

(四)康复治疗

1. 畸形的预防　正确的体位放置;肢体的主动、被动活动。

2. 康复训练　① 肌力训练:主要对于肌力大于 1 级的肌肉进行训练。② 牵张训练:针对尚未固定的肌肉、肌腱、关节挛缩进行牵张。③ 呼吸训练:教会患者腹式呼吸。④ 耐力训练:提高身体的耐力和心肺功能。⑤ 步态训练。⑥ 作业治疗。

3. 矫形器的应用　见表 2－6。

表 2-6　常用儿麻后遗症矫形器

名称	功能	主要作用
踝足矫形器	固定踝关节	防止行走时足下垂及踝关节不稳造成的内外翻现象
膝踝足矫形器	固定膝踝关节	稳定膝踝关节,使下肢力线良好,保证行走时站立相的稳定
髋膝踝足矫形器	固定髋膝踝关节	保证站立时下肢力线良好,对下肢肌无力患者可借助双拐和腹部的运动行走
矫正鞋	垫高短缩的下肢	减少双下肢长度的差异,改善跛行步态

4. 手术治疗　① 软组织手术：如肌腱转移术、肌腱松解术。② 骨性手术：如切骨矫形、关节融合、肢体长短均衡等。

六、周围神经损伤

（一）概述

周围神经损伤一般由外力挤压或牵拉作用或神经本身的某些部位由于炎症、中毒、缺血、营养缺乏、代谢障碍等引起的病变。

周围神经损伤可分为：

1. 神经失用（neurapraxia）　神经轴突和神经膜均完整,传导功能暂时丧失。

2. 神经轴突断裂（axonotmesis）　神经外膜、神经束膜、神经内膜和施万细胞（Schwann cell）完整,神经轴突部分或完全断裂,出现瓦勒变性,运动和感觉功能部分或完全丧失。

3. 神经断裂（neurotmesis）　指神经的连续性中断,导致运动和感觉功能完全丧失。神经失用一般可在 6 个月内完全恢复。神经轴突断裂后轴突需自损伤部位向远端再生,再生速度为 1～2 mm/d,故需要的时间较久。神经断裂多需要手术修复,术后神经功能可恢复或恢复不完全。

（二）诊断要点

1. 病史。

2. 症状　损伤部位肢体肿胀、损伤部位疼痛、肢体肌张力降低、肌肉无力呈迟缓性瘫痪、皮温低、出汗少。

3. 体征　损伤部位皮肤感觉减退、过敏、丧失,肢体关节主动活动范围降低、肌力减退、肌肉萎缩、腱反射减弱或消失。

4. 实验室及器械检查　肌电图检查法、强度－时间曲线检查法、神经传导速度的测定。

（三）康复问题

1. 运动障碍　表现为弛缓性瘫痪、肌张力降低、肌肉萎缩。

2. 感觉障碍　表现为感觉减退或消失、感觉过敏,主观有麻木感、自发疼痛等。

3. 反射障碍　腱反射减弱或消失。

4. 自主神经功能障碍　皮肤发红或发绀;皮温低;无汗、少汗或多汗;指（趾）甲粗糙、变脆等。

5. 继发性损害　包括损伤局部由于活动减少或肿胀造成关节挛缩、损伤的失神经支配区受外界不良刺激（冷、热、压力）形成的新的创伤等。

6. 心理社会问题　包括情绪波动、焦虑、抑郁、不愿与社会接触以及拒绝重新工作等。

7. 常见的周围神经损伤　有臂丛神经损伤、桡神经损伤、正中神经损伤、尺神经损伤、坐骨神经损伤、腓总神经损伤、胫神经损伤、腕管综合征、糖尿病性周围神经病、三叉神经痛、特发性面神经麻痹（又称 Bell 麻痹）、肋间神经痛、坐骨神经痛等。

（四）康复评定

1. 运动功能评定

（1）肌力评定:常用徒手肌力评定方法。

（2）关节活动度测定:常用半规量角器进行测量。

（3）肢周径的测量:用尺测量或容积仪测量受累肢体的周径,并与对应的健侧肢体比较。

（4）运动功能恢复等级评定:英国医学研究会（BMRC）提出,将神经损伤后的运动功能恢复情况分为六级,简单易行,是评定运动功能恢复最常用的方法（见表 2-7）。

表 2-7　运动功能恢复等级评定表

恢 复 等 级	评 定 标 准
0 级（M0）	肌肉无收缩
1 级（M1）	近端肌肉可见收缩
2 级（M2）	近、远端肌肉均可见收缩
3 级（M3）	所有重要肌肉能抗阻力收缩
4 级（M4）	能进行所有运动,包括独立的或协同的运动
5 级（M5）	完全正常

2. 感觉功能评定　感觉功能的评定有浅感觉(触觉、痛觉、温觉)、深感觉(位置觉、振动觉)和复合感觉(两点分辨觉及实体觉)的检查。周围神经病损后感觉功能恢复的评定可参考英国医学研究会的分级评定表(见表2-8)。

表2-8　周围神经病损后感觉功能恢复评定表

恢 复 等 级	评 定 标 准
0级(S0)	感觉无恢复
1级(S1)	支配区皮肤深感觉恢复
2级(S2)	支配区浅感觉和触觉部分恢复
3级(S3)	皮肤痛觉和触觉恢复,感觉过敏消失
4级(S3$^+$)	感觉达到S3水平外,两点分辨觉部分恢复
5级(S4)	完全恢复

3. 反射检查　常用反射有肱二头肌反射、肱三头肌反射、桡骨骨膜反射、膝反射、踝反射等。

4. 电诊断检查　电诊断检查对周围神经病损具有重要意义,有诊断和功能评定的价值,常用的方法有:

(1)强度－时间曲线:通过时值测定和曲线描记判断肌肉是完全失神经支配、部分失神经支配,还是正常神经支配,并可反映神经是否再生。

(2)肌电图检查:对周围神经病损有重要的评定价值,可判断失神经的范围与程度以及神经再生的情况。由于神经损伤后的变性、坏死需经过一定时间,失神经表现伤后3周左右才出现,故最好在伤后3周进行肌电图检查。

(3)神经传导速度的测定:对周围神经病损评定是最有用的,可以确定传导速度、动作电位幅度和末梢潜伏期。既可用于感觉神经也可用于运动神经的功能评定,以及确定受损部位。正常情况下,四肢周围神经的传导速度一般为40~70 m/s。神经损伤时,传导速度减慢。

(五)康复治疗

1. 早期康复

(1)病因治疗:尽早去除病因,减轻对神经的损伤。如果为体外挤压因素,如石膏固定过紧压迫上下肢的尺神经、腓总神经,应该尽快去除外固定;如果为糖尿病所致下肢末梢神经营养代谢障碍,应补充营养,纠正代谢障碍。

(2)运动疗法:① 保持受累肢体在功能位。② 患肢的主动和被动运动:受累肢体各关节做全范围各轴向的被动运动,每天至少1~2次。

(3)早期应用红外线、热水等温热疗法:有利于改善局部血液循环,促进水肿、炎症吸收,又利于促进神经再生。

（4）其他：① 患肢肿胀的处理：可采用抬高患肢超过心脏水平、弹性绷带包扎、缓慢轻柔的向心性按摩与受累肢体各关节的被动活动、冰敷等方法消除肿胀。② 受累部位的保护：应注意对受累部位感觉缺失的保护，可戴手套、穿袜子等。

2. 恢复期康复

（1）促进神经再生：常用低频脉冲电流、神经营养因子及 B 族维生素促进周围神经纤维的修复和再生。

（2）减缓肌肉萎缩：采用三角波形电刺激、按摩、被动运动以保持肌肉质量，迎接神经再支配。

（3）增强肌力，促进运动功能恢复。

（4）促进感觉功能的恢复：① 感觉过敏：患者出现表皮对外界任何微小刺激的过度敏感，不愿用患肢活动。可采用脱敏疗法。② 感觉丧失：神经再生后的感觉输入，需要大脑皮层对新输入的信号重新认识和记忆，并对新的刺激模式作出相应的反应。因此对感觉减弱或丧失的部位需要不断地进行训练。

（5）ADL 训练：根据患者功能障碍情况，结合进行日常生活活动性训练。

（6）心理治疗：周围神经损伤的患者往往伴有焦虑、抑郁等心理问题，可采用心理咨询和辅导、集体治疗、患者示范等形式消除或减轻心理障碍，调动其积极性，也可以通过编织、泥塑、踏缝纫机等作业性活动来改善患者的心理状态。

（陈　旗）

七、帕金森病

（一）定义

帕金森病（PD）是以肌肉强直、随意运动和情绪活动缓慢、静止性震颤及姿势反应异常为主要表现特征的大脑基底节病变。

（二）病因和病理

病因有年龄老化、环境危险因素、遗传因素、氧化应激和线粒体功能缺陷等

主要病理为黑质致密区含黑色素的多巴胺能神经元变性、缺失，黑色素消失，路易小体出现和纹状体多巴胺浓度降低。以脑干多见，丘脑底核、苍白球、壳核、尾状核等也有改变。

（三）临床和诊断

一般在 60 岁以后起病，男性稍多于女性。起病缓慢，逐渐加重。症状常从一侧上肢开始，逐渐波及其他肢体，双侧不对称是本病特点。主要表现为静止性震颤，肢体伸屈肌张力均增高，呈"铅管样强直"或"齿轮状强直"。面

肌强直造成"面具脸",随意动作减少,始动缓慢,书写困难,"小写征","慌张步态",口、舌、腭和咽部肌肉运动障碍引起言语障碍和吞咽困难。

诊断标准:帕金森病是进行性非家族性疾病,除必须具备运动过缓以外,至少具有下列三种体征之一:① 肌强直;② 粗的 $4\sim6$ 次/s 的静息性震颤;③ 翻正反射受累。附加诊断标准为:① 单侧发病(早期);② 在疾病程度方面持续地表现出不对称性;③ 对左旋多巴胺反应良好。

（四）主要功能障碍

1. 运动障碍　这类患者最主要的运动障碍就是运动缓慢及运动困难,类似"猿人"站姿。身体的转动往往不伴随躯干的转动。面部运动的减少使患者表情刻板,呈面具脸。患者还可表现出不能安静地躺与坐。

2. 肢体肌肉强直　主要出现在躯干和肢体的屈肌。由于肌肉强直持续存在,限制了关节的活动,引起关节、肌肉的挛缩。挛缩的进一步发展会影响患者的姿势维持,下肢负重行走和上肢功能活动,导致躯干、肢体的畸形,从而加重了功能障碍程度。

3. 行走异常　患者可出现拖行步态,并随着步行的继续逐渐加剧。此外,行走中突然停止困难,刹不住,容易跌倒。随着病情的加重,行走障碍将进一步加重,最终患者会丧失行走能力。

4. 平衡功能异常　主要表现为经常跌倒。跌倒常发生在患者体位转换和活动转换过程中。

5. 高级脑功能异常　可出现以构音障碍为主的言语功能障碍,还可以出现记忆力障碍、空间定向能力的丧失、集中力和注意力缺乏、信息处理能力低下及神经心理障碍。患者的神经心理障碍主要表现为丧失自信、表达无用和无望感,以及因为逐渐增加的残疾而出现抑郁、对社会活动缺乏兴趣,甚至有自杀倾向。

6. 吞咽功能障碍　患者因舌头回缩运动减少,食物在喉部停留时间延长,唾液分泌功能紊乱而出现吞咽功能障碍。

7. 自主神经功能紊乱　可以表现为多汗、皮肤油腻、皮肤发红及膀胱括约肌功能异常。患者还可出现体位性低血压、心动过速及便秘、失禁等自主神经功能障碍的症状而影响日常生活能力及质量。体位性低血压也是导致患者易跌倒的原因之一,严重的可导致患者终身卧床不起。

8. 活动受限和参与受限　帕金森病运动障碍的一大特点是易产生疲劳,患者表现为难以持久性活动,活动时间一长就出现全身无力、精神欠佳,如反复活动,开始运动很有力,多次以后力量逐渐降低。

（五）康复评定

1. 运动能力的评定　包括肌肉的张力和力量(握力与捏力)、关节活动范围、随意运动的准确性和速度、精细的运动控制(双手协调、操控物件及手的灵活性)、粗大的运动控制(翻身、转弯、步行、登楼梯、坐站转换与转移)、运动速度、体能与耐力、姿势反射、平衡反应、感觉功能评定、步态分析等,具体可参见康复疗法评定章节。

2. 日常生活能力评定　Yahr 分期评定法是患者功能障碍和能力障碍的综合水平。评定内容与方法如表 2-9 所示。

表 2-9　Yahr 分期评定法

分期	分级	日常生活能力	临 床 表 现
一期	Ⅰ级	日常生活不需帮助	仅一侧障碍,障碍不明显,相当于韦氏量表总评 0 分
	Ⅱ级		两侧肢体或躯干障碍,但无平衡障碍,相当于韦氏量表总评 1~9 分
二期	Ⅲ级	日常生活需部分帮助	出现姿势反射障碍的早期症状,身体功能稍受限,仍能从事某种程度工作,日常生活有轻中度障碍,相当于韦氏量表总评 10~19 分
	Ⅳ级		病情全面发展,功能障碍严重,虽能勉强行走、站立,但日常生活有严重障碍,相当于韦氏量表总评 20~28 分
三期	Ⅴ级	需全面帮助	严重障碍,不能穿衣、进食、站立、行走,无人帮助侧卧床或在轮椅上生活,相当于韦氏量表总评 29~30 分

(六)临床治疗原则

治疗的原则是以药物治疗为主,康复治疗为辅。应用立体定向技术的外科治疗(神经核毁损术和脑深部电刺激)可提高部分患者的临床疗效,细胞移植和基因治疗也在探索中。常用药有:抗胆碱能药、多巴胺替代药、合成性多巴胺受体激动药、预防性药物及其他药物等。在不同程度上减轻症状,但并不能改变进行性发展的性质。因长期用药,应注意耐药性和副作用。

(七)康复治疗

1. 治疗作用

(1)改善关节活动度,以满足功能性活动的需要,通过肌肉牵伸与放松、感觉刺激、治疗性活动,预防畸形的发生。

(2)改善患者躯干肌肉的运动、姿势控制、平衡、粗大的运动协调能力和手操控物件的能力与灵活性。

(3)提高患者的运动及运动计划能力,促进运动的启动过程,增加持续运动的幅度、速度和灵活性。

（4）改善患者心理状况，使其达到完成功能性活动需要的体能和耐力水平。

（5）在功能受限的情况下，发展患者完成自理性活动的惯常程序，教育和指导患者掌握独立、安全的生活技巧，增加安全意识，防止跌倒造成的继发性损伤。

（6）提供能够产生运动刺激的一系列适应性技术和具体实施办法，使患者在疾病的现阶段，能最大限度地实现日常生活活动的独立。

（7）提供既能与患者的功能受限相适应，又能最大限度提供感觉刺激的适应性环境，改善或维持患者的独立生活能力和生活质量。

（8）使患者熟知能量节省和工作简化技术。

2. 治疗方法

（1）维持或增加患者主动与被动的关节活动度，尤其是伸展性关节活动度。

（2）牵张紧张的肌肉，预防挛缩。

（3）维持肌肉力量的训练。

（4）改善肢体运动的协调控制能力，提高手的灵活性，控制和减少手颤抖。

（5）平衡训练。

（6）步行练习：强调增加步幅、支撑面，增加髋屈曲度，减轻慌张步态，促进交替的上肢摆动，改善动作的启动、停止与转身。

（7）神经肌肉促进技术。

（8）放松训练。

（9）ADL 训练：重点选择穿脱衣服、坐、站转换，进出厕所、淋浴间或出入浴池，携物行走，上下车等活动作为训练内容。

（10）改善高级脑功能的作业活动。

（11）提高交往能力，保持患者的娱乐活动能力，维持就业能力。

（12）辅助装置的应用和环境改造。

（王　彤）

第三节　骨关节疾病康复

一、骨性关节病

(一)定义

骨性关节炎指以关节退行性变和继发性骨质增生为主的关节病变,常见于中老年人。一般无明显病因,可能和年龄、遗传、体质、代谢等因素有关。大多为大的负重关节受累,对功能影响较大,造成疼痛和活动受限,随后累及腰背部。手部骨关节炎,如腕掌关节(CMC),近端指间关节(PIP),远端指间关节(DIP)基本上不会造成日常活动能力较大的损害,除非 CMC 关节炎非常严重。

(二)病理生理

1. 软骨面变性、产生裂隙,碎块脱落,形成关节内游离体,直至软骨面消失,骨端外露。

2. 深层钙化软骨增厚和髓内血管及纤维组织增生,形成新骨,骨面致密、增厚,使边缘骨刺形成。

3. 运动压力传递到松质骨髓腔内,使骨小梁受压而萎缩、吸收,形成囊样空洞(囊内含滑液、纤维组织和纤维软骨)。

4. 关节囊滑膜充血水肿、纤维增生肥厚、滑液增多。

(三)主要功能障碍

1. 日常生活活动受限　慢性骨关节疼痛导致患者活动时症状加重,从而减少活动。而关节活动的减少可以影响软骨的营养,加重软骨退变。另外由于活动减少,肥胖、高血脂、高血压和冠心病的发病率增加,导致运动能力下降,形成恶性循环。

2. 肌肉萎缩和肌力减退　疼痛引起肌肉活动减少,造成失用性肌肉萎缩和肌力减退。此外,疼痛还可以通过神经性抑制作用,影响肌力。

3. 关节活动障碍　关节和关节周围组织的进行性退变,导致关节挛缩。由于关节挛缩影响步态,形成异常的步态,导致关节负荷异常。

4. 生活质量下降和心理障碍　由于关节疼痛的反复发作和对日常活动的恐惧,患者的生活质量显著下降,同时产生严重心理障碍。慢性疼痛本身有显著的心理成分,因此心理压抑可加重疼痛症状。

(四)康复评定

康复评定包括评定与关节功能有关的关节结构缺陷,对邻近关节的影响以及患者自我安慰和功能的独立。

1. 生物力学检查 病损关节和相邻关节的关节活动度测量,关节周围肌力评定,步态分析观察步行时肢体各关节活动度改变以及肢体力线和地面反作用力等力学改变。

2. 疼痛 根据疼痛程度的描述(如轻度、中度、重度)测量,或通过视觉模拟量表(VAS)测量。

3. 日常生活活动能力。

4. 影像学检查 X线、CT检查明确关节病变程度和肢体力线的改变。

(五)康复治疗

1. 健康教育 患者的教育包括对疾病自然过程的探讨,疾病对生活方式、工作和闲暇活动的可能影响,指导患者避免对关节负重的影响,正确进行日常生活活动。

2. 休息和运动 急性期局部休息,有利于缓解疼痛、降低炎症反应。慢性期适当的关节活动,可以改善局部血液循环,降低炎症反应,同样会缓解症状。

3. 热疗 包括热水浴、热敷,有利于关节炎患者缓解疼痛。另外,超短波、微波等有热效应的治疗均可以使用。但是,需要注意热疗的时间不能过长,以防出现关节水肿加重和关节积液。

4. 冷疗 冷疗可降低皮肤和肌肉温度,抑制水肿,缓解疼痛,减轻肌痉挛。主要在关节活动后或进行肌力训练后使用。

5. 肌力训练 加强关节周围肌肉力量的训练有利于关节的稳定,减轻症状。肌力训练以主动运动为主,最好进行等长训练,等张和等速训练可能会加重关节负担从而加重症状。

6. 按摩及理疗 缓解疼痛和肌痉挛,改善血液循环。

7. 药物治疗 中药散风祛湿、活血化瘀、舒筋活络,尽量减少非甾体类消炎镇痛药口服和肾上腺皮质激素的关节内使用,因为有可能加重关节软骨的损伤,加重关节退行性改变。口服氨基葡萄糖和关节内注射透明质酸可以保护关节软骨,增加关节的润滑,改善症状。

8. 手术治疗 严重的骨性关节病可行关节镜关节清理或关节置换手术。

9. 矫形器和生活辅助具 夹板和矫形器常用于不负重关节和不稳定的关节,以减少关节活动或保持关节于最佳功能位,也可用动力性夹板增进关节活动。拐杖或手杖用于负重关节的保护,既可保持平衡,又可减轻关节负荷。

二、手外伤

(一)概述

手外伤是临床常见损伤之一,手外伤后常因组织缺损、伤口长期不愈合、肿胀、粘连、瘢痕挛缩、肌肉萎缩、关节僵硬等,造成运动和感觉功能障碍,日常生活活动能力下降等。康复早期介入有助于提高手术效果,最大限度地恢复和改善功能,使患者早日重返社会。手康复已成为康复医学中的独立学科。

(二)病理生理

1. 炎症期　组织充血,水肿,白细胞浸润。

2. 细胞反应期(破坏期或清创期)　白细胞,巨噬细胞浸润,坏死组织脱落,水肿加剧。

3. 增生期(纤维化期)　伤后 3～5 天开始,2～3 周达到高峰。纤维细胞增生,毛细血管增生,上皮细胞增生(皮肤损伤),伤口收缩,胶原纤维增多。

4. 重塑成熟期　伤后 3～6 周开始。细胞减少,胶原增加,持续至伤后一年时间。组织抗张力慢慢恢复,6 周时达伤前 50%。

(三)主要功能障碍

1. 运动障碍　手外伤后可出现各种并发症,如水肿、粘连、瘢痕、挛缩、慢性疼痛、肩手综合征等,导致肌肉萎缩、无力,关节僵硬,运动功能障碍。

2. 感觉障碍　部分伤及周围神经,出现感知功能障碍。

3. 心理障碍　患者有自卑感,感到不能适应社会。

4. 日常生活活动能力降低　运动、感觉、心理障碍均导致日常生活活动能力降低。

5. 职业能力和社会生活能力下降。

(四)康复评定

1. 关节活动度的测量　使用量角器分别测量手指的掌指关节(MP)、近侧指间关节(PIP)和远侧指间关节(DIP)的主动及被动活动范围,并计算关节总主动活动度(TAM)。

2. 肌力测试　通过徒手肌力检查,握力计、捏力计检查:① 手的握力;② 拇指分别与示、中、环、小指的捏力;③ 拇指与示、中指同时的捏力;④ 拇指与示指桡侧的侧捏力。

3. 感觉测试　① 手指触觉、痛觉、温度觉和实体觉测定;② 两点区分试验;③ Moberg 拾物试验(实体觉):把十种常用物品放在患者面前,令其闭眼把它们逐一放入另一器皿中,并且辨别种类及名称(该测试是计时的)。

4. 灵巧性协调性测试　① Jebson 手功能测试;② 明尼苏达操作等级测试(MRMT);③ Purdue 钉板测试(the purdue pegboard test)。

(五)康复治疗

1. 治疗原理

(1)消炎、消肿、镇痛、促进创面愈合。

(2)预防粘连、软化瘢痕。

（3）增加运动功能。

（4）增加生活适应力。

（5）恢复感觉功能。

2. 治疗方法

（1）正确的体位：抬高患肢使其高于心脏平面，可以预防水肿；同时可以将手固定在功能位，以维持手的基本功能。

（2）被动和主动活动：肩肘关节全关节范围的活动可保持关节功能；手骨折和肌腱损伤后非固定关节的被动主动活动可预防关节挛缩；固定关节术后保护性的固定与早期保护性的运动相结合，可减少因固定和关节制动引起的并发症。

（3）中高频电疗、超声波治疗、蜡疗（浸蜡）等可以改善组织代谢，控制肿胀，软化瘢痕等。

（4）按摩：患肢抬高位向心性按摩可以防治水肿；瘢痕按摩可以软化瘢痕；按摩还可以松解皮肤、肌腱和关节囊等的挛缩。

（5）压力治疗：弹力绷带或手套可以治疗水肿，预防瘢痕增生。

（6）支具和矫形器：手骨折和肌腱损伤后通过支具和矫形器的固定，促进骨折或韧带的修复；对于挛缩的肌腱或关节可通过支具和矫形器将其固定在功能位，以维持手的基本功能。

（7）协调性和灵活性训练：手外伤的后期强化训练日常生活的手功能，增加手指的灵巧性、协调性，加强握力、捏力、耐力，恢复功能性触觉，进行职能训练。

（8）手的烧伤和神经损伤治疗：见下文。

三、烧伤

（一）定义

烧伤是热力（火焰、灼热气体、液体或固体等）、电能、化学物质、放射线等引起的组织损伤。目前烧伤总的治愈率已超过 95％以上，但伤后致残率极高，因此烧伤的康复成为康复医学的重要内容。

（二）病理生理和临床分期

根据烧伤的病理生理和临床特点分为三期：

1. 性体液渗出期（休克期）　烧伤后早期改变为体液渗出，持续时间一般为 36～48 h，严重烧伤时可延至 48～72 h。

2. 感染期　烧伤创面的坏死组织和富含蛋白的渗出液是细菌的良好培养基。深度烧伤区的血栓形成，致局部组织发生缺血和代谢障碍，人体的抗感染因素如白细胞、抗感染药物等均难以到达局部，有利于细菌的繁殖。加之严重烧伤后，机体的抗感染能力降低，导致感染机会增加。此期一直延续到伤后 3～4 周,待健康肉芽屏障形成后,感染机会才逐渐减少。

3. 修复期 在创面出现炎性反应后不久就开始,深度较浅的烧伤可自行愈合,不留或遗留瘢痕。Ⅲ度烧伤或严重感染的Ⅱ度烧伤,皮肤附件完全被毁,创面只能由创缘上皮向内生长覆盖,因此创面较大时多难自愈。此外,创面愈合后会残留大量瘢痕,严重者不仅影响外观,而且导致患者的功能障碍。

(三)临床治疗要点

1. 抗休克 适量补液迅速扩充血容量,增加心排血量,改善组织灌注情况。维持良好的呼吸功能也是防治休克的重要措施。

2. 焦痂切开 减轻对痂下组织压迫,改善外周血液循环。切除影响胸壁运动的焦痂可以改善通气。

3. 抗感染 全身性感染是大面积烧伤死亡的主要原因。小面积烧伤一般可不用或短期使用抗生素;大面积深度烧伤,应尽早和较长时期应用抗菌药物。加强患者的支持疗法,积极防治休克,维持水、电解质平衡。

4. 创面处理 保护创面,减轻损害疼痛;及时封闭创面,杜绝病菌侵入,减少体液渗出,防治感染;促进创面愈合,愈后不留或少留瘢痕,最大限度恢复功能。

(四)主要功能障碍

1. 关节挛缩和活动障碍 Ⅱ度以上烧伤的创面愈合后产生大量瘢痕,导致皮肤延展性下降。伤口收缩是创伤愈合的重要步骤,会进一步导致皮肤张力增高,关节活动受限。伤后的卧床阶段,屈曲体位导致关节韧带挛缩。植皮部位的制动,会出现关节内外纤维组织的挛缩或瘢痕粘连。制动或关节肌肉反复损伤后,出现异位骨化。儿童烧伤后瘢痕组织通过关节,导致骺板部分或全部提早闭合,骨生长障碍或畸形生长。所有这些因素均可导致关节挛缩和活动障碍。

2. 肌肉萎缩和肌力下降 长期卧床或制动会导致失用性肌萎缩。深度烧伤周围神经损伤出现神经源性肌萎缩。肌肉烧伤后不能再生,肌肉缺失,肌力下降。

3. 压疮 长期卧床可导致皮肤持续或反复受压,造成压疮。使用矫形器可能因局部受压造成压疮。

4. 心肺功能障碍 长期卧床,导致安静心率增快,每搏输出量减少,心肌收缩做功效率降低;膈肌活动减少,呼吸量不足,呼吸道分泌物不易排出,易并发坠积性肺炎。受伤过程中,吸入烟雾和其他一些刺激性物质,导致吸入性损伤,出现阻塞性通气障碍。胸部焦痂收缩和水肿,造成限制性通气障碍。

5. 瘢痕 瘢痕是血液循环不良、结构异常、神经分布错乱的不健全组织。深度烧伤后创面形成大量肉芽组织,随着病程发展,肉芽组织逐渐形成瘢痕组织,这一阶段要延续到伤后数月甚至两年。

6. 日常生活活动和职业能力障碍　较大面积或深度烧伤可严重影响患者肢体功能,出现关节活动障碍、肌力下降,并伴有心肺功能下降和心理障碍,导致患者的日常生活活动能力和职业能力障碍。

7. 心理障碍　烧伤早期处于急性心理应激状态,表现为焦虑。随后进入安定阶段,患者努力想恢复心理平衡,控制情绪紊乱。第三个阶段为解决阶段,患者将自己的注意力转向应激源(烧伤),并设法努力处理,通过各种行为缓和烧伤对自己的影响。烧伤患者后期的注意力多集中于创面瘢痕对个人容貌的影响,以及烧伤对肢体功能、生活能力和工作、社交能力的影响。由于存在不同程度的躯体和精神创伤,患者自尊心、自信心都会受到一定损害,常会对生活丧失信心,有很强的依赖心理,无法坚持日常生活和工作。

(五)康复评估

1. 增生性瘢痕　记录患者的受伤时间,通过肉眼观察和照相比较增生性瘢痕的面积、厚度、色泽、弹性质地,询问患者是否有瘙痒、疼痛等症状。可采用 Vancouver 烧伤瘢痕评估表(见表 2 - 10)。

表 2 - 10　Vancouver 烧伤瘢痕评估表

项　目		评　分　标　准
色素沉着(M)	0	正常(与身体其他部分颜色相似)
	1	色素减退
	2	混合色泽
	3	色素沉着
血　供(V)	0	正常(与身体其他部分颜色相似)
	1	粉红色
	2	红色
	3	紫色
柔顺性(P)	0	正常
	1	柔软(很小外力作用即变形)
	2	较软(压力作用下即变形)
	3	坚硬(外力作用下不变形,不易被推动或呈块状移动)
	4	带状(绳索样,伸展瘢痕时组织变白)
	5	挛缩(瘢痕永久性缩短,导致畸形)

续表 2-10

项　目		评 分 标 准
瘢痕厚度（H）	0	正常（平坦）
	1	0 mm＜H≤1 mm
	2	1 mm＜H≤2 mm
	3	2 mm＜H≤4 mm
	4	H＞4 mm

2. 辅助检查　① 超声波测量：测定瘢痕厚度。② 激光多普勒：测定组织血流量，反映增生性瘢痕的进程。③ 血氧测量计：经皮氧分压反映组织代谢状况。④ 血、尿羟脯氨酸：反映胶原代谢的情况。增生性瘢痕面积与血、尿羟脯氨酸含量成正比。

（六）康复治疗

1. 体位摆放　将身体的受累部分安置在恰当位置，并进行适当固定。通过恰当的体位摆放，可限制水肿的形成，维持关节活动度，防止挛缩和畸形以及使受损伤的功能获得代偿。

2. 矫形器应用　帮助体位摆放，保持关节活动度，防治挛缩，增加肢体主动活动的安全性，保温保湿等。

3. 关节活动度练习　预防烧伤后组织粘连和关节囊的紧缩，有助于保持关节活动范围，对已有挛缩的肢体，通过牵张训练可逐步延长挛缩和粘连的纤维组织，增加关节活动度。

4. 肌力练习　肌力练习可防治因长期卧床、肢体制动引起的失用性肌萎缩，增强肌肉力量，加强关节的动态稳定性，对患者早日下床、达到生活自理有重要意义。

5. 耐力训练　对病情稳定的患者进行有氧训练，可提高患者的心肺、代谢功能，增强体质，避免因长期不动或少动引起的失健，使患者重回家庭和社会时，有足够的能力达到生活自理和完成工作。

6. 按摩　对已愈合的瘢痕局部进行按摩，可促使瘢痕软化。

7. 呼吸练习　通过胸廓的活动，协调各呼吸肌的功能，增大肺活量，增加吸氧量，改善全身情况，配合体位引流，促进排痰，达到保持肺活量、提高呼吸的有效性，预防或减少呼吸系统的并发症。

8. 水中运动　温水浴通过浮力和温度有助于减轻患肢运动时疼痛，辅助以运动，可以改善患者心理状态。肢体运动方向与浮力方向相反时可以进行抗阻运动。利用水浪的冲击可训练平衡协调能力。

9. 物理因子治疗 超短波、音频电疗、超声波、蜡疗、光疗、磁疗等可以起到消炎、消肿、止痒、镇痛、抑制瘢痕增生等作用。

10. 压力治疗 软化和消除瘢痕,预防或控制瘢痕增生。

11. 硅凝胶治疗 阻止皮肤水分蒸发;持续缓慢释放硅酮油,有助于分离坏死组织,加速肉芽组织增生,并与上皮的形成相关;抑制成纤维细胞胶原的合成及分泌,使胶原总的含量减少,但Ⅲ型前胶原含量维持在一个较高的水平,瘢痕组织内胶原的过度沉积减少,促使瘢痕组织结构向正常皮肤转化。

12. 作业治疗 维持关节活动度与灵活性,保持一定的肌肉力量与耐力,减轻肢体水肿;日常生活能力的训练有助于提高患者的生活自理能力,鼓励患者早日实现日常生活活动的全面独立;职业训练可根据患者就业方面的现有和潜在功能,判断患者有无重回原工作岗位的可能,以及帮助患者重新选择适当职业,使患者成功回归社会。

13. 心理治疗 改善患者的心理状态,树立对康复治疗的信心,充分配合治疗,促进功能恢复。通过对患者的安抚、疏导、行为矫正等治疗,使其达到最佳心理状态,早日重返家庭和社会。

四、腰椎间盘突出症

（一）概述

腰椎间盘突出症是因椎间盘变性,纤维环破裂,髓核突出刺激或压迫神经根、马尾神经表现的一种综合征,是导致下腰痛的常见原因之一,多发生于青壮年。

（二）病理生理

1. 椎间盘退行性变 随着年龄增长,纤维环和髓核含水量、透明质酸及角化硫酸盐逐渐减少,相对分子质量低的糖蛋白增加,原纤维变性和胶原纤维沉积增多,使髓核张力下降,失去弹性,椎间盘松弛、变薄,软骨板囊性变。

2. 神经根受压 慢性损伤加速椎间盘变性,最终导致外环破裂,胶体性髓核突出,使邻近神经根受刺激或受压,腰痛及下肢放射痛等典型症状随之发生。

3. 局部炎症水肿 突出的腰椎间盘压迫神经根,引起神经炎症和水肿,神经根受压后易发生神经内微静脉淤血、毛细血管壅滞、代谢产物积聚,如此水肿、缺血及代谢产物的化学刺激,使神经根症状进一步加重,形成恶性循环。

（三）康复评定

1. 临床评定

（1）症状:腰痛、下肢痛、感觉异常、大小便障碍等。

（2）体征:步行姿态和腰部形态改变、压痛、放射痛、直腿抬高试验阳性、感觉异常、肌力下降和反射异常。

（3）辅助检查：X线、CT或MR、电生理检查。

2．功能性评定

（1）腰椎整体活动度测定。

（2）腰腹肌及下肢肌力评定。

（3）步行能力评定。

（4）ADL评定。

（四）康复治疗

约80％患者可经非手术治疗得到缓解或治愈，研究证实手术治疗和非手术治疗的远期疗效相当。

1．卧床休息和限制活动　急性期首选治疗方法。严格卧床不宜超过1周以防制动并发症的发生。

2．药物　包括非甾体类消炎镇痛药、神经营养药、改善局部血液循环药物、肌肉松弛药，必要时可以使用肾上腺皮质激素。

3．腰椎牵引。

4．推拿和按摩。

5．支具和矫形器　围腰有协助背肌、限制不必要的前屈、增加腰椎稳定性的作用。但需要注意避免长期使用，以防腰肌萎缩。

6．冷热疗、电疗。

7．封闭治疗　局部封闭、硬膜外封闭或骶管封闭适用于一般治疗疗效不佳者，因可能导致局部粘连，慎用。

8．微创治疗和手术治疗　经皮穿刺化学溶核，机械切吸，激光汽化手术，椎间盘镜手术等微创治疗，手术方法包括椎间盘切除术、脊椎融合术、椎管减压术等。

9．运动治疗　急性期过后，随着病情的好转，可逐步开始运动治疗，以腹、背肌等长收缩为主，避免因腰椎大幅度屈或伸引起应力分布不均，使症状加重。

五、腰椎滑脱症

（一）概述

腰椎滑脱症一般是指上一椎体沿下一椎体上缘的斜面向前下方滑移。多数病例为腰5椎体沿骶骨上缘倾斜向前下方滑移，引起椎间盘、后关节及脊柱周围组织紧张，导致下腰痛。滑脱严重者可有马尾神经损害症状。少数病例为腰4椎体沿腰5椎体上缘滑脱。

（二）康复评定

1．临床评定

（1）症状：长期反复下腰痛，站立或弯腰时疼痛加重，卧床减轻。部分患者有坐骨神经痛。少数严重者有下肢肌力减弱、肌肉萎缩、痛觉减退,甚至发生马尾神经压迫综合征。

（2）体征:腰部后伸活动受限,患椎棘突压痛,腰椎前凸增大。

（3）辅助检查:X线检查显示滑脱腰椎椎体前移,椎弓峡部裂。腰椎滑脱程度:锥体前移不超过下一椎体上缘的 1/4 为 1 度,1/4～1/2 为 2 度,1/2～3/4 为 3 度,3/4 以上为 4 度。

2. 功能评定

（1）腰椎整体活动度测定。

（2）腰腹肌及下肢肌力评定。

（3）步行能力评定。

（4）ADL 评定。

（三）康复治疗

1. 单纯峡不连无明显滑脱或轻度滑脱无神经症状者

（1）理疗:微波、超短波等。

（2）推拿:主要以放松肌肉为目的。

（3）腰椎牵引:适用于轻度滑脱患者,可以放松肌肉,缓解疼痛。

（4）肌力训练:在非急性期强化腰背肌和下肢肌力训练,以静力性练习为主,避免腰过伸姿势。

（5）支具:在急性期可以予以腰围支撑保护,避免过长时间使用发生肌肉萎缩。

2. 重度滑脱并有神经症状者、术后患者

（1）休息制动:急性期症状严重或术后早期局部应该制动,以降低炎症反应,缓解症状。

（2）理疗:微波、超短波、中频电疗等。

（3）运动疗法:在固定确实的情况下,术后 1 天即可开始逐渐活动。术后半个月或石膏固定拆除后,可在围腰保护下扶双拐站立行走,逐渐弃拐行走,以后进行腰背肌、腹肌和下肢肌力训练。当肌力已基本恢复后,可进行脊柱前屈的活动,随后再做其他各方向的训练,逐步恢复正常活动。

（黄　澎）

六、腰椎小关节病

（一）概述

各椎体关节突间关节称小关节,是脊柱运动节段的重要组成部分。小关节退变是引起腰腿痛的重要原因之一。腰椎小关节病,临床上又称为腰椎关节突综合征、腰椎后关节紊乱症、腰椎小关节滑膜嵌顿,以及第 5 腰神经后内侧支挤压综合征等。该病发病多在中年,以女性多见,约为男性的 3 倍。

（二）康复评定

1. 临床评定

（1）症状：急性小关节突紊乱有急性腰部"闪"、"扭"外伤史，有下腰部剧痛或单（双）侧腰肌酸胀痛，甚至牵扯引起臀部、骶尾部或大腿后部疼痛。慢性腰椎间小关节病有反复腰部扭伤史或长期积累性劳损史，多呈持续性钝痛，晨起时重，活动后可有所减轻。

（2）体征：腰椎生理弯曲消失，病变小关节部位有深压痛、叩痛及传导痛。急性期此压痛点往往不易查出，但腰肌痉挛明显。肌痉挛逐步缓解后，棘突或椎旁关节突部位可有压痛。

（3）辅助检查：早期 X 线平片显示小关节间隙狭窄、松动，进而关节突起处增生，形成尖骨刺。后期该关节呈肥大性改变，周边部伴有明显的骨赘形成，关节面骨质致密，且使椎间孔变小。CT 可显示小关节病变的程度及其与根管、椎管之间的关系。

2. 功能评定

（1）腰椎整体活动度测定。

（2）腰背肌、腹肌及下肢肌力测定。

（3）步行能力的测定。

（4）ADL 评定。

（5）疼痛评定。

（三）康复治疗

1. 休息制动　急性期患者应该休息制动，慢性期可保持适当活动。

2. 物理因子治疗　超短波、微波、中频电疗等。

3. 推拿和按摩　除了痛点的揉、滚手法和手法放松痉挛肌肉外，还可以进行整复手法，有坐位与侧卧位斜扳法和背负法，用以解除关节突错位或滑膜嵌顿。

4. 腰椎牵引。

5. 药物　非甾体类消炎镇痛药、肌肉松弛药，必要时可以使用肾上腺皮质激素。

6. 封闭治疗　用肾上腺皮质激素对病变小关节局部封闭。

7. 肌力训练　急性期过后，可以开始腰背肌力训练，以加强肌力，防止复发。

七、腰背筋膜炎

（一）概述

腰背肌筋膜炎是指腰背肌筋膜非特异性炎症。大部分患者是由脊柱疾患所致，其次为慢性损伤及致痛性炎症（包括风湿病、病灶性毒素或免疫性疾患)所致。

（二）康复评定

1. 临床评定

（1）症状：下腰痛，无神经根刺激症状，但可能有腰神经后支受压表现。腰骶臀部均可被侵犯，有特定的痛点，常伴放射痛。

（2）体征：有特定的压痛点，臀部疼痛点可放射到坐骨神经分布区。有时可触及肌筋膜内条索状物，伴有压痛。

（3）辅助检查：X 线检查可有脊柱退行性改变，需排除肿瘤、结核、脊柱炎症等器质性病变。少数患者抗"O"阳性或血沉稍高。

2. 功能评定

（1）腰椎整体活动度测定。

（2）腰背肌、腹肌及下肢肌力测定。

（3）步行能力的测定。

（4）ADL 评定。

（5）疼痛评定。

（三）康复治疗

1. 去除诱因。

2. 物理因子治疗　超短波治疗、超声波、中频电疗等。

3. 推拿按摩　用轻缓手法作用于患处，主要目的是放松肌肉，手法不宜过强，以免加重疼痛。

4. 药物治疗　非甾体类消炎镇痛药、舒筋活血、祛风散寒的中药，尽量避免肾上腺皮质激素的使用。

5. 运动疗法　患者疼痛缓解后，应加强腰背肌锻炼，防止疼痛复发。

八、颈椎病

（一）定义

颈椎病是由于颈椎和椎间盘的退行性病变，累及周围组织而引起一系列症状。好发于中老年人，40 岁至 60 岁为高发年龄。

（二）病因和病理

1. 病因　颈椎间盘退行性改变本身及其继发性改变刺激或压迫邻近的脊髓、神经、血管等组织，引起各种临床症状和体征。其根本作用是颈椎间盘的退变，而发育性颈椎椎管狭窄则是其附加条件。其他诱发因素包括头颈部的慢性劳损、颈椎的先天性畸形、头颈部外伤与咽喉部炎症等。

2. 病理　颈椎退变是其基本病理过程，其中颈椎间盘退变是始发因素，贯穿于整个疾病的全部过程，并导致一系列继发性的病理改变，包括椎体边缘骨刺形成、小关节和钩椎关节增生、韧带和颈部肌肉钙化或骨化。

（三）临床和诊断

颈椎病按受累组织不同分为神经根型、脊髓型、椎动脉型、交感神经型、混合型。

1. 神经根型颈椎病

（1）症状：颈部僵硬不适、活动受限，头、枕、颈、肩、臂部疼痛，上肢有麻木感。

（2）体征：颈椎棘突、横突、冈上窝、肩胛内上角和肩胛下角有压痛点，压顶试验阳性，臂丛牵拉试验阳性，低头试验和仰头试验阳性，上肢皮肤感觉异常。重者可见手部肌肉萎缩。

（3）辅助检查：X线可见生理曲度消失或反张、椎体前后缘增生、椎间隙狭窄、钩椎关节增生、小关节增生、前纵韧带钙化、项韧带钙化、椎间孔狭窄。

2. 脊髓型颈椎病

（1）症状：根据脊髓受压的部位和程度，症状不同。症状多从下肢开始，逐渐发展到上肢。常见下肢无力、酸胀、小腿发紧、抬腿困难、步态笨拙、下肢与上肢麻、束胸感、束腰感、手足颤抖。严重者大小便失控，单瘫、截瘫、偏瘫、三肢瘫、四肢瘫（均为痉挛性瘫痪）。

（2）体征：上下肢肌紧张，肱二头肌、肱三头肌腱反射亢进或减弱（前者病变在颈高位，后者在颈低位），膝、跟腱反射亢进，腹壁反射、提睾反射减弱或消失，Hoffmann 征和 Babinski 征等病理反射阳性，髌阵挛、踝阵挛阳性，屈颈试验阳性。可出现与神经压迫相关的感觉障碍。

（3）辅助检查：X线见颈椎后缘增生、椎间隙狭窄、椎管狭窄（椎管矢径与椎体矢径之比值小于 0.75）。MRI 示颈椎曲度异常，椎体后缘增生，椎间盘膨出、突出、脱出，硬膜囊或脊髓受压变形，少数 TW2 像见脊髓内高信号，黄韧带肥厚等改变。

3. 椎动脉型颈椎病

（1）症状：发作性眩晕（可伴恶心、呕吐）、耳鸣、耳聋等椎－基底动脉供血不足的症状，其特点是症状的出现与消失多与头部位置有关。

（2）体征：颈椎旋转挤压试验阳性，低头或仰头可能诱发眩晕。

（3）辅助检查：X线见钩椎关节增生，并向前突入椎间孔内。椎动脉造影见椎动脉弯曲、扭转等。脑血流图检查转颈或低、仰头时枕乳导联波幅低于正常。

4. 交感神经型颈椎病

（1）症状：偏头痛、头晕、恶心、呕吐、心慌、胸闷、心前区疼痛、血压不稳、手肿、手麻、怕凉、视物模糊、易疲劳、失眠等自主神经功能紊乱的症状，患者表现不一。

（2）体征：心动过速、过缓、血压不稳，低头和仰头试验可诱发症状产生或加重。

（3）辅助检查：X线见颈椎退行性改变。

5. 混合型颈椎病　两型以上的症状和体征同时存在。

（四）主要功能障碍

1. 疼痛　颈、肩及上肢均可能出现疼痛、酸胀、麻木，程度及持续时间不同，解除疼痛是康复治疗的重要目的，也是患者的迫切要求。

2. 肢体活动障碍　神经根型颈椎病患者可因上肢活动牵拉神经根，使症状出现或加重，限制了正常的肢体活动。脊髓型颈椎病患者因锥体束受压或脊髓前动脉痉挛缺血，出现上、下肢无力、沉重，步态不稳，容易摔倒，肢体肌肉抽动等。

3. 日常生活活动能力下降　患者因复杂多样的临床症状，包括四肢、躯干和头颈部不适等，使日常生活和工作受到极大影响，甚至梳头、穿衣、提物、个人卫生、站立行走等基本活动明显受限。

4. 心理障碍　颈椎病症状可能时发时止、时轻时重、反复发作，部分患者可能出现悲观、恐惧和焦虑的心理，也可能出现得过且过的心态而放弃积极的治疗。

（五）康复治疗

治疗目的是缓解或消除症状和体征，延缓或消除病变组织的进一步发展，恢复功能和防止复发。颈型、神经根型及椎动脉型占颈椎病的绝大多数，一般不需要手术治疗。当有明显的脊髓、神经根、椎动脉损害，经非手术治疗无效；因外伤或其他原因造成症状突然加重而难以缓解；伴有明显颈椎不稳、症状明显而难以缓解，应考虑手术治疗。

1. 教育　加强对颈椎病预防和保健知识的了解，及时对各种致病因素采取有效的预防措施。

（1）枕头与睡眠姿势：枕头不宜过高或过低，保持头部姿势以符合颈椎的生理曲度为准，使睡眠时颈肩部肌肉放松。

（2）纠正与改变工作、生活中的不良体位：坐位工作应尽量避免长时间驼背和低头。避免过长时间、过分幅度和突然的颈部活动。床上屈颈看书、看电视是一种不良习惯，应予改正。

2. 颈椎牵引　是治疗颈椎病的有效方法之一，简便、安全、疗效肯定。其目的是解除颈部肌肉痉挛，增大椎间隙和椎间孔，纠正小关节嵌顿和错位，减轻神经根压迫和椎间盘内部的压力，减轻局部炎症反应。

3. 颈椎制动　可以解除颈部肌肉痉挛，缓解疼痛；减少突出的椎间盘或骨赘对脊髓、神经根及椎动脉的刺激；颈椎术后制动是为了使手术部位获得外在稳定,有利于手术创伤的早日康复。制动方法包括颈托、围领和支架三类。

4. 物理因子治疗 通过改善局部血液循环,解除肌肉痉挛,从而达到缓解症状的目的。常用方法有超短波、离子导入疗法、光疗、中低频电疗、超声波等。

5. 针灸及推拿 适当的推拿按摩对解除肌肉痉挛、缓解症状具有一定效果,但对颈椎进行大力的推拿和旋转,是很危险的一种操作,可有病情加重甚至发生截瘫的危险,应予避免。

6. 药物治疗 非甾体类消炎镇痛药,肌肉松弛药,神经营养药,血管扩张药,抗眩晕药,以及具有活血化瘀、散风祛湿、舒筋止痛作用的中药等。

7. 运动疗法 适用于各型颈椎病症状缓解期及术后恢复期的患者。运动疗法可增强颈肩背肌的肌力,使颈椎稳定、减少对神经的刺激,改善颈椎间各关节功能,增加颈椎活动范围,减轻肌肉痉挛,纠正不良姿势。长期坚持运动疗法可促进机体的适应代偿过程,从而达到巩固疗效,减少复发的目的。常用的方法有徒手操、棍操、哑铃操等,有条件时也可用器械训练。

九、肩周炎

(一)定义

肩关节周围炎简称肩周炎,是肩部慢性劳损、退行性病变、外伤、外感风寒等原因引起肩关节周围肌肉、肌腱、滑囊及关节囊的慢性损伤性炎症。主要表现为肩关节疼痛和活动范围受限。该病多见于 50 岁左右的人群,故又称为"五十肩"。发病率女性与男性之比约为 3∶1。

(二)病因和病理

1. 病因 病因迄今不明,通常认为与软组织退行性变,长期过度活动,上肢外伤后肩部固定过久,局部受湿,受寒等因素有关。

2. 病理 病变主要发生在盂肱关节周围,常累及外层的三角肌,内层的冈上肌、冈下肌、肩胛下肌和小圆肌及其联合肌腱,此外三角肌下滑囊炎、肩峰下滑囊炎及喙突下滑囊炎也常与周围结构相互影响。上述部位的病理变化主要表现为渗出和炎性细胞浸润,继之出现纤维化,关节内外粘连,从而产生疼痛和功能受限。

(三)临床和诊断

1. 症状 临床上,肩周炎病程分为急性期和缓解期两个阶段,急性期1~2 个月,主要表现为肩部疼痛和因疼痛关节活动受限;缓解期多在 2 个月以上,此时疼痛已明显减轻,或仅有肱二头肌长头肌腱的轻微疼痛和压痛,而活动受限则较明显,局部肌肉有萎缩。肩周炎多为自限性疾病,病程一般 2 年左右。但若不治疗,即使自愈也可能遗留不同程度的功能障碍。

2. 体征 肩关节周围压痛,以喙突下、肩峰下、关节盂后、三角肌、粗隆上、肱骨结节间沟等处明显;肩关节活动范围缩小是最重要的体征。后期可见肩关节周围肌肉萎缩。

（四）主要功能障碍

1. 疼痛 急性期疼痛严重,可坐卧不安,夜间因疼痛无法睡眠,可以引起其他许多问题。因此解除疼痛是康复治疗的重要目的,也是患者的迫切要求。

2. 肩关节活动障碍 患者因肩部疼痛、肌肉痉挛、关节囊和肩部其他软组织挛缩、粘连直接导致肩关节活动受限。

3. 日常生活活动能力下降 由于疼痛及关节活动受限,日常生活和工作受到极大影响,甚至梳头、穿衣、提物、个人卫生等基本活动明显受限。

4. 心理障碍 患者可因严重而持续的疼痛造成情绪波动不稳,严重者可产生焦虑和忧郁,如果病程迁延较长则可能产生悲观失望。

（五）康复评定（见表2-11、2-12）

1. 疼痛。

2. 关节活动度。

3. 日常生活活动能力。

4. 肌力。

5. 稳定性。

表 2-11　Rowe 肩功能评定标准

标　　准	计分
Ⅰ 疼痛:无疼痛	15
活动时轻微疼痛	12
活动时疼痛增加	6
活动时中度或严重疼痛	3
严重疼痛,需依靠药物	0
Ⅱ 稳定性:肩部在任何位置都坚强而稳定	25
肩部功能基本正常,无半脱位或脱位	20
肩部外展、外旋受限,轻度半脱位	10
复发性半脱位	5
复发性脱位	0
Ⅲ 功能:正常功能:可进行所有的日常生活和体育娱乐活动,可提重 12 kg 以上,可游泳、打网球和投掷等	25
中等程度受限:可进行一般的日常生活活动,可游泳和提重 6～8 kg,可打网球,但打垒球受限	20
头上方的工作中度受限:提重物中度受限(≤4 kg),田径运动中度受限,不能投掷和打网球,生活自理能力差,有时洗脸、梳头需帮助	10

续表 2－11

标　　　准	计分
明显功能受限:不能进行通常的工作和提物,不能参加体育活动,没有帮助不能照顾自己的日常生活活动	5
上肢完全残疾	0
Ⅳ 运动:外展:151°～170°	15
前屈:120°～150°	12
91°～119°	10
61°～90°	7
31°～60°	5
<30°	0
Ⅳ 运动:内旋:拇指触及肩胛骨下角	5
拇指可触及骶尾部	3
拇指可触及股骨粗隆	2
拇指可触及股骨粗隆以下	0
外旋:80°	5
60°	3
30°	2
<30°	0
Ⅴ 肌力(与对侧肩部对比,可用徒手、拉力器或 Cybex)	
正常	10
良好	6
一般	4
差	0

表 2－12　Constant-Murley 肩功能评定标准

标　　　准	计分
Ⅰ 疼痛:无疼痛	15
轻度痛	10
中度痛	5
严重痛	0
Ⅱ ADL:日常生活活动的水平:全日工作	4
正常的娱乐和体育活动	3
不影响睡眠	2
手的位置:上抬到腰部	2
上抬到剑突	4
上举到颈部	6
上举到头顶部	8
举过头顶部	10

续表 2－12

标　　准	计分
Ⅲ ROM:前屈、后伸、外展、内收(每项活动最高 10 分,4 项最高 40 分)	
0°～30°	0
31°～60°	2
61°～90°	4
91°～120°	6
121°～150°	8
151°～180°	10
外旋(最高 10 分):手放在头后肘部保持向前	2
手放在头后肘部保持向后	2
手放在头顶肘部保持向前	2
手放在头顶肘保持向后	2
手放在头顶再充分向上伸直上肢	2
内旋(最高 10 分):手背可达大腿外侧	0
手背可达臀部	2
手背可达腰骶部	4
手背可达腰部	6
手背可达第 12 胸椎椎体水平	8
手背可达肩胛下角水平	10
Ⅳ 肌力:MMT:0 级	0
Ⅰ级	5
Ⅱ级	10
Ⅲ级	15
Ⅳ级	20
Ⅴ级	25

（六）康复治疗

急性期强调减轻疼痛,缓解肌肉痉挛,抑制炎症反应,使用非甾体类消炎镇痛药,理疗和传统康复治疗手段;缓解期强调解除粘连,恢复关节活动度,主要进行主动、被动运动训练。

1. 物理因子治疗　超短波、中频电疗、直流电药物离子导入、超声波、蜡疗等。

2. 推拿按摩和手法关节松动。

3. 药物　急性期应该使用非甾体类消炎镇痛药、肌肉松弛药等。

4. 局部封闭　肾上腺皮质激素行痛点封闭。

5. 运动治疗　是缓解期最主要的治疗方式。在轻度疼痛范围内,应积极进行关节功能的主动运动训练。运动强度应较大,以松解粘连,主要方法是使患肩主动做内旋、外旋、外展、环转、上举等运动,早晚练习,循序渐进,持之以恒。同时也应加强肩部肌群力量的锻炼。

6. 手术治疗　麻醉下关节镜关节松解或手法松解,术中强调达到全关节范围被动活动完全正常,术后第一天即开始每天一次的全关节范围活动。

十、肱骨外上髁炎

（一）定义

肱骨外上髁炎又名网球肘,是由于肱骨外上髁伸肌总腱,尤其是桡侧腕短伸肌的慢性劳损及牵扯引起的腱止点部位的慢性非特异性炎症。

（二）病因和病理

1. 病因　乒乓球、网球运动中"反拍"、"下旋"回击球时,反作用力作用于伸腕肌或被动牵扯该肌导致损伤,或日常生活中腕背伸用力过多导致慢性损伤。

2. 病理　为典型的末端病改变,腱止点部的纤维断裂、镜下骨折、腱变性血管增生、继发止点骨质增生或腱的钙化骨化。具体表现为:伸腕肌腱纤维由肱骨外上髁的部分撕脱;肱桡关节处局限性滑膜炎和滑膜嵌入;支配伸肌神经的分支神经炎;环状韧带变性。

（三）临床和诊断

1. 症状　肘关节外侧渐进性疼痛,由休息后疼痛缓解发展到持续疼痛。

2. 体征　肱骨外上髁或腱止点压痛。Mill 试验阳性。抗阻伸腕痛。

（四）康复治疗

1. 急性期

（1）冷疗:急性期冰敷。

（2）休息:局部制动,弹力绷带加压包扎。

（3）局部封闭:肾上腺皮质激素于痛点局部封闭。

（4）按摩:放松手法缓解前臂肌肉痉挛,痛点压迫也可缓解疼痛。

2. 慢性期

（1）物理因子治疗:冷热疗、超声波、冲击波等。

（2）运动治疗:重复 Mill 动作以牵拉伸腕肌,加强伸腕肌柔韧性。加强前臂肌力训练。

（3）局部封闭。

（4）支持带:前臂黏膏支持带支持下可进行训练和工作,但仍需避免"反拍"或伸腕动作。

（5）手术治疗:经非手术治疗无效,影响训练和日常生活活动者可行手术治疗。

十一、腱鞘炎

（一）定义

腱鞘炎是肌腱在腱鞘内过度摩擦所导致的无菌性炎症，多见于肱二头肌肌腱长头、拇长屈肌腱、指伸腕伸肌腱等处。

（二）病因和病理

1. 病因　多为工作和运动不当使局部过劳所致。如反复屈伸拇指出现拇长屈肌腱腱鞘炎，上臂反复过度上举再外展引起肱二头肌长头肌腱腱鞘炎。

2. 病理　腱鞘在骨的隆起部和关节处较狭窄，肌腱过度摩擦产生无菌性炎症，继而出现腱鞘肥厚增生，包裹压迫肌腱。

（三）临床和诊断

1. 症状　按发生部位不同，可有局部疼痛，因疼痛导致相应关节活动受限，有"弹响"现象。

2. 体征　局部压痛，被动活动相应关节时疼痛，抗阻痛。

3. 辅助检查　X线检查多无明显变化，但可以和早期结核、骨骺炎、骨膜炎鉴别。

（四）康复治疗

1. 休息和制动　有急性症状者可用石膏或支具局部制动。

2. 物理因子治疗　冷热疗、超声治疗等。

3. 按摩　局部拇指按揉。

4. 局部封闭　肾上腺皮质激素腱鞘内注射，注射时应避免将激素注射入肌腱内，会导致肌腱退变断裂。

5. 手术治疗　狭窄腱鞘处切开或部分切除，术后必须及时进行主动功能练习。

十二、骨折

（一）定义

骨或骨小梁的完整性和连续性发生断离，称之为骨折。为了便于治疗，骨折分为稳定和不稳定骨折、闭合骨折和开放骨折、外伤性骨折和病理性骨折。

（二）病理分期

1. 肉芽修复期　骨折局部出血形成血肿，来自骨外膜、髓腔和周围组织的新生血管深入血肿，大量间质细胞增生分化，血肿被吸收机化而演变为肉芽组织，这一过程在2～3周内完成。

2. 原始骨痂期　骨折段附近的外骨膜增生，新生血管长入其深层，开始膜内骨化，髓腔内的内骨膜同时产生新骨，但速度较慢，填充于骨折断端间和剥离的骨膜下。由血肿机化形成的纤维组织大部分转变为软骨,经增生变性而成骨,即软骨内骨化。这一过程在6～10周内完成。

3. 成熟骨板期　新生骨小梁逐渐增加,排列渐趋规则,经死骨吸收,新骨爬行替代,原始骨小梁被改造为成熟的板状骨。这一过程在伤后8～12周内完成。

4. 塑形期　骨结构根据人体运动按照力学原则重新改造,最终达到正常骨骼的结构。幼儿塑形能力强,需要时间短,一般在2年内骨折痕迹可完全消失,成人需2～4年才能完成。

（三）主要功能障碍

1. 损伤后炎性反应和肢体肿胀　骨折后局部组织受到损害,同时并发出血和血管内血栓形成,充血、渗出增加,炎性细胞增多,吞噬能力加强,这些反应的强度与损伤的严重程度呈正比。骨折愈合后的肢体肿胀多由于血管壁弹性减弱、运动减少引起肌肉的"唧筒"作用减弱所产生的血液回流障碍所致。

2. 肌肉萎缩和肌力下降　骨折后卧床和局部固定均会导致失用性肌萎缩和肌力下降。

3. 关节活动障碍　制动后关节周围纤维组织的挛缩,关节内外组织的粘连,关节囊、韧带、肌腱和疏松结缔组织缺乏必要的牵拉而逐渐挛缩,使关节活动受限。非外伤部位的关节也可因为长时间不活动导致关节僵硬。

4. 骨强度降低　制动使骨丧失了应力负荷的刺激,同时使骨组织血液循环受到影响,导致骨代谢障碍,骨无机盐流失,引起骨质疏松。在肌腱、韧带附着处骨质疏松更为明显,粗暴的被动活动则可能造成撕脱性骨折。

5. 关节稳定性减弱　制动使关节韧带强度降低,同时由于部分肌肉萎缩、肌力下降,吸收及缓冲应力的能力减弱,使韧带失去保护和支持,而容易损伤。

6. 整体机能下降　骨折后因各种原因如下肢或脊柱骨折、年老体弱者、其他严重的骨折或合并其他损伤需要较长时间卧床休息,可对全身健康产生明显影响,各系统机能均发生减退,容易并发坠积性肺炎、压疮、便秘、尿路感染及静脉血栓形成等。

7. 日常生活活动能力下降　局部制动、卧床休息、关节活动受限及肌力下降可使骨折患者日常生活和工作受到明显影响。因骨折部位、严重程度及对身体影响的不同,患者日常生活活动能力下降的程度差异较大。

8. 心理障碍　因各种原因产生上述的康复问题,特别是经过康复治疗后功能障碍仍较明显,并有可能长期存在时,患者可出现各种心理问题如焦虑、忧郁等。如果这种功能障碍严重影响患者的生活质量和工作要求时,更应注意其心理的异常变化。

（四）康复评定

1. 临床评定

（1）症状：骨折发生后均有不同程度的疼痛，局部肿胀、淤斑、畸形（成角、旋转、重叠等）、肢体活动障碍。

（2）体征：局部压痛和叩击痛，异常活动及骨擦音。会有运动功能障碍或感觉功能障碍。

（3）特殊检查：X线检查可确定骨折部位、程度及骨折类型。

2. 功能评定

（1）骨折愈合情况：骨折对位对线、骨痂形成情况、延迟愈合或未愈合、假关节形成、畸形愈合；有无感染及血管神经损伤、关节挛缩、骨化性肌炎等。

（2）关节活动度。

（3）肌力。

（4）肢体长度及周径。

（5）感觉功能。

（6）日常生活活动能力：上肢骨折时重点评定饮食、写字、更衣等功能障碍。下肢骨折主要评定步行、负重等功能障碍。

3. 骨折愈合标准

（1）临床愈合标准：① 骨折断端局部无压痛；② 局部无纵向叩击痛；③ 骨折断端无异常活动（主动或被动）；④ X线检查显示骨折线模糊，有连续性骨痂通过骨折断端骨折线；⑤ 外固定解除后，肢体能达到以下要求者：上肢：向前伸手持重 1 kg 达 1 min 者；下肢：不扶拐在平地连续行走 3 min，并不少于 30 步；⑥ 连续观察两周，骨折断端无畸形。

（2）骨性愈合标准：① 具备上述临床愈合所有条件；② X线检查显示骨痂通过骨折线，骨折线消失或接近消失，皮质骨界线消失。

（五）康复治疗

骨折康复以时间分为骨折固定期（早期）和骨折恢复期（后期）两个阶段。

1. 固定期康复　持续肿胀是骨折后肢体功能障碍的主要原因，早期康复治疗的重点是消除肿胀，控制疼痛。此期康复尤为重要，可以明显减轻骨折后的不良影响，也为后期的康复创造了良好的基础。

（1）抬高患肢：患肢远端必须高于近端，近端要高于心脏平面。

（2）运动训练：非固定肢体，固定肢体，远端和近端关节的主动被动活动，固定肢体在无痛或微痛下等长收缩运动，已有坚强内固定的肢体的被动和主动活动（包括 CPM），关节内骨折内固定后的早期活动。

（3）物理因子治疗：超短波（有金属内固定者禁用）、磁疗、超声波、微波等。

（4）按摩：向心性手法可消除肿胀。

2. 恢复期康复 治疗目的是消除残存的肿胀，软化和牵伸纤维组织，增加关节活动范围，增强肌力及训练肌肉的灵巧度，恢复日常生活、工作和运动能力。

（1）物理因子治疗：蜡疗、红外线、离子导入等。

（2）推拿按摩和关节松动术：松解瘢痕、牵拉纤维粘连和消除残存的肿胀。

（3）运动训练：患肢主动、被动活动肌力和肌耐力训练，关节活动度训练。

（4）支具和矫形器：关节挛缩严重时，为维持治疗效果，可在治疗间歇期内用支具或矫形器固定患肢，以减少纤维组织的弹性回缩。随着关节 ROM 的改善，夹板和矫形器也应做相应的更换。

（5）作业治疗：随着关节活动度和肌力的恢复，应逐渐增加肢体动作的复杂性和精确性练习，以恢复其实用功能。上肢着重于完成各种精细动作的练习，下肢着重于正常负重和行走的各种练习。

（黄　澎）

十三、原发性脊柱侧弯

（一）定义

没有明确发病原因的脊柱侧弯称为原发性脊柱侧弯（又称特发性脊柱侧弯），由于好发于青少年，又称为青少年脊柱侧弯。其发病占所有脊柱侧弯的 $50\% \sim 75\%$，我国患病率为 $1\% \sim 2\%$。

（二）病理生理

脊柱侧弯发生后，凸侧的肌肉、韧带因长时间受牵拉而被拉长、松弛，肌肉的收缩能力下降，肌肉萎缩；侧弯凹侧的肌肉、韧带等软组织长时间处于缩短状态，会发生挛缩、粘连。无论何种原因引起的脊柱侧弯，最终结果都是引起脊柱两侧肌群间力量不均衡，脊柱总是朝弯折力大的方向侧弯。侧弯到一定程度，锥体凹侧的承重力增加，凸侧的牵拉力增加，迫使锥体向凸侧旋转，更增加了脊柱侧弯的角度。

（三）临床和诊断

原发性侧弯必须在详细询问病史、体格检查、影像学检查、实验室检查和肺功能检查，排除其他原因所致的侧弯后方能诊断。脊柱侧弯最早的表现是两侧肩膀有高低，体检时应注意观察双侧肩锁关节、髂前上棘、腰凹的对称性。通过 X 线检查、CT 检查可诊断脊柱畸形类型和严重程度、了解病因、帮助选择疗法及判断疗效。X 线检查诊断应包括畸形的部位、大小和柔软度以及患者的骨成熟度，有时还需要进行心血管摄片、脊髓成像和静脉肾盂造影等。

（四）主要功能障碍

1. 对外观影响　脊柱侧弯可以造成身体外观的变化,如肩歪斜、骨盆倾斜、胸廓畸形,严重影响身体的直立姿势和脊柱的活动范围。

2. 肺功能下降　胸廓畸形可以影响到心肺功能,导致肺扩张受限,肺循环阻力增加。

3. 继发脊柱病变　异常的姿势和不正确的负重,久而久之易引起背部肌肉、韧带劳损,继发骨关节炎,出现疼痛等并发症状。

4. 脊髓和神经受压　严重的脊柱侧弯会引起锥管、锥孔变形、椎间盘突出,导致脊髓、神经根受压,神经受损后出现肢体无力、麻木、感觉功能障碍,严重者会出现截瘫。

5. 工作能力和生活质量下降　脊柱侧弯的患者由于以上原因,会不同程度地限制患者的工作选择和就业,背部肌肉力量、耐力的减退,使患者不能耐受长时间工作,其身体外观的变化会影响到患者将来的择偶、生育。

6. 心理障碍　畸形严重患者可明显影响身心健康,患儿可因其形体扭曲引起心理障碍。

（五）康复评定

1. Cobb 角测量　X 线检查应包括直立位的后前位和侧位,以及仰卧位的侧向屈曲位。Cobb 角在后前位上测量,为反映弧度最常用的指标。方法是:沿端椎的上缘或下缘作切线,此两切线各自垂线的交角即 Cobb 角。

2. 脊柱旋转的测量　后前位片上可通过观察顶椎凸侧椎弓根的位置,粗略观察脊柱的旋转程度:与对侧对称并紧贴椎体侧缘,则无旋转移位;离开椎体缘向中线移位为 1°旋转;移至椎体中线附近为 3°;1°和 3°之间为 2°;越过中线为 4°。

3. 柔软度　侧向屈曲位摄片是为了了解畸形的柔软度,从而估计可矫正的程度。

4. 骨成熟度的了解(Risser 征)　直接关系到治疗方法的取舍。对保守疗法来说,治疗需持续到骨成熟为止。最常用的骨成熟度评价方法是观察髂嵴骨骺。Risser 将髂嵴等分成四部分进行分阶段描述骨成熟度。骨骺出现至髂嵴的 25％处为 Risser 1＋,出现至 50％为 Risser 2＋,75％为 Risser 3＋,骨骺全部出现为 Risser 4＋,骨骺与髂嵴融合为 Risser 5＋。Risser 5＋和身高停止生长有关。

5. 预后判断　通过测量脊柱侧凸系数,即 Cobb/侧凸弧内椎体数,可以作为预后的判断依据:侧凸系数＞3 时,侧凸具有结构上的不稳定性,它将以不可预料的速度发展;侧凸系数达 5 时,具有结构上的不稳定性;系数为 7 时,即使成熟患者侧弯也将以每年 1°的速度发展。

（六）康复治疗

1. 治疗方法的选择　一般需根据年龄、侧弯程度及脊柱侧弯进展情况选择和及时调整矫治方案。根据脊柱侧弯 Cobb 角的大小选择治疗方法。

（1）脊柱侧弯＜10°:注意日常活动中姿势治疗,配合矫正体操,定期随访观察。

（2）脊柱侧弯 10°～20°:除上述方法外,可配合侧方体表电刺激,并密切注意脊柱侧弯的进展情况,2～3 月复查一次,有发展倾向,可及时佩戴支具矫形器。

（3）脊柱侧弯＞20°:以支具矫形器作为主要矫治方法。如采取支具矫形器、矫正体操、姿势治疗、侧方体表电刺激等综合治疗,可以提高矫治的效果。

（4）脊柱侧弯＞45°或侧弯伴有旋转畸形严重者:选择手术治疗,但手术治疗前后仍需配合合适的矫正体操和姿势治疗,以提高和巩固手术效果。

2. 康复治疗目标　矫正脊柱两旁肌力的不平衡,恢复脊柱正常的排列顺序和应力分布,增强脊柱的稳定性。早期发现、早期矫治是获得良好疗效、避免手术的关键。

3. 康复治疗方法

（1）矫正体操。

（2）姿势训练。

（3）侧方表面电刺激法。

（4）支具治疗。

第四节　手术后康复

一、截肢后

（一）定义

截肢(amputation)是指肢体全部或部分切除,其中经关节的截肢称为关节离断(disarticulation)。截肢的目的是将已失去生存能力、危害生命安全或没有生理功能的肢体截除,以挽救患者的生命,并通过残肢训练和安装假肢,以代偿失去肢体的功能。因此,截肢后康复(rehabilitation after amputation)是以假肢装配和使用为中心,重建丧失肢体的功能,防止或减轻截肢对患者身心造成的不良影响,使其早日回归社会。

（二）主要功能障碍

1. 残疾　截肢平面愈高,致残率愈高,截肢平面愈高,使用假肢的难度愈大。高位截肢,由于其可利用的关节和肌肉愈少,装配假肢制作难度大,而且主动控制假肢系统更为复杂、笨重、操纵困难。

2. 运动功能障碍 截肢后功能障碍较恒定。表现为关节挛缩,活动范围受限。常见原因是:① 术后关节长期置于不合理体位,如长时间残肢垫枕或坐轮椅等;② 截肢术后残肢关节没有合理固定,如小腿截肢,膝关节未固定在伸直位;③ 瘢痕挛缩。

3. 心理创伤严重 截肢是对患者的巨大打击,其心理状态的变化一般经过震惊、回避、承认和适应四个阶段。在前两个阶段中,患者表现出悲观、沮丧、自我孤立于社会的态度,在家庭、婚姻、工作、生活等问题上忧心忡忡。不同年龄段截肢者,心理状况反应各异。截肢后的幻肢痛会加重这种反应。

(三)康复评定

1. 截肢者全身状况的评定 目的是判断患者能否装配假肢,能否承受装配假肢后的功能训练;是否患有其他系统的疾病;以及其他肢体的状况等。

2. 残肢的评定

(1)皮肤情况:检查有无感染、溃疡、窦道以及与骨残端粘连的瘢痕,若皮肤条件不好,应积极治疗,否则不宜安装假肢。

(2)有无残端畸形:如果残肢关节畸形明显,不宜安装假肢。即使勉强安装假肢,也会影响假肢穿戴及功能。若假肢负重力线不良或假肢接受腔不合适,可造成患者步态异常,不能正常行走。

3. 残肢长度 包括骨和软组织的长度测量。无论测定上肢或下肢,均采用与健肢长度相比的百分比(%)法表示。残肢的长度与假肢的选择和装配有密切关联。理想的膝下截肢长度为 15 cm 左右;膝上截肢为 25 cm 左右。

4. 残端的形状 这对于假肢的制作、装配很重要。尽管现代假肢技术比较发达,可以制作尽量适合残端形状的假肢。目前圆柱形残端逐渐取代圆锥形残端。这会减少因残端的血液循环较差所引发的一系列并发症。

5. 周径 了解残端肿胀或肌萎缩的情况及其适应程度,确定制作假肢的时间(周径相对稳定不变)和必要的数据。

6. 关节活动度 检查髋、膝等关节的活动范围,关节有无挛缩等畸形。

7. 肌力检查 检查全身肌患肢的肌力,尤其对维持站立和行走的主要肌群更要注意。如主要肌力小于 3 级,不宜装配假肢。

8. 神经瘤情况 有无神经瘤及大小、所在部位、疼痛程度等。必要时,应手术切除后,才可安装假肢。

9. 体重负荷试验 在下肢截肢后,利用体重计,测定残端可耐受的负荷极限。

(四)康复治疗方法

截肢康复是由多个专业组成,以康复治疗组(team work)的形式开展工作。其成员包括:外科医生、康复医生、护士、物理治疗师、作业治疗师、假肢技师、心理医生和社会工作者等。其中临床康复的任务主要是截肢术后的残肢的处理、假肢安装前后的训练及其并发症的处理。截肢后的康复程序以图2-1表示:

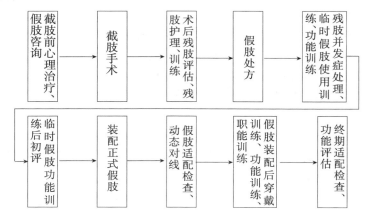

图 2-1　康复程序图

1. 心理康复　心理康复的目的在于帮助患者迅速度过前两个阶段,认识自我的价值,重新树立自尊、自信、自强、自立,对现实采取承认态度,积极投入恢复功能的训练中去。

2. 并发症处理

(1) 残肢皮肤破溃、窦道、瘢痕、角化的处理:① 修整接受腔;② 换药;③ 对经久不愈的窦道进行手术扩创;④ 紫外线、超短波、磁疗等配合抗生素药物治疗,效果更好;⑤ 可使用硅橡胶制成的软袜套,套在残肢上,减少和避免皮肤瘢痕受压或摩擦。

(2) 残端骨突出外形不良:对较大的骨刺需手术切除。对较严重的圆锥形残端,如果有足够的长度,可将突出的骨端切除,同时行肌肉成形术或肌肉固定术,使之成为圆柱形残端。

(3) 残肢关节挛缩:术后尽早进行功能锻炼是预防挛缩最有效的方法。一旦发生挛缩,其纠正方法是:① 加强主动和被动关节活动;② 更换体位,用沙袋加压关节;③ 严重者需手术治疗。

(4) 疼痛的处理

① 残肢痛治疗方法:神经瘤切除;镇痛药对症处理。

② 幻肢痛处理:a. 心理治疗:利用催眠、松弛、合理情绪疗法等;b. 物理治疗:超声治疗、低中频脉冲电疗等;c. 中枢性镇静剂:以三环类抗抑郁药适用,一般疼痛可用阿米替林、丙咪嗪、卡马西平等;d. 针灸疗法;e. 其他,如尽

早穿戴假肢、运动疗法等。

（5）促使残端消除肿胀，早日定型：术后和伤口拆线后，持续弹性绷带包扎，是预防或减少残肢肿胀及过多的脂肪组织，促进残肢成熟定型的关键步骤。包扎要点：① 小腿采用 10 cm 宽、大腿采用 12.5 cm 宽的弹性绷带，长度为 2～4 m。② 先沿残肢长轴方向包绕 2～3 次，然后再尽可能地缠向斜上方绕成螺旋状。对于大腿残肢，应缠绕至骨盆部；小腿的残肢，应缠绕至大腿部。③ 绷带应 24 h 包扎，但每天应换缠 4～5 次。应注意残端卫生，每晚用水和肥皂清洗后擦干。④ 弹性绷带松紧度，应为越往残肢末端部缠得越紧，以不影响残端血液循环为宜。

3. 康复训练

（1）保持正常姿势：应通过镜前矫正训练和采用早期装配临时假肢的方法来解决。从截肢术后第一天起，须每日坚持数次俯卧，预防产生不良姿势。

（2）残肢训练：小腿截肢者，应增强膝关节屈伸肌，尤其是股四头肌肌力训练；大腿截肢者，术后第 6 天开始主动伸髋练习；术后 2 周，若残肢愈合良好，开始主动内收训练和髋关节的外展肌训练；髋关节离断者，进行腹背肌和髂腰肌的练习。

（3）躯干肌训练：进行腹背肌训练为主，并辅以躯干的回旋、侧向移动及骨盆提举等动作。

（4）健侧腿的训练：① 站立训练，下肢截肢后，其残侧的骨盆大多向下倾斜，致使脊柱侧弯，往往初装假肢时总感到假肢侧较长。可在镜前做站立训练，矫正姿势，并以无支撑的情况下能保持站立 10 min 为目标。② 连续单腿跳，站立位的膝关节屈伸运动，目标是至少能连续屈伸膝关节 10～15 次。

4. 临时假肢和正式假肢的安装和训练。

（王　彤）

二、关节置换术后

（一）概述

关节置换术是指用人工关节替代和置换病损或损伤的关节，包括髋、膝、肘、肩、桡骨头、掌指关节等。关节置换手术后早期康复训练是保证和巩固手术效果，促进患者功能康复的重要部分。

（二）主要功能障碍

1. 疼痛　接受关节置换术的患者术前因长期患有关节疾患，如退行性骨关节病、风湿性关节炎、外伤后关节炎等出现疼痛的反复、进展，以及活动后加重性的慢性疼痛，药物和其他保守治疗效果不佳。关节置换手术后，由于手术等创伤，患者也会感到较剧烈的术后急性疼痛，术后痛随着时间的进展，以及药物、理疗等治疗会逐渐缓解。

2. 行走功能异常　下肢髋、膝置换术后,由于手术截骨或假体安装不到位等诸多因素,可能会影响双下肢长短变化,加之关节活动范围的受限、关节周围肌肉力量的不平衡,会不同程度地影响步态和步行能力。

3. 日常活动能力降低　关节严重的疼痛和肌力下降会造成患者的日常活动能力下降,如穿裤、穿鞋、转移、行走、上下楼梯等,从使患者丧失劳动能力。

（三）康复评定

1. 术前评定

（1）患者一般情况:包括原发疾病、全身健康状况、精神状态、实验室检查（放射学检查等）。

（2）患肢的运动功能评定:包括肌力和肌耐力、关节活动度,疼痛程度评定、关节畸形和活动范围的改变、步态及步行能力的评定。

（3）日常生活能力的评定。

（4）手术详细情况评价:包括手术入路,选择假体的类型,术后假体位置,固定方法（骨水泥和非骨水泥）,术中有无截骨、植骨、股骨骨折等。

2. 术后评定　在术后1～2天、术后1周、2周住院患者以及术后1月、3月和半年门诊患者进行评测。

（1）临床评定:观察一般生命体征,了解心脏和呼吸功能在卧床和活动时的状况。伤口情况:有无局部皮肤红、肿、热等感染体征;伤口愈合情况,有无渗出等。浮髌实验判断关节内有无积液及程度;关节周围组织的围径、肢体围度可作为判断软组织肿胀和肌肉萎缩的客观指标。

（2）活动及转移的能力:根据患者术后不同阶段,评估患者床上活动及转移能力,坐位能力包括床边及坐椅的能力,站立、行走、上下楼梯、走斜坡等活动功能。有条件者可进行临床步态分析。

（四）康复治疗

1. 康复治疗目标

（1）改善置换后关节的活动范围,保证重建关节的良好功能。

（2）训练和加强关节周围的肌群,达到重建关节的稳定性。

（3）恢复日常生活能力自理。

（4）加强对置换关节的保护,延长关节使用的寿命。

2. 术前康复治疗

（1）康复教育:康复教育始于术前,贯穿于康复过程,是康复计划顺利完成的必要准备。康复教育内容包括手术方式、术后并发症、术后康复程序及意义、术后日常注意事项及术后复诊等,尤其要突出关节保护技术。

（2）术前指导

① 不负重触地式步行:使用拐杖或助行器进行不负重触地式步行,为术后早期步行做准备。肥胖者应注意术前控制体重,减少术后假体的负担,延长假体寿命。

② 维持下肢于中立位:利用箱型足夹板或钉子鞋完成。

③ 患侧下肢持续皮牵引或骨牵引:目的是降低损伤部位的疼痛和肌痉挛,减少髋关节内及病变部位的压力,质量为 3～5 kg。

④ 肌力训练:包括患髋外展肌群、股四头肌、腘绳肌的等长和抗阻练习。健侧下肢各关节的主动活动和肌力练习及患侧踝关节和足趾的主动活动。

⑤ 改善关节活动范围:可以采用肌肉牵张技术、手法按摩、牵引、支具改善和矫正肌肉的挛缩和关节活动受限。

⑥ 呼吸练习。

3. 术后康复

(1) 膝关节连续被动运动(CPM):术后应开始 CPM。开始 48 h 内做 0°～40°,每天增加 10°。每分钟 1 次,每天活动 20 h。

(2) 肌力训练

① 髋置换术后:进行患侧股四头肌、腘绳肌、臀部肌肉的等长收缩练习。术后第 5 天开始主动助力运动,第三周开始髋屈、伸、外展肌力渐进抗阻锻炼。术后 23 周可采用固定自行车练习。

② 膝置换术后:主要包括股四头肌、腘绳肌的肌力训练。早期进行相应肌群的训练。在训练过程中尤其在早期,力量训练以等长收缩为主,以多点等长收缩的方式进行。肌力训练应坚持循序渐进和不引起疼痛为原则。除了手术肢体的肌力锻炼,术后第一天视全身情况进行健肢和上肢练习,为行走和使用拐杖做必要的准备。

(3) 关节活动范围训练:康复训练人员必须了解假体位置的优劣,从而很好指导患者活动,避免训练时发生脱位等并发症。

(4) 转移能力的训练:① 卧位－起坐转移;② 长腿坐－床旁坐位转移;③ 翻身活动;④ 坐－站的转移。

(5) 髋关节控制训练:① 骨盆下降训练;② 搭桥训练。

(6) 负重练习:术后开始下地行走的时机受假体类型、固定方式、手术操作、髋关节软组织情况、患者体力等影响。骨水泥型假体可在术后 3～7 天开始,术中有大粗隆截骨或术中植骨、股骨骨折的患者应根据 X 线检查推迟到术后至少 2 月,采用多孔表面骨长入型假体,至少术后 6 周方能练习步行。患侧肢体由不负重－少负重－部分负重－完全负重进行渐进负重练习,同时进行重心转移训练、立位平衡训练。

(7) 步态训练:当患者具有一定的肌力和平衡能力时,对于骨水泥固定的患者,可进行步行训练,一般在术后的 3~7 天。1 周之后,步行训练可借助平衡杠或助行器从部分负重,逐步过渡到手术后 6 周完全负重。对于非骨水泥固定的患者,步行练习应延迟。

(8) ADL 训练:训练包括卧—坐转移,坐—站转移、如厕转移,乘车转移以及提供必要的辅助用具如鞋袜穿戴辅助用具等。

(9) 关节保护技术:① 预防髋关节脱位,髋关节屈曲<90°,内收不超过中线,避免髋关节屈曲、内收、内旋位。② 避免不良姿势,包括低座起立、跷二郎腿或两腿交叉、不侧身弯腰或过度向前屈曲、避免术侧髋关节伸直、内收、内旋位,而要经常使患侧髋关节处于轻度外展或中立位。③ 避免跑、跳等剧烈活动。

(10) 常见并发症的治疗

① 下肢深静脉血栓形成:患者术后应尽早进行被动、主动活动,尽早下床练习。一旦发现患者不明原因的下肢肿胀、局部疼痛,可立即行下肢 B 超或静脉血流图的检查,及早确诊。

② 关节脱位:主要强调术后的预防措施,尤其是在术后的 6 周之内。一旦发生,可考虑手术治疗,并立即制动。

③ 异位骨化:发生率 5%~71%,常发生在术后 1 年内。高发病种有活动期强直性脊柱炎、类风湿关节炎、短期内迅速进展的骨性关节炎和特发性骨骼肥厚症。对这些患者活动时应予注意。

④ 同侧股骨骨折:同侧股骨骨折占 THR 术后并发症的第三位。骨质疏松、假体松动和外伤等均易导致骨折。应注意活动强度和时间。

(11) 心理咨询及辅导。

(王　彤　顾晓圆)

三、胸部手术后

(一)概述

胸腔外科手术后往往伴有呼吸功能障碍,主要表现为肺活量、总肺容量减少,呼吸快而浅,肺顺应性降低和呼吸弹性做功增加。康复治疗的方法最好在术前教会患者,以便术后较好地应用。

(二)诊断要点

从疾病诊断上,患者明确为胸部手术后。从康复的角度,重要的是确定其康复治疗分期。具体康复治疗分期及相应的康复目标如下:

1. 手术前　术前主要康复目标是进行呼吸训练(局部呼吸、腹式呼吸等)和咳嗽方法的训练,以提高术后康复训练的效率。

2. 术后早期　手术后 1~2 周。手术切口处于愈合阶段,注意避免增加手术切口张力的活动,主要康复目标是避免发生继发性功能障碍,措施包括体位、床上活动、呼吸训练、健肢主动活动、手术侧轻柔被动活动、理疗等。合并患侧肢体水肿时酌情增加压力治疗、向心性按摩、理疗和肢体抬高等措施。

3. 术后中期　手术后2～6周。手术切口已经拆线、伤口基本愈合。主要康复目标是促进身体功能障碍的恢复,在上述锻炼的基础上,增加主动的患肢肌肉活动训练、关节活动训练、呼吸训练、牵张训练(防治继发性脊柱侧弯)、日常生活活动训练和作业训练等。

4. 术后恢复期　手术后7周以上。主要康复目标是恢复原先的生活和工作能力,措施主要包括健肢和患肢的肌力和耐力训练、关节活动训练、牵张训练(防治继发性脊柱侧弯)、有氧训练、日常生活活动训练和作业训练等。

(三)康复评定

主要包括肌力、关节活动范围、肢体围度、疼痛程度、日常生活活动能力评定等。

(四)康复治疗

1. 治疗原则　在不影响手术切口愈合,不增加切口张力的前提下,采用积极主动训练的手段,改善呼吸、避免粘连、挛缩和肌肉萎缩、预防脊柱侧弯。

2. 床上体位　术后后尽早床上坐位,注意将上肢放置在外展、外旋位,以减少肩关节发生挛缩的机会。

3. 呼吸训练

(1)局部加压呼吸法:用于肺切除术后余肺膨胀和消灭残腔。宜于术后第2天即开始。方法:患者仰卧位,在残腔部位用手或沙袋(0.5～1.0 kg)紧紧加压,让患者集中精力于加压部位,用鼻吸气并要求"将气吸至加压手的下面"以诱导方向。吸气时要求对抗该处的压力,随着吸气动作局部徐徐隆起。维持2～3 s,然后呼气。呼气时自然放松。呼吸2～3次,休息1 min后重复进行,可逐渐增加训练次数。

(2)腹式呼吸法:仍然强调深长呼吸,避免因为疼痛采取短促呼吸。具体方式与上述相同。

(3)下胸呼吸法:可由治疗师或家属用手挤压下胸部两侧,吸气时要求对此压力扩张下肺部。此法有利于胸腔渗液吸收。

(4)单侧呼吸法:患者健侧卧位,患侧在上,吸气时患侧上臂外展上举,扩大胸廓活动,呼气时手臂放下。该方法常在一侧胸腔积液开始吸收后进行。

4. 咳嗽训练　咳嗽的正确步骤为:深吸气以达到必要吸气容量;短暂闭气使气体在肺内得到最大分布;关闭声门以进一步增强气道中的压力;增加腹内压进一步增加胸膜腔内压;声门突然打开,形成由肺内冲出的高速气流,促使分泌物移动,随咳嗽排出体外。咳嗽时可以用手保护创口。

5. 促进胸腔积液吸收　术侧胸膜腔可因反应性渗液出现积液,如吸收过慢,则常因渗液中富有蛋白形成胸膜粘连和肥厚,出现继发性限制性肺功能减退。

治疗方法:患者侧卧位(健侧在下),局部加压作对抗压力的诱导呼吸;也可在深吸气同时作患侧臂外展、抱头动作,呼气时还原,有助于增加患侧胸壁活动度,改善胸膜淋巴循环,从而加速引流吸收。

6. 肩关节活动训练　术侧肩关节早期可因疼痛和肌肉痉挛出现活动受限,后期可因胸壁手术瘢痕挛缩影响肩关节活动,也可因长期肩关节活动过少,发生肩关节粘连而致活动障碍。因此,术后早期应鼓励患者术侧肩关节主动活动,如活动不充分可采取助力活动。

活动方法:患者体前屈,患侧上臂放松,自然下垂,作前后、内外绕环摆,直至出现手指发胀、发麻,2～3次/d。如已形成肩关节粘连,则在放松下垂摆动后,增加手持1～2 kg重物的下垂摆动。吊环、悬挂、肩梯、肩关节回旋器或体操等均有助于肩关节功能恢复。注意任何活动不应使疼痛明显加重。

7. 预防脊柱侧弯　胸腔手术常切断大块胸背肌群,导致肌力减弱,两侧胸廓肌力失衡,发生脊柱侧屈,最常见的是脊柱凸向术侧。胸廓改形术可因肋骨切除,使该侧胸廓失去支持,表现为向术侧倾斜突向健侧。康复治疗方法为:

(1)牵张挛缩侧肌群:患者术侧肩关节作外展并高举过头、抱头,同时身体作向健侧屈。或取爬跪位,健侧臂支撑,患侧臂上举。

(2)增强术侧肌力:患者站位作患侧臂负重物的外展、上举、扩胸等训练(注意:胸骨切开手术者在胸骨愈合前不宜作扩胸训练)。患者也可采用爬跪位,两上肢支撑或术侧臂支撑作躯体前后训练。

(3)脊柱悬挂牵张:患者两手抓握高处横杠,两膝屈曲下蹲向下牵伸(由于术后体弱,两足可不离地),每次保持20 s左右,重复10次。两膝屈曲深度逐渐增大,以加大牵张挛缩肌群和纠正脊柱弯曲的力度。此法仅适用于术后2～3个月后。

(4)日常姿势:平时宜注意保持正直体位,以随时纠正脊柱侧屈,特别在工作时更应保持上体正直。挎包时宜置于健侧肩。睡眠时鼓励术侧卧位,促使脊柱垂向术侧。胸廓改形术则采取术侧卧位可牵伸挛缩肌群。

8. 注意事项

(1)适应证为术后全身情况稳定、无出血、无感染、愿意主动配合者;禁忌证为手术后出血、感染、发热、全身情况不稳定、患者不愿意接受治疗或不能主动配合等。

(2)各阶段的康复治疗都需要以综合手段进行,具体可注意参照本节诊断要点内容。

（3）训练时应避免患者情绪紧张，选择放松体位。

（4）避免憋气和过分减慢呼吸频率，以免诱发呼吸性酸中毒。

（5）术后早期应避免手术切口张力增加的活动。

（6）训练强度要适当，避免疲劳。

第五节　内脏疾病康复

一、冠状动脉粥样硬化性心脏病

（一）概述

冠状动脉粥样硬化性心脏病（冠心病）是最常见的心血管疾病之一。其主要发作形式包括：心绞痛、心肌梗死和心源性猝死。

（二）诊断要点

1. 临床表现　主要症状是心绞痛，指心前区压迫、缩窄、烧灼性疼痛，可以向左上肢内侧、左颈部、下颚部、上腹部等部位放射，持续时间一般为数分钟，很少超过 $25\sim30$ min。急性心肌梗死的疼痛往往十分剧烈，并持续较长时间。

2. 临床分型　心绞痛型、心肌梗死型、无症状型（隐匿型）、心力衰竭和心律失常型、心源性猝死。

急性冠脉综合征（ACS）：包括不稳定型心绞痛、非 Q 波心肌梗死和 Q 波心肌梗死，可分为 ST 段抬高的和 ST 段不抬高两类。

3. 急性心肌梗死诊断标准（世界卫生组织）

（1）严重胸痛持续 30 min 以上。

（2）发病时间 8 h 以内。

（3）心电图至少有两个相邻导联有 ST 段抬高（胸前导联抬高）$\geqslant0.2$ mV，肢导联$\geqslant0.1$ mV。

（4）心肌酶标记物如 TNT、TNI、CK-MB 或 CK 升高大于正常值上限的 2 倍，并有特征性动态改变。

按病理改变可以分类为 ST 段抬高性心肌梗死和非 ST 段抬高性心肌梗死（无 Q 波心肌梗死）。按病程可分为急性心肌梗死和陈旧性心肌梗死。

4. ACS 诊断标准

（1）ST 段抬高的 ACS：缺血性胸痛$\geqslant30$ min，服硝酸甘油不能缓解，心电图至少 2 个肢体导联或相邻 2 个以上的胸前导联，ST 段抬高$\geqslant0.1$ mV。

（2）ST 段不抬高的 ACS：不稳定型心绞痛的诊断标准是初发劳力性心绞痛或者恶化劳力性心绞痛，可有心肌缺血的客观证据：

① 胸痛伴 ST 段压低≥0.05 mV,或出现与胸痛相关的 T 波变化,或倒置 T 波伪改善。

② 既往患急性心肌梗死、行 PTCA 或冠状动脉旁路移植手术。

③ 既往冠状动脉造影明确了冠心病的诊断。

④ TnT 或者 TnI 增高。ST 段不抬高的心肌梗死与不稳定型心绞痛的区别在于 CK-MB 增高是否大于等于正常上限的 2 倍。

(三)康复评定

1. 症状限制性心电运动试验　用于诊断冠心病、评估心脏功能和体力活动能力、筛选参加Ⅲ期康复的患者,为Ⅲ期康复的患者制定运动处方,评定治疗效果。也用于合并心律失常患者的鉴定及其运动锻炼安全性的确定。

2. 低水平运动试验　用于确定重症或急性心肌梗死患者出院安全性。低水平运动试验阴性,患者可以安全地行走 200 m 就可以安全出院。

3. 6 min 行走试验　用于缺乏心电运动试验条件的单位,以替代低水平运动试验,进行出院前评定。

(四)康复治疗

1. 治疗原则　冠心病的康复是综合采用主动积极的身体、心理、行为和社会活动的训练与再训练,以帮助患者缓解症状,改善心血管功能,提高生存质量。同时强调积极干预冠心病危险因素,强调严格掌握各个时期康复治疗的适应证和禁忌证。

2. 治疗分期

(1) Ⅰ期:急性心肌梗死发病后住院期的早期康复。急性冠状动脉综合征的康复治疗可以列入此期。

(2) Ⅱ期:心肌梗死患者出院开始,至病情完全稳定,时间 5～6 周。

(3) Ⅲ期:陈旧性心肌梗死,病情稳定,病程≥3 个月。稳定型心绞痛、隐性冠心病、冠状动脉气囊扩张成形术(PTCA)和冠脉搭桥(CABG)、心脏移植、安装起搏器术后的康复治疗也可参考此期方案。

3. 适应证

(1) Ⅰ期:患者生命体征稳定,无明显心绞痛,安静心率<110 次/min,无心衰、严重心律失常和心源性休克,血压基本正常,体温正常。

(2) Ⅱ期:与Ⅰ期相似,患者运动能力≥3 METs,家庭活动时无显著症状和体征。

(3) Ⅲ期:病情稳定的冠心病患者。

4. 禁忌证

(1) Ⅰ期:不稳定型心绞痛;血流动力学不稳定,包括血压异常、严重心律失常、心力衰竭或心源性休克;严重并发症,包括体温超过 38℃,急性心肌炎或心包炎,未控制的糖尿病,新近的血栓或栓塞;手术切口异常;出现新的心电图心肌缺血改变;不理解或不合作康复治疗。

(2)Ⅱ期:与Ⅰ期相似。

(3)Ⅲ期。

① 绝对禁忌证:临床情况不稳定的患者,包括未控制的心力衰竭,严重左心功能障碍,血流动力学不稳的严重心律失常(室性或室上性心动过速,多源性室早,快速型房颤、Ⅲ°房室传导阻滞等),急性冠脉综合征,急性心包炎,心肌炎,心内膜炎,严重的未控制的高血压(安静时血压>210/100 mmHg),急性肺动脉栓塞或梗死,肺水肿,全身急性炎症、发热、传染病和下肢功能障碍,确诊或怀疑主动脉瘤,严重主动脉瓣狭窄或主动脉瓣下狭窄,血栓性脉管炎或心脏血栓形成,精神疾病发作期间或严重神经官能症。

② 相对禁忌证:严重高血压(安静时血压>180/100 mmHg),运动时低血压或其他严重血压反应异常,明显心动过速或过缓,中度瓣膜病变和心肌病,肺动脉高压,心脏明显扩大或代偿期心力衰竭,高度房室传导阻滞及高度窦房阻滞,严重冠状动脉左主干狭窄或类似病变(安静时 ST 段压低>0.2 mV),严重肝、肾、甲状腺疾病及严重糖尿病,血电解质紊乱,慢性感染性疾病,运动会导致恶化的神经肌肉疾病、骨骼肌肉疾病或风湿性疾病,晚期妊娠或妊娠有并发症者,重症贫血,严重骨关节功能障碍,明显情绪激动或压抑。

5. 康复方法

(1)Ⅰ期康复:治疗目标:低水平运动试验阴性,可以按正常节奏连续行走 100~200 m 或上下 1~2 层楼而无症状和体征。运动能力达到 2~3 METs,能够适应家庭生活,患者理解冠心病的危险因素及注意事项,心理上可适应疾病发作和处理生活中的相关问题。

康复治疗方案:生命体征一旦稳定,无并发症时即可开始,并循序渐进地增加活动量。基本原则为根据患者的自我感觉,尽量进行可以耐受的日常活动。具体方法为:床上活动、呼吸训练、坐位训练、步行训练、排便、上楼、心理康复与健康教育、康复方案调整与监护、出院前评估及治疗策略。

(2)Ⅱ期康复:康复目标是在出院后开始,其目标为逐步恢复一般日常生活活动能力,包括轻度家务劳动、娱乐活动等。运动能力达到 4~6 METs,提高生存质量。

(3)Ⅲ期康复:康复目标是巩固Ⅱ期康复成果,控制危险因素,改善或提高体力活动能力和心血管功能,恢复发病前的生活和工作。

二、原发性高血压病

(一)概述

原发性高血压病是指由于动脉血管硬化以及血管运动中枢调节异常造

成的动脉血压持续性增高的疾病。康复治疗可以有效地协助降低血压,减少药物使用量和靶器官的损害。

（二）诊断要点

1. 症状 在血压急剧升高时可有头痛、头晕、面部潮红的症状。长期高血压可以导致记忆力减退、体力活动能力减退、视力障碍等。

2. 体征 除血压增高外,一般没有特殊体征。

3. 诊断标准 一般采用世界卫生组织（WHO）和国际高血压联盟（ISH）制定的分类标准（表2-13）。此外,还可以根据靶器官损害程度进行高血压分级（表2-14）。

表 2-13 WHO/ISH 血压水平分类（18 岁以上成人）

分 类	收缩压（mmHg）	舒张压（mmHg）
理想血压	<120	<80
正常血压	<130	<85
正常高限	130～139	85～89
高血压Ⅰ级（轻度）	140～159	90～99
亚组:临界高血压	140～149	90～94
高血压Ⅱ级（中度）	160～179	100～109
高血压Ⅲ级（重度）	≥180	≥110
单纯收缩期高血压	≥140	<90
亚组:临界收缩期高血压	140～149	<90

表 2-14 根据器官损害程度的高血压分级

分期	主 要 表 现
Ⅰ期	无器质性改变的客观体征
Ⅱ期	至少存在下列器官受累体征之一:左室肥厚（X线、心电图、超声心动图证实）,视网膜动脉普遍或局限性狭窄,微量蛋白尿、蛋白尿和/或血浆肌酐浓度轻度升高（106～177 μmol/L 或 1.2～2.0 mg/dl）,超声或 X 线检查发现动脉粥样硬化斑块的证据（主动脉、颈动脉、髂动脉或股动脉）
Ⅲ期	器官损害的症状和体征均已经显露 心脏:心绞痛、心肌梗死、心力衰竭 脑:脑血管意外、高血压性脑病、血管性痴呆 眼底:视网膜出血和渗出,伴或不伴视神经盘水肿 肾脏:血肌酐大于 177 μmol/L（2.0 mg/dl）,肾衰竭 血管:动脉瘤破裂、症状性动脉闭塞性疾病

（三）康复评定

康复评定主要包括：动态血压测定、全身耐力运动水平的测定、各相关脏器的功能评定（例如心功能、肺功能、自主神经功能等）。与生存质量相关的评定也有实用价值。

（四）康复治疗

1. 治疗原则　高血压病总的治疗原则是持续稳定地控制血压，减少心脑外周血管事件。凡舒张压持续高于 100 mmHg（13.3kPa）者均应进行药物治疗；舒张压在 90～95 mmHg（12～12.7kPa）者可以先试用非药物治疗，并注意血压监测。如果效果良好，则可不用药物治疗，但效果不理想时应逐步增加药物治疗。

2. 适应证与禁忌证　适应证主要包括临界性高血压、Ⅰ～Ⅱ期高血压病以及部分病情稳定的Ⅲ期高血压患者。

任何临床情况不稳定者均应属于禁忌证，包括急进性高血压、重症高血压或高血压危象、病情不稳定的Ⅲ期高血压病、合并其他严重并发症时。

3. 治疗目标　协助降低血压，减少药物用量及靶器官损害，提高体力活动能力和生存质量。

4. 有氧训练　运动训练强调采用中小强度、较长时间、大肌群的动力性运动。常用方式为步行、踏车、游泳、慢节奏的交谊舞等。强度达 50%～70% 最大心率或 40%～60% 最大吸氧量，主观用力记分 11～13 分。停止活动后心率应在 3～5 min 内恢复正常。

5. 循环抗阻运动　中小强度的抗阻运动可产生良好的降压作用，而并不引起血压的过分升高。一般采用循环抗阻训练。

6. 拳操　常用太极拳和降压舒心操等。

7. 放松训练　放松训练包括拳操、生物反馈以及其他放松技术。

8. 纠正危险因素

（1）改善行为方式：主要是纠正过分激动的性格，逐步学会适当的应激处理技术和心态。

（2）降低体重：主要通过减低热量摄入和增加活动消耗来实现，使体重指数达到 19～24 kg/m²。

（3）限制饮酒：每天乙醇摄入量应该＜20～30 g。

（4）减少钠盐摄入：建议饮食中每日氯化钠摄入＜6 g。

（5）维持电解质平衡。

（6）减少胆固醇和饱和脂肪酸摄取：每日胆固醇摄入应＜300 mg，脂肪占总热量的 30% 以下。

（7）慎用避孕药物。

(8) 改善胰岛素抵抗。

9. 理疗　可以使用生物反馈疗法、高压交变电场疗法、直流电导入疗法、超短波交感神经节疗法、红外偏振光疗法、磁疗法和水疗法等。

10. 药物治疗　可使用钙拮抗药、β-受体阻滞药、利尿药、肾上腺素－血管紧张素－醛固酮转化酶抑制药、血管扩张药等。

11. 社区康复　高血压病除外进入Ⅲ期，一般均在门诊治疗。

12. 注意事项

(1) 锻炼要持之以恒。

(2) 高血压合并冠心病时活动强度应偏小。

(3) 不要轻易撤停治疗药物。

(4) 运动时应该考虑药物对血管反应的影响。

三、慢性充血性心力衰竭

（一）概述

慢性充血性心力衰竭（CHF）是以循环功能衰竭为特征的临床综合征，是各种进行性心脏病变的晚期表现。康复治疗有助于改善身体活动能力和循环功能、提高生存质量和生存期。

（二）诊断要点

1. 症状　呼吸困难或喘息、咳嗽（特别是夜间）、体力活动能力显著减退，容易疲劳、心慌、心悸，有时有头晕、胸闷。急性发作时出现端坐呼吸和粉红色泡沫样痰。

2. 体征　口唇发绀、颈静脉怒张、下肢凹陷性水肿、肺底部闻及啰音、心界扩大、心率增快、合并房颤时心律绝对不齐、第三心音奔马律、各种原发心脏疾病的异常心音、肝脾肿大、肝颈逆流征阳性。部分患者可出现胸水征、腹水征。

3. 诊断标准　国际公认的 Franmingham 的标准见表 2－15。符合两项主要标准或一项主要标准加两项次要标准可确诊为 CHF。主要或次要标准均包括治疗 5 天以上体重减轻≥4.5 kg。

表 2－15　慢性充血性心力衰竭的诊断标准

主要标准	阵发性夜间呼吸困难
	颈静脉怒张
	肺部啰音
	心脏扩大
	肺水肿
	第三心音呈奔马律及静脉压增高（＞16 cmH$_2$O）

续表 2－15

次要标准	踝部水肿
	夜间咳嗽
	活动后呼吸困难
	肝大
	胸腔积液
	肺活量降低至最大肺活量的 1/3
	心动过速(≥120 次/min)

（三）康复评定

1. 主要包括心功能分级(见表 2－16)、心电运动试验、呼吸气分析(气体代谢测定)、生存质量评定、工作能力评定等。

表 2－16　NYHA 心功能临床分级

分级	表　现
Ⅰ级	体力活动不受限。一般体力活动不引起疲劳、心悸、呼吸困难或心绞痛
Ⅱ级	体力活动稍受限。休息时正常,但一般的体力活动可引起疲劳、心悸、呼吸困难或心绞痛
Ⅲ级	体力活动明显受限。休息时尚正常,但轻度体力活动可引起疲劳、心悸、呼吸困难或心绞痛
Ⅳ级	体力活动完全丧失。休息时仍有心衰症状或心绞痛。任何体力活动均可使症状加重

2. NYHA 心功能分级与代谢当量对应,可以指导日常活动与运动(见表 2－17)。

表 2－17　心功能和活动水平的关系

心功能分级	活动时代谢当量水平
Ⅰ级	≥7
Ⅱ级	5～7
Ⅲ级	2～5
Ⅳ级	<2

（四）康复治疗

1. 康复治疗原则　CHF 患者康复治疗应该包括运动、心理、饮食或营养、教育以及针对原发疾病治疗等在内的全面治疗。

2. 适应证和禁忌证　康复治疗适用于稳定性 CHF 患者。而不稳定性心脏病以及有其他并发症或原发疾病禁忌活动者均应列入禁忌范畴。

3. 运动疗法　运动方式主要为腹式呼吸训练、放松训练、医疗体操、太极拳、医疗步行、踏车等。

(1) 活动强度:一般采用症状限制性运动试验中峰值吸氧量的 70%～75%。在训练开始时可采用 60%～65%峰值吸氧量,以防止过度疲劳和并发症发生(见表 2-18)。

(2) 主观用力计分(RPE):是衡量运动强度十分有效的指标。

(3) 训练节奏:准备活动与结束活动时间最好不少于 10 min;每运动 2～4 min 休息 1 min;此后运动时间可以按 1～2 min 的节奏逐渐增加,直到 30～40 min。采用低强度运动量,负荷的增加应该以小量、缓慢为原则。

表 2-18　心功能水平与活动强度的关系

心功能分级	活动强度
Ⅰ级	最大持续活动水平为 5.0 kcal,间歇活动时为 6.6 kcal,最大代谢当量为 6.5 METs,主观劳累计分为 13～15 分。活动强度可以较大
Ⅱ级	最大持续活动水平为 2.5 kcal,间歇活动时为 4.0 kcal,最大代谢当量为 4.5 METs,主观劳累计分为 9～11 分。活动强度应明显较小,活动时间不宜过长,活动时的心率增加一般不超过 20 次/min
Ⅲ级	最大持续活动水平为 2.0 kcal,间歇活动时为 2.7 kcal,最大代谢当量为 3.0 METs,主观劳累计分为 7 分。以腹式呼吸、放松训练为宜,可做不抗阻的简单四肢活动,活动时间一般为数分钟。活动时心率增加不超过 10～15 次/min。每次运动时间可达到 30 min
Ⅳ级	最大持续活动水平为 1.5 kcal,间歇活动时为 2.0 kcal,最大代谢当量为 1.5 METs,只做腹式呼吸和放松训练等不增加心脏负荷的活动。可做四肢被动活动。活动时心率和血压一般应无明显增加,甚至有所下降。世界卫生组织提出可以进行缓慢的步行,每次 10～15 min,1～2 次/d,但必须无症状

4. 呼吸肌训练　训练的方法包括:主动过度呼吸、吸气阻力负荷和吸气阈负荷。吸气阻力负荷是最常用的方法,即采用小口径呼吸管或可调式活瓣的方式增加呼吸阻力。

5. 注意事项

(1) 严格掌握运动治疗的适应证和禁忌证,特别注意排除不稳定的心脏病患者。

（2）康复治疗前应该进行详尽的心肺功能和药物治疗的评定。

（3）康复方案强调个体化原则。

（4）活动时应强调动静结合、量力而行。

（5）活动必须循序渐进，并要考虑环境因素对活动量的影响。

（6）治疗时应有适当的医学监护。

（7）运动治疗只能作为综合治疗的一部分，不应排斥其他治疗。

（8）注意药物治疗与运动反应。

四、慢性阻塞性肺部疾病

（一）概述

慢性阻塞性肺部疾病（COPD）是与慢性支气管炎、哮喘及肺气肿有关，以气道狭窄与阻塞、肺泡扩大与融合、呼气困难为主要特征的慢性呼吸疾病。

（二）诊断要点

1. 症状　慢性咳嗽、喘息、胸闷等慢性支气管炎、哮喘和肺气肿的症状。

2. 体征　早期体征不明显。随疾病进展可出现桶状胸、呼吸变浅、呼吸频率增快、辅助呼吸肌活动增加。重症患者可出现呼吸困难和发绀。叩诊肺界扩大、呈过清音。听诊呼吸音减低、平静呼吸闻及干啰音，肺底部和其他部位闻及湿啰音，心音遥远。

3. 影像学检查　X线检查示胸廓扩张，肋间隙增宽，肋骨平行，两肺野透亮度增加，横膈降低变平，肺纹理内带增粗紊乱，外带纤细、稀疏、变直。

4. 呼吸功能检查　吸入气管舒张剂之后 $FEV_1/FVC<70\%$、$FEV_1<80\%$预计值。

5. 诊断标准　慢性支气管炎和肺气肿患者出现气道阻塞的检查表现，特别是 FEV_1 占 FVC 百分比 $<70\%$ 时，可诊断 COPD。

（三）康复评定

1. 气短气急症状分级　可结合日常生活能力进行情况分为 6 级（见表 2-19）。

表 2-19　日常生活能力气短临床评定

分级	表　现
0 级	虽有不同程度肺气肿，但活动如常人，日常生活照常，活动时无气短
1 级	一般劳动时出现气短
2 级	平地步行无气短，速度较快或登楼、上坡时，同龄健康人不觉气短而自己有气短
3 级	慢走不及百步即有气短
4 级	讲话或穿衣等轻微动作时即有气短
5 级	安静时出现气短、无法平卧

2. 功能改善或恶化程度　5分:明显改善;3分:中等改善;1分:轻度改善;0分:不变;—1分:症状加重;—3分:症状中等加重;—5分:症状明显加重。

3. 肺功能测试

(1) 肺活量:指尽力吸气后缓慢而完全呼出的气量,随病情严重性的增加而下降。

(2) 第1秒用力呼气量(FEV$_1$):FEV$_1$与用力肺活量(FVC)的比值与COPD的严重程度及预后有很好的相关关系(表2-20)。

表 2-20　肺功能分级标准

COPD 分级	FEV$_1$/FVC(%)
无	>75~85
轻	≥60~85
中	40~60
重	<40

(四)康复治疗

1. 康复治疗原则　康复治疗的总目标是重建生理呼吸模式、避免各种呼吸道刺激因素、改善气道功能和体力活动能力、提高生存质量。

2. 适应证和禁忌证　康复治疗适用于病情稳定的患者。禁忌证主要是临床危重或不稳定情况,包括未控制的呼吸功能衰竭或心力衰竭、未控制的肺和支气管感染、严重肺动脉高压或肺淤血、肺性脑病。

3. 康复治疗方法

(1) 重建生理呼吸模式:强调腹式呼吸,缓慢呼吸。可以采用暗示呼吸法、局部加压法等。

(2) 促进肺残气排出:采用缩唇或发音呼气法,增加呼气阻力,阻止支气管及小支气管呼气时过早瘪,增加肺泡内气体排出,减少肺内残气量。

(3) 控制感染、促进痰液排出:训练方法包括体位引流,胸部叩击、震颤、咳嗽训练。短波治疗、超声雾化治疗等有助于消炎、抗痉挛、利于排痰、保护黏液毯和纤毛功能。

4. 增强全身体力

(1) 下肢训练:下肢训练可明显增加COPD患者的活动耐量,减轻呼吸困难症状,改善精神状态。通常采用快走、划船、骑车、登山等。

(2) 上肢训练:上肢训练包括上肢功率车训练、上肢体操棒练习、提重物训练。

（3）呼吸肌训练：呼吸肌训练可以改善呼吸肌耐力，缓解呼吸困难症状。

① 增强吸气肌训练：用抗阻呼吸器训练 3～5 min/次，3～5 次/d，以后训练时间可增加至 20～30 min。

② 增强腹肌肌力训练：患者取仰卧位，腹部放置沙袋做挺腹训练，开始为 1.5～2.5 kg，以后可以逐步增加至 5～10 kg，每次腹肌肌力训练 5 min。

5. 提高日常生活活动能力　患者在日常生活中要采用能量节约技术，避免不必要的耗氧和呼吸负担。能量节约技术主要包括：

（1）物品摆放有序化。

（2）活动程序合理化：按照特定工作或生活任务的规律，确定最合理的流程或程序，以减少不必要的重复劳动。

（3）操作动作简化：尽量采用坐位，并减少不必要的伸手、弯腰等动作。

（4）劳动工具化：搬动物品或劳动时尽量采用推车或其他省力的工具。

（5）活动省力化：例如为消除重力影响，尽可能采取推、拉等活动，而不采用提、托等活动。

6. 中国传统康复锻炼　太极拳、八段锦、五禽戏对 COPD 有较好的治疗作用，穴位按摩、针灸、拔火罐等也有一定作用。

7. 注意事项

（1）运动时和运动后均不应该出现明显气短、气促或剧烈咳嗽。

（2）康复治疗必须与养成规律的生活习惯相结合。

（3）要坚持进行必要的活动，包括家务劳动，切忌远离所有的活动而处于长期坐或卧床的情况。

（4）必须结合临床治疗，临床病情变化时务必及时调整康复锻炼方案。

（5）必须得到家属的理解、支持，消除患者的思想顾虑。

五、糖尿病

（一）概述

1. 定义　糖尿病（DM）是一种由遗传因素和环境因素相互作用所致的、以持续性血糖升高为特征的代谢障碍性疾病。临床表现为多尿、多饮、多食和体重下降等"三多一少"的典型症状。

2. 分型

（1）1 型糖尿病（胰岛素依赖型，IDDM）：发病急骤，主要是由于胰岛 B 细胞被异常的自身免疫反应选择性的破坏，体内胰岛素缺乏，必须终身接受胰岛素治疗。

（2）2 型糖尿病（非胰岛素依赖型，NIDDM）：起病较缓慢，主要由于肥胖等原因所致的体内胰岛素分泌相对不足，或由于骨骼肌、脂肪和肝脏等体内胰岛素的靶细胞出现胰岛素受体或受体后异常或缺陷，造成这些组织对胰岛素的抵抗,使靶细胞摄取与利用葡萄糖减少,导致血糖升高。不一定需要接受胰岛素治疗。

(3) 糖耐量减低:糖耐量减低是2型糖尿病发病前期阶段,经过若干年后一部分患者将发展为2型糖尿病。

3. 发病机制　目前认为持续性高血糖的毒性作用参与了糖尿病的发病机制。高血糖毒性作用表现:① 刺激胰岛素分泌,长期高血糖最终导致胰岛细胞的功能衰竭;② 增加肌肉等外周组织对胰岛素的抵抗,抑制肌细胞膜转糖蛋白($GLUT_4$)的活性,葡萄糖转运进入肌细胞内减少;③ 增加氧自由基的产生,诱发血管并发症。

4. 并发症

(1) 急性并发症:酮症酸中毒、非酮症高渗性昏迷、低血糖昏迷。

(2) 慢性并发症:主要累及眼、肾、神经以及心脏等脏器的大血管病变、微血管病变和神经病变。

(二) 康复评估

1. 诊断标准

(1) 空腹血糖:< 6.0 mmol/L 为正常,$6.0\sim7.0$ mmol/L 为空腹血糖过高,$\geqslant7.0$ mmol/L 为糖尿病(需另一天再次证实)。空腹的定义是至少8 h 没有热量的摄入。

(2) 餐后2 h 血糖:<7.8 mmol/L 为正常,$7.8\sim11.1$ mmol/L 为糖耐量减低,$\geqslant11.1$ mmol/L 考虑为糖尿病(需另一天再次证实)。

(3) 随机血糖:$\geqslant11.1$ mmol/L 考虑糖尿病(需另一天再次证实)。随机是指一天当中的任意时间而无论上次进餐时间。

(4) 诊断标准:临床症状加下面三项中的一项或多项可以诊断为糖尿病:空腹血糖$\geqslant7.0$ mmol/L,或餐后2 h 血糖$\geqslant11.1$ mmol/L,或随机血糖$\geqslant$ 11.1 mmol/L。

2. 残障评估　糖尿病的康复评估包括功能障碍、活动限制、参与局限三个层面。

3. 运动耐力评估　年龄超过40 岁、有10 年以上糖尿病史或有高血压、冠心病及脑血管病的症状和体征者,都必须进行运动耐力试验。运动耐力试验的目的是确定糖尿病患者的心脏负荷能力及身体运动耐力,以保证康复治疗的安全性。运动试验多采用运动平板和功率自行车的方式。

(三) 康复治疗

1. 基本原则

(1) 1型糖尿病:以胰岛素治疗为主,同时配合饮食疗法,适当运动锻炼。

(2) 2型糖尿病:首先应侧重于改善患者的生活方式,实施饮食控制和运动疗法,如果实施无效则应考虑使用口服降糖药或胰岛素增敏药。出现并发症者,则应考虑加用胰岛素治疗。

(3)糖耐量减低:给予有效地康复治疗可减少或阻断部分糖耐量减低患者进展为糖尿病。糖耐量减低康复治疗方法包括饮食控制、运动锻炼和生活方式的调整等措施。

2. 饮食疗法

(1)饮食疗法原则:① 严格控制每日的总热量,以能维持标准体重为宜。② 合理搭配三大营养素,糖类可占总热量的 50%～60%,蛋白质约占总热量的 15%～20%,脂肪摄入量占总热量的 25%～30%。③ 充足的食物纤维素,适量的无机盐及维生素。④ 保持有规律的饮食时间,按时、定量吃饭,杜绝零食,生活习惯规律化。⑤ 三餐热量分布为 1/5、2/5、2/5,并可按生活习惯、用药情况及病情控制情况做必要的调整。⑥ 以上习惯终身维持。

(2)饮食疗法实施时的注意事项:① 糖尿病的饮食疗法的方法因不同类型的糖尿病而有所不同,如肥胖的 2 型糖尿病患者的重点是控制热量的摄入减轻体重;1 型糖尿病及用胰岛素或口服降糖药的 2 型糖尿病注意防止低血糖。② 制定饮食处方前首先应对患者进行饮食营养调查,结合患者平时的食量、心理特点、平日活动量等确定饮食摄入量,不宜单纯应用理论计算的数据而不考虑个体差异。③ 对有并发症的患者在饮食上要特别加以个别的指导,以阻止或减轻相应脏器的功能损害。

3. 运动疗法

(1)运动疗法原理:① 增加肌细胞和脂肪细胞膜上葡萄糖运载体的数量,增强外周组织对胰岛素的敏感性,改善糖代谢异常,降低血糖。② 加速脂肪组织分解,促进游离脂肪酸和胆固醇的利用,纠正脂代谢功能紊乱。③ 改善糖代谢,预防和减少糖尿病慢性并发症,降低糖尿病的致残率和病死率。

(2)适应证:① 糖耐量异常者、无显著高血糖和并发症的 2 型糖尿病患者是饮食控制和运动治疗的绝对适应证;② 有微量白蛋白尿、无眼底出血的单纯性视网膜病、无明显自主神经障碍的糖尿病外周神经病等轻度并发症的患者是相对适应证,对这些患者饮食指导的同时,药物控制血糖后,再进行运动疗法;③ 无酮症酸中毒的 1 型糖尿病患者,在调整好饮食和胰岛素用量的基础上进行运动治疗,能有效地控制血糖在良好的水平。

(3)禁忌证:① 酮症酸中毒;② 空腹血糖大于 16.8 mmol/L;③ 增殖性视网膜病;④ 肾病(Cr>2 mg/dl);⑤ 严重心脑血管疾病(不稳定型心绞痛、严重心律失常、一过性脑缺血发作);⑥ 合并急性感染的患者。

(4)运动处方:① 运动强度:以 40%～60% 最大摄氧量为宜。② 运动的种类:以有氧运动为主,配合力量运动。③ 运动时间:自 10 min 开始,逐步延长至 30～40 min。餐后 1 h 实施运动为宜。④ 运动频率:每周运动锻炼 3～4 次较为合理,可根据每次运动的运动量大小而定。每次运动后不觉疲劳的患者,可坚持每天运动一次。

(5) 运动疗法注意事项:① 必须在严格控制饮食的基础上实施运动治疗。② 运动实施前后要有准备运动和放松运动,以避免心脑血管意外或肌肉骨关节损伤的发生。③ 运动疗法以集体教育指导效果为佳,循序渐进,持之以恒,养成终身运动的习惯。④ 定期测量体重、体脂量、肌力,检测血糖和血脂等代谢指标,评价运动疗法的效果。

(6) 运动中特殊情况的处理:① 运动性低血糖:最好在餐后 1～3 h 内实施运动锻炼,运动前胰岛素或口服降糖药减量,运动中注意补充糖分如糖水或甜饮料等。胰岛素注射部位原则上以腹壁脐旁为好,避开运动肌群,以免加快该部位的胰岛素吸收,诱发低血糖。② 有并发症患者的运动安排:当糖尿病患者合并轻度视网膜病变、外周血管病变及周围神经病变时,只要在适应证范围内,仍可根据合并症的情况适当选择运动方式,如上肢运动、低阻力功率车等。

4. 药物治疗

(1) 口服降糖药物治疗:① 磺脲类:促进胰岛素分泌,非肥胖的 2 型糖尿病首选药物,凡有明显胰岛功能缺陷者(反复出现酮症)不适用。一般餐前半小时服用效果最佳,据病情从最小剂量开始。② 双胍类:可增加胰岛素敏感性,肥胖或超重的 2 型糖尿病患者的首选药物;1 型糖尿病患者在有足够的胰岛素替代时,与磺脲类药物联合应用。③ 糖苷酶抑制药:延缓葡萄糖的吸收速度。④ 胰岛素增敏药:增加胰岛素的敏感性。

(2) 胰岛素治疗:① 适应证:1 型糖尿病、出现糖尿病各种并发症、手术应激状况、妊娠和分娩、2 型糖尿病口服药物治疗效果不佳、全胰切除后继发性糖尿病等。② 用法:皮下注射,避免在运动锻炼肢体注射胰岛素;③ 剂型:短效胰岛素餐前半小时注射主要控制餐后高血糖,中效或长效胰岛素模拟基础胰岛素分泌;④ 剂量:每隔数日根据血、尿糖结果调整剂量;⑤ 副作用:最常见低血糖,其次为过敏反应,以皮疹多见。

5. 糖尿病的康复教育　是贯穿糖尿病治疗始终的一条极其重要的措施,对有效地预防和控制并发症的发生和发展,节省目前尚不富裕的医疗资源,减轻患者的经济负担具有重要的现实意义。

康复教育的内容包括:① 对疾病的认识;② 慢性并发症的危害性及发生率;③ 饮食疗法指导,包括饮食治疗的意义、目的、重要性和具体实施方法;④ 运动疗法指导,包括运动治疗在糖尿病治疗中的意义、方法和运动中的注意事项;⑤ 药物的介绍,如口服降糖药的种类、适应证、作用、不良反应和服用方法;⑥ 胰岛素的种类、使用方法和自我注射技术指导;⑦ 血糖的自我监测;⑧ 糖尿病日记,观察和记录每天饮食、精神状态、体力活动、胰岛素注射以及血糖、尿糖、尿酮的检查结果等;⑨ 介绍如何进行皮肤护理、足护理以及应急情况的处理,如低血糖;⑩ 心理咨询,正确认识疾病,树立战胜疾病的信心。

六、肥胖症

（一）概述

1. 肥胖 指人体摄入热量多于消耗热量时,多余的热量以脂肪的形式贮存于体内,导致体重超常的一种营养不良状态,也可以认为是一种能量代谢的紊乱。

2. 肥胖症 因肥胖导致了健康上的损害或出现了必须接受治疗的病理改变。

3. 分型

（1）单纯性肥胖:无明显内分泌、代谢病病因。① 体质性肥胖:幼年起病,营养过度,脂肪分布于全身,脂肪细胞增生和肥大并存,限制饮食和加强运动的疗效差,对胰岛素不敏感。② 获得性肥胖症:成年起病,营养过剩和体力活动减少,脂肪分布于躯干四肢,脂肪细胞以肥大为主,饮食控制和运动的疗效较好,胰岛素的敏感性经治疗可改善。

（2）继发性肥胖症:继发于神经—内分泌—代谢紊乱基础上的肥胖。分为中枢性、内分泌性、遗传性、药物性。

4. 单纯性肥胖的发病机制 过多摄入、摄食行为异常、运动不足、遗传、热量产生异常。

5. 并发症 血脂异常、2 型糖尿病、高血压、冠心病、骨关节病、不孕症、睡眠呼吸暂停综合征、胆结石、肿瘤(前列腺癌、乳癌、结肠癌等)、抑郁症等。

（二）康复评估

1. 肥胖的判定

（1）脂肪含量:按体内脂肪的百分比计算,男性＞25％,女性＞30％为肥胖。

（2）体重质量指数(body mass index, BMI):BMI＝体重(kg)/身高^2(cm^2),国内参考标准:24～27.9 为超重,＞28 为肥胖;国外多采用 25～29.9 为超重,＞30 为肥胖,其中 30～34.9 为 1 度肥胖,35～39.9 为 2 度肥胖,≥40 为 3 度肥胖。

（3）相对标准体重:肥胖度(％)＝(实际体重－标准体重)/标准体重×100％;标准体重(kg)＝(身高－100)×0.9。肥胖度＞20％为轻度肥胖,＞30％为中度肥胖,＞40％为重度肥胖。

（4）描述脂肪分布的标准:① 腰围和臀围比(west/hip ratio):WHR＞

0.9(男),＞0.8(女),为中心性肥胖,糖尿病、高脂血症、高血压、冠心病的发病率较高。② 腹腔内脂肪和皮下脂肪面积比(V/S):通过腹腔 CT 横断扫描计算。V/S ≥ 0.4 为内脏脂肪型肥胖;V/S ＜ 0.4,为皮下脂肪型肥胖。

2. 肥胖病的诊断

(1) BMI＜35 kg/m² 的轻、中度肥胖者,有并发症时,均诊断为肥胖病。

(2) BMI＞35 kg/m²,或内脏型肥胖(高危肥胖)者,就诊时虽未出现脏器损害,但预计不久将出现并发症者,也诊断为肥胖病,并列入治疗对象。

(三)康复治疗

1. 康复治疗原理　① 通过饮食控制减少能量的摄取;② 通过运动锻炼增加能量的消耗,维持能量负平衡状态;③ 通过行为疗法纠正不良饮食行为和生活习惯,以巩固和维持饮食疗法和运动疗法所获得的疗效,防止肥胖复发;④ 根据患者病情的需要,适当选用药物治疗,增加疗效,增进患者的减肥信心。

2. 饮食疗法

(1) 饮食治疗原则:① 日常饮食热能调查,按照热能负平衡的原则制订饮食处方。② 膳食总热量应根据患者的具体情况,结合减肥目标来决定。③ 限制糖类供应,占总热能的 40％～55％ 为宜。④ 适量蛋白质供应,控制在总热量的 20％～30％。⑤ 鼓励食用新鲜低糖水果、蔬菜和粗粮,每天摄入食物纤维不低于 12 g。

(2) 饮食治疗方法:① 饮食限制疗法:适当限制患者的总热量,一般为1 200～1 800 cal,适合超重或轻度肥胖者。② 低热量饮食疗法:热量的摄入限制在每天 600～1 200 cal,可考虑到常量元素和微量元素的供给,适合于中度肥胖的患者。③ 超低热量饮食疗法:是指除补充人体必需的蛋白质、维生素、微量元素及食物纤维外,将每天的能量摄入限制在 600 cal 以内,是一种快速减肥的饮食控制方法。仅适用于重度肥胖及采用低热量饮食加运动治疗无效的肥胖患者。④ 绝食疗法:绝食疗法分为间歇绝食疗法和完全绝食疗法。前者是指在原低热量饮食的基础上,每周完全禁食 24～48 h;后者是指连续绝食 1～2 周。绝食疗法期间饮水不限。这些方法仅适用于重度肥胖患者应用超低热量饮食治疗效果不明显者。

3. 运动疗法

(1) 运动疗法的作用机制:① 改善脂质代谢水平,去除危险因素;② 改善胰岛素受体功能,促进糖代谢;③ 增强运动能力和运动耐力,促进健康。

(2) 运动处方:① 运动方式:选择以大肌群参与的有氧运动,配合力量性运动。② 运动强度:以 50％～70％VO$_{2\,max}$ 或 60％～80％的最大心率为宜。③ 运动时间:每次运动时间应持续 40～60 min,其中包括准备运动和放松运动。④ 运动频率：每周至少 3 次，5～7 次较理想。

（3）注意事项：① 强调运动疗法与饮食疗法平行进行。② 运动实施前后要有准备运动和放松运动。③ 运动中防止膝、踝等关节损伤。④ 运动循序渐进。⑤ 采用集体治疗法。

4. 行为疗法　行为疗法是帮助肥胖者改善其不良的生活习惯，建立健康的饮食和运动习惯，达到减轻体重，成功维持体形的治疗方法。行为疗法包括自我监测、刺激控制、认知重塑、应激处理、社会支持等。

5. 药物治疗　目前在肥胖症治疗中药物不占重要地位，当饮食及运动疗法未能奏效时，可采用药物辅助治疗。药物主要分为六类：食欲抑制药（中枢性食欲抑制药、肽类激素、短链有机酸）、营养吸收抑制药（糖类吸收阻滞药、脂类吸收阻滞药）、脂肪合成阻滞药、胰岛素分泌抑制药、代谢刺激药和脂肪细胞增殖抑制药。

6. 外科治疗　脂肪抽吸术是利用负压吸引器连通一根特制的金属管，通过金属管侧孔在皮下脂肪层反复抽吸去除皮下脂肪的堆积，达到减肥重塑体形的目的。超声碎脂术则是利用超声波作用于疏松、肿胀的脂肪，使之乳化，再用负压将乳化液吸除。

7. 祖国传统医学　针灸、中医中药也有很多行之有效的减肥方法，肥胖者可结合自身的具体情况适当选用。

第六节　老年康复的特殊问题

原发性骨质疏松症

（一）概述

1. 定义　骨质疏松症（osteoporosis，OP）是以骨量减少和骨的微观结构退化，继而引起骨骼脆性增加和骨折危险性增高为特征的系统性骨代谢疾病。

2. 病因　与营养状态、激素调控、体育运动、慢性疾病、生活方式、性别、年龄、遗传基因、身体瘦弱等因素有关。康复临床中较常见于截瘫、偏瘫、脊髓灰质炎后遗症及骨折后肢体、截肢后残肢等。

3. 分类

（1）原发性：随年龄增长必然出现的一种退行性病变，分为绝经后（Ⅰ型，雌激素缺乏为主）和老年性（Ⅱ型，老年、缺钙为主）。

（2）继发性：由其他疾病或药物等因素诱发，如内分泌、骨髓、药物、营养、慢性病、先天性、失用性等。

（3）特发性：与遗传有关，如青少年骨质疏松症、青壮年成人骨质疏松症、妇女妊娠哺乳期骨质疏松症。

4．临床表现

（1）疼痛：腰背痛多见，占疼痛患者的 70％～80％。一般骨量丢失 12％以上即可出现骨痛。

（2）身长缩短、驼背：多在疼痛后出现。第 11、12 胸椎及第 3 腰椎负荷量更大，容易压缩变形，形成驼背。随着年龄增长，骨质疏松加重，驼背曲度加大，致使膝关节挛缩显著。

（3）骨折：老年前期以桡骨远端骨折（Colles 骨折）多见，老年期以后腰椎和股骨上端骨折多见，脊椎压缩性骨折有 20％～50％的患者无明显症状。

（4）呼吸功能下降：胸、腰椎压缩性骨折，脊椎后弯，胸廓畸形，可使肺活量和最大换气量显著减少。

（二）康复评定

1．检查方法

（1）骨密度测定：有单光子吸收测定（SPA）、超声波测定（USA）、双能量X 线吸收测定（DEXA）、定量 CT（QCT）等方法。WHO 推荐以双能量 X 线骨密度测定作为诊断骨质疏松症的标准。

（2）生化检查：特异性较好的是用放免或酶免法测尿中脱氧吡啶标准排出量。

2．诊断标准　骨密度低于当地同性别峰值的骨密度 37％以上，或伴有脆性骨折为严重骨质疏松症；骨密度低于当地同性别的峰值 25％以上为骨质疏松症；骨密度低于当地同性别的峰值 13％～24％以上骨量减少；骨密度低于健康年轻成人峰值 1％～12％为正常。

3．诊断程序　依靠年龄、性别、临床表现、X 线检查、骨密度测定、骨形态学和生化等指标综合分析判断。

（三）康复治疗

1．治疗原则　1989 年 WHO 明确提出防治骨质疏松症的三大原则是补钙、运动疗法和饮食调节。

2．饮食调节　饮食内容及生活习惯调查，指导患者食用钙、维生素 D 和维生素 K 含量高的食物。

3．运动疗法

（1）原理：运动负荷是促进骨生长、发育、成熟的重要因素之一，运动对骨负荷的增加主要是通过直接作用和肌肉的间接作用两种方式，不同的负荷决定骨的适应性变化，影响骨量的增减。

（2）运动方式：有氧运动、力量运动、肌腱牵张是骨质疏松症运动疗法的三大支柱。老年人从安全考虑以有氧运动为主，辅以增强爆发力的运动。如身体机能状况许可下,可采用负重跑或快速跑。

（3）运动强度:在一定范围内,运动强度越大,越有利于骨密度的维持和提高。

（4）运动时间:由运动强度而定,运动强度大,时间短一些;运动强度小,时间可稍长一些。

（5）运动频率:以次日不感疲劳为度,一般采用每周 3 ～ 5 天为宜。坚持长期有计划、有规律的运动,建立良好的生活习惯。

4．药物治疗

（1）抗骨吸收药:雌激素、孕激素、双磷酸盐类、钙制剂、维生素 D、降钙素类等。

（2）促骨形成药:如氟化物 、雄激素、前列腺素、骨生长因子、依普黄酮等。

5．预防

（1）改变生活方式:坚持体育锻炼,注意合理营养,增加户外活动,避免过量饮酒,并应戒烟。

（2）积极预防骨折:老年人要预防跌倒,对已发生骨折的患者,要卧床休息并对疼痛给予治疗,但卧床不宜过久,一般 2 周。

（江钟立）

第三章 基本技能

第一节 康复评定学

一、肌力

肌力是指肌肉收缩时产生的最大力量。肌力测定也是肢体运动功能检查的最基本方法之一,是评价肌肉功能状态的重要方法,也是评价疗效的重要指标。肌力测定的方法很多,有徒手肌力测定、等长测试、等张测试及等速测试。

(一) 适应证

① 由制动、运动减少或其他原因引起的肌肉失用性改变,导致肌肉功能障碍;② 肌肉病变引起的肌肉萎缩或肌力减弱;③ 由神经病变引起的肌肉功能障碍;④ 由关节疾病或损伤引起的肌力减弱,肌肉功能障碍;⑤ 由其他原因引起的肌肉功能障碍等;⑥ 作为健康人或运动员的体质评定指标。

(二) 禁忌证

关节不稳、骨折未愈合又未作内固定、急性渗出性滑膜炎、严重疼痛、急性扭伤、骨关节肿瘤等。

(三) 徒手肌力测定(manual muscle test,MMT)

在特定姿势下令患者做标准动作,通过触摸肌腹、观察肌肉对抗肢体自身重力及由检查者用手法施加的阻力,观察患者完成动作的能力,从而评定患者的肌力。徒手肌力测定主要适用于下运动神经元及其以下部分残损水平的评定,而不适用于上运动神经元损伤时的残损水平的评定。

1. 操作方法 见表 3-1、表 3-2 及表 3-3。

表 3-1 上肢主要肌肉的徒手肌力检查

肌肉	检查方法与评定		
	1 级	2 级	3、4、5 级
三角肌前部喙肱肌	仰卧,尝试屈曲肩关节时可触及三角肌前部收缩	向对侧侧卧,受检上肢放滑板上,肩可主动屈曲	坐位,肩内旋,肘屈,掌心向下,肩屈曲,阻力加于上臂远端

续表 3-1

肌肉	检查方法与评定		
	1级	2级	3、4、5级
三角肌后部 大圆肌 背阔肌	俯卧,尝试后伸肩关节时,可触及大圆肌、背阔肌收缩	向对侧侧卧,受检上肢放于滑板上,肩可主动伸展	俯卧,肩伸展30°~40°,阻力加于上臂远端
三角肌中部 冈上肌	仰卧,尝试肩外展时,可触及三角肌收缩	仰卧,上肢放滑板上,肩可主动外展	坐位,肘屈,肩外展至90°,阻力加于上臂远端
冈下肌 小圆肌	俯卧,上肢在床缘外下垂,试图肩外旋时,在肩胛骨外缘可触及肌收缩	俯卧,肩可主动外旋	俯卧,肩外展,肘屈,前臂在床缘外下垂,肩外旋,阻力加于前臂远端
肩胛下肌 大圆肌 胸大肌 背阔肌	俯卧,上肢在床缘外下垂,试图肩内旋时在腋窝前、后襞可触及相应肌肉收缩	俯卧,肩可主动内旋	俯卧,肩外展,肘屈,前臂在床缘外下垂,肩内旋,阻力加于前臂远端
肱二头肌 肱肌 肱桡肌	坐位,肩外展,上肢放滑板上,试图肘屈曲时可触及相应肌肉收缩	体位同1级,肘关节可主动屈曲	坐位,上肢下垂,前臂旋后(测肱二头肌)或旋前(测肱肌)或中立位(测肱桡肌),肘屈,阻力加于前臂远端
肱三头肌 肘肌	坐位,肩外展,上肢放滑板上,试图肘伸展时可触及肱三头肌收缩	体位同1级,肘关节可主动伸展	俯卧,肩外展,肘屈,前臂在床缘外下垂,肘伸展,阻力加于前臂远端
旋后肌 肱二头肌	俯卧,肩外展,前臂在床缘外下垂,试图前臂旋后时,可于前臂上端桡侧触及肌肉收缩	体位同1级,前臂可主动旋后	坐位,肘屈90°,前臂旋后位,做旋前动作,握住腕部施加反方向阻力
旋前圆肌 旋前方肌	俯卧,肩外展,前臂在床缘外下垂,试图前臂旋前时可在肘下、腕上触及肌肉收缩	体位同1级,前臂可主动旋前	坐位,肘屈90°,前臂旋后,做旋前动作,握住腕部施加反方向阻力

续表 3-1

肌肉	检查方法与评定		
	1 级	2 级	3、4、5 级
尺侧腕屈肌	向同侧侧卧,试图做掌侧屈及尺侧偏时,可触及其肌腱活动	体位同 1 级,腕可掌屈及尺侧偏	体位同左,肘屈,腕向掌侧屈并向尺侧偏,阻力加于小鱼际
桡侧腕屈肌	坐位,屈肘伸腕放于滑板上,试图腕关节屈曲及桡侧偏时,可触及其肌腱活动	体位同 1 级,腕可掌屈及桡侧偏	体位同左,去掉滑板,腕向掌侧屈并向桡侧偏,阻力加于大鱼际
尺侧腕伸肌	坐位,屈肘,上肢放于滑板上,试图腕关节腕背伸及桡侧偏时可触及其肌腱活动	体位同 1 级,腕可背伸及尺侧偏	体位同左,去掉滑板,腕背伸并向尺侧偏,阻力加于掌背尺侧
桡侧腕长、短伸肌	坐位,屈肘,上肢放于滑板上,试图腕背伸及桡侧偏时,可触及其肌腱活动	体位同 1 级,前臂旋后 45°,腕可背伸及桡侧偏	体位同左,去掉滑板,前臂旋前 45°腕背伸并向桡侧偏,阻力加于掌背桡侧
指总伸肌	试图伸掌指关节时可触及掌背的肌腱活动	坐位,前臂中立位,手掌垂直时掌指关节可主动伸展	肘半屈,伸掌指关节且维持指间关节屈曲,阻力加于手指近节背侧
指浅屈肌	屈近端指间关节时,可在手指近节掌侧触及肌腱活动	坐位,有一定的近端指间关节活动	固定掌指关节,屈曲近端指间关节,阻力加于手指中节掌侧
指深屈肌	屈远端指间关节时,可在手指中节掌侧触及肌腱活动	有一定的远端指间关节屈曲活动	固定近端指间关节,屈远端指间关节,阻力加于手指末节指腹
拇收肌	内收拇指时,可于 1、2 掌骨间触及肌肉活动	有一定的拇内收动作	拇伸直,从外展位内收,阻力加于拇指尺侧
拇长、短展肌	外展拇指时,可于桡骨茎突远端触及肌腱活动	有一定的拇外展动作	拇伸直,从内收位外展,阻力加于第一掌骨桡侧

续表 3-1

肌肉	检查方法与评定		
	1级	2级	3、4、5级
拇短屈肌	屈拇指时,于第一掌骨掌侧触及肌肉活动	有一定的拇屈曲、对掌动作	手心向上,拇指掌指关节屈曲,与小指对指,阻力加于拇指近节掌侧
拇短伸肌	伸拇时于第一掌骨背侧触及肌肉活动	有一定的拇伸展动作	手心向下,拇指掌指关节伸展,阻力加于拇指近节背侧
拇长屈肌	屈拇指时,于拇指近节掌侧触及肌腱活动	有一定的拇指屈曲动作	手心向上,固定拇指近节、指间关节,阻力加于拇指远节指腹
拇长伸肌	伸拇指时,于拇指近节背侧触及肌腱活动	有一定的拇指指间关节伸展动作	手心向下,固定拇指近节,伸指间关节,阻力加于拇指远节背侧

表 3-2　下肢主要肌肉的徒手肌力检查

肌肉	检查方法与评定		
	1级	2级	3、4、5级
髂腰肌	仰卧,试图屈髋时,于腹股沟上缘可触及肌腱活动	向同侧侧卧,托住对侧下肢,可主动屈髋	仰卧,小腿悬于床缘外,屈髋,阻力加于大腿远端前面
臀大肌腘绳肌	俯卧,试图伸髋时,于臀部及坐骨结节下方可触及肌腱活动	向同侧侧卧,托住对侧下肢,可主动伸髋	俯卧,屈膝(测臀大肌)或伸膝(测腘绳肌),伸髋 10°～15°,阻力加于大腿远端后面
内收大、长、短肌股薄肌耻骨肌	仰卧,分腿30°,试图髋内收时,于股内侧部可触及肌腱活动	体位同1级,下肢放在滑板上,可主动内收髋	向同侧侧卧,两腿伸,托住位于上方的下肢,阻力加于大腿远端内侧
臀中、小肌阔筋膜张肌	仰卧,腿伸直,试图髋外展时,于大转子上方可触及肌腱活动	体位同1级,下肢放在滑板上,可主动外展髋	向对侧侧卧,位于上方的下肢半屈,髋外展,阻力加于大腿远端外侧

续表 3 - 2

肌肉	检查方法与评定		
	1 级	2 级	3、4、5 级
股方肌 梨状肌 臀大肌 上、下子肌 闭孔内、外肌	仰卧,腿伸直,试图髋外旋时,于大转子上方可触及肌腱活动	体位同 1 级,可主动外旋髋	仰卧,小腿在床缘外下垂,髋外旋,小腿摆向内侧,阻力加于小腿下端内侧
臀小肌 阔筋膜张肌	仰卧,腿伸直,试图髋内旋时,于大转子上方可触及肌腱活动	体位同 1 级,可主动内旋髋	仰卧,小腿在床缘外下垂,髋内旋,小腿摆向外侧,阻力加于小腿下端外侧
腘绳肌	俯卧,试图屈膝时,可于腘窝两侧触及肌腱活动	向同侧侧卧,托住对侧下肢,可主动屈膝	俯卧,膝从伸直位屈曲,阻力加于小腿下端后侧
股四头肌	仰卧,试图伸膝时,可触及髌韧带活动	向同侧侧卧,托住对侧下肢,可主动伸膝	仰卧,小腿在床缘外下垂,伸膝,阻力加于小腿下端前侧
腓肠肌 比目鱼肌	侧卧,试图踝跖屈时,可触及跟腱活动	体位同 1 级,踝可主动跖屈	俯卧,膝伸直(测腓肠肌)或膝屈曲(测比目鱼肌),踝跖屈,阻力加于足跟
胫前肌	仰卧,试图踝背屈,足内翻时,可触及其肌腱活动	侧卧,可主动踝背屈、足内翻	坐位,小腿下垂,踝背屈并足内翻,阻力加于足背内缘,向外下方推
胫后肌	仰卧,试图足内翻及跖屈时,于内踝后方可触及肌腱活动	体位同 1 级,可主动踝跖屈、足内翻	向同侧侧卧,足在床缘外,足内翻并踝跖屈,阻力加于足内缘,向外上方推
腓长、短肌	仰卧,试图足外翻时,于外踝后方可触及肌腱活动	体位同 1 级,可主动踝跖屈、足外翻	向对侧侧卧,使跖屈的足外翻,阻力加于足外缘,向内上方推
趾长、短屈肌	屈趾时,于趾近节跖面可触及肌腱活动	体位同 1 级,有主动屈趾活动	仰卧,屈趾,阻力加于足趾近节跖面

续表 3-2

肌肉	检查方法与评定		
	1级	2级	3、4、5级
趾长、短伸肌	仰卧,伸趾时,于足背可触及肌腱活动	体位同1级,有主动伸趾活动	同左,伸足趾,阻力加于足趾近节背面
踇长伸肌	坐位,伸踇趾时,于踇趾近节背侧可触及肌腱活动	体位同1级,有主动伸踇趾活动	同左,固定踇趾近节,伸踇趾,阻力加于踇趾近节背侧

表 3-3 躯干主要肌肉的徒手肌力检查(1)

肌肉	检查方法与评定		
	1级	2级	3、4、5级
斜方肌菱形肌	坐位,臂外展放桌上,试图使肩胛骨内收时可触及肌肉收缩	体位同1级,臂外展放桌上,使肩胛骨主动内收时可见运动	俯卧,两臂稍抬起,使肩胛骨内收,阻力为将肩胛骨向外推
斜方肌下部	俯卧,一臂前伸内旋,试图使肩胛骨内收及下移时,可触及斜方肌下部收缩	体位同1级,可见有肩胛骨内收和下移运动	同左,肩胛骨内收及下移,阻力为将肩胛骨下角向外上推
斜方肌上部肩胛提肌	俯卧,试图耸肩时,可触及斜方肌上部收缩	体位同1级,能主动耸肩	坐位,两臂垂于体侧,耸肩,向下压的阻力加于肩锁关节
前锯肌	坐位,一臂向前放桌上,上臂前伸时,在肩胛骨内缘可触及肌收缩	体位同1级,上臂前伸时可见肩胛骨活动	坐位,上臂前平举,屈肘,上臂向前移动,肘不伸,向后推的阻力加于肘部

表 3-3 躯干主要肌肉的徒手肌力检查(2)

肌肉	检查方法与评定				
	1级	2级	3级	4级	5级
斜角肌颈长肌头长肌胸锁乳突肌	仰卧,屈颈时,可触及胸锁乳突肌收缩	侧卧,托住头部时可屈颈	仰卧,能抬头,不能抗阻力	同左,能抗中等阻力	同左,抬头屈颈,能抗加于额部的较大阻力

续表 3－3(2)

肌肉	检查方法与评定				
	1 级	2 级	3 级	4 级	5 级
斜方肌 颈部竖脊肌	俯卧，抬头时触及斜方肌腱活动	侧卧，托住头部时可仰头	俯卧，能抬头，不能抗阻	同左，能抵抗中等阻力	同左，抬头时能抗加于额部的较大阻力
腹直肌	仰卧，抬头时触及上腹部腹肌紧张	仰卧，能屈颈抬头	仰卧，屈髋及膝，能抬起头及肩胛部	同左，双手前平举，能坐起	同左，双手抱头后能坐起
骶棘肌	俯卧，抬头时触及其收缩	俯卧位能抬头	俯卧，胸以上在床缘外下垂 30°，固定下肢，能抬起上身，不能抗阻	同左，能抗中等阻力	同左，能抗较大阻力
腹内斜肌 腹外斜肌	坐位，试图转体时触及腹外斜肌收缩	同左，双臂下垂，能大幅度转体	仰卧，能旋转上体至一肩离床	仰卧，屈腿，固定下肢，双手前平举能坐起并转体	同左，双手抱颈后能坐起，同时向一侧转体

2. 分级标准(见表 3－4)。

表 3－4　肌力分级标准

测试结果	Lovett 分级	MRC 分级	Kendall 百分比(%)
能抗重力及正常阻力运动至测试姿位或维持此姿位	正常，Normal，N	5	100
	正常$^-$，Normal$^-$，N$^-$	5$^-$	95
能抗重力及中等运动至测试姿位或维持此姿位	良$^+$，Good$^+$，G$^+$	4$^+$	90
	良，Good，G	4	80
能抗重力及小阻力运动至测试姿位或维持此姿位	良$^-$，Good$^-$，G$^-$	4$^-$	70
	好$^+$，Fair$^+$，F$^+$	3$^+$	60
能抗肢体重力运动至测试姿位或能维持此姿位	好，Fair，F	3	50
抗肢体重力运动至接近测试姿位，消除重力时运动至测试姿位	好$^-$，Fair$^-$，F$^-$	3$^-$	40

续表 3 - 4

测试结果	Lovett 分级	MRC 分级	Kendall 百分比（%）
在消除重力姿位后做中等幅度运动	差$^+$,Poor$^+$,P$^+$	2$^+$	30
在消除重力姿位后做小幅度运动	差,Poor,P	2	20
无关节活动,可扪到肌收缩	差$^-$,Poor$^-$,P$^-$	2$^-$	10
	微,Trace,T	1	5
无可测知的肌收缩	零,Zero,0	0	0

3. 注意事项

（1）检查前说明检查目的、步骤、方法和感受,消除患者紧张情绪。

（2）为了准确把握施加阻力的大小,应首先检查健侧同名肌。

（3）保持正确的检测位置以确保正确判断肌力的级别。

（4）抗阻方向与肌肉牵拉的方向相反。抗阻点设在被测肢体的远端。

（5）2 级肌力的患者可采用肢体在平滑表面上活动;或用悬吊带将测试部位吊起悬空,随肌肉活动而同步地做水平运动。

（6）检查中如有疼痛、肿胀或痉挛,应在结果记录中注明。

（7）尽可能在同一体位完成所需检查的肌力情况,以减少患者因不断变换体位带来的不便。

（8）中枢神经系统疾病和损伤所致的痉挛性瘫痪不宜进行徒手肌力检查。

（四）等长肌力检查（isometric muscle testing,IMMT）

在标准姿势下用特制测力器测定一块或一组肌肉的等长收缩所能产生的最大张力。

1. 握力 用握力计测定,测试时上肢在体侧下垂,握力计表面向外,将把手握至适当宽度,测 2～3 次,取最大值,正常值一般为体重的 50%。

2. 捏力 拇指与其他手指相对,捏压捏力机的指板,其值约为握力的 30%。

3. 背拉力 测试时两膝伸直,将把手调节到膝关节高度,然后做伸腰动作,并上提把手。正常值:男性为体重的 1.5～2 倍,女性为体重的 1～1.5 倍。

4. 腹、背肌等长耐力测试 俯卧位,两手抱头后,脐以上的身体部分在桌缘外,固定两下肢,伸直脊柱使上体凌空并高于水平位。如能维持此姿势的时间超过 60 s 为正常。仰卧位,两下肢伸直并拢,抬高 45°,能维持此姿势的时间超过 60 s 为正常。

5. 电子测力机 将测力机连接上电子数字显示器,加上微电脑系统就构成了新颖的电子测力机,这类测力机已经问世,预计将会很快得到广泛应用。

(五)等张肌力检查(isotonic muscle testing,ITMT)

在标准姿势下测定一组肌群在做等张收缩时能使关节做全幅度运动时的最大阻力。

1. 运动器械　哑铃、砂袋、杠铃片或其他定量负重的运动器械。

2. 测试指标　以试举重物进行测试,作 1 次运动所能承受的最大阻力称 1 次最大阻力(1 RM),完成 10 次连续运动所能承受的最大阻力为 10 次最大阻力(10 RM)。

3. 注意事项　进行等张肌力测试时须对试用阻力作适当估计,如多次反复试举则使肌肉产生疲劳,影响测试结果。

(六)等速肌力检查(isokinetic muscle testing,IKMT)

1. 测试仪器　有 Biodex、Cybex、Kin－Com、Lido 等。

2. 评定指标

(1)峰力矩:指肌肉收缩产生的最大力矩输出,即力矩曲线上最高点处的力矩值,代表了肌肉收缩产生的最大肌力。单位为牛·米(N·m)。

(2)峰力矩体重比:指单位体重的峰力矩值,代表肌肉收缩的相对肌力,可用于不同体重的个体或人群之间的肌力比较。

(3)峰力矩角度:指力矩曲线中,峰力矩所对应的角度,代表肌肉收缩的最佳用力角度。

(4)总做功:即力矩曲线下的总面积。单位为焦(J)。

(5)平均功率:指单位时间内肌肉的做功量,反映了肌肉做功的效率。单位为瓦(W)。

(6)力矩加速能:指肌肉收缩最初 1/8 s 的做功量,即前 1/8 s 力矩曲线下的面积,代表肌肉收缩的爆发能力。单位为焦(J)。

(7)耐力比:指肌肉重复收缩时的耐疲劳能力。耐力比常用百分比表示。

(8)主动肌与拮抗肌峰力矩比:主要判断关节活动中主动肌与拮抗肌群之间的肌力平衡情况,对判断关节稳定性有一定意义。

二、肌张力

肌张力是指人体安静情况下肌肉保持的紧张度,是维持身体各种姿势以及正常活动的基础。

(一)适应证

① 由制动、运动减少或其他原因引起的肌肉失用性改变,导致肌肉功能障碍;② 肌肉病变引起的肌肉萎缩或肌力减弱;③ 由神经病变引起的肌肉功能障碍;④ 由关节疾病或损伤引起的肌力减弱,肌肉功能障碍;⑤ 由其他原因引起的肌肉功能障碍等;⑥ 作为健康人或运动员的体质评定指标。

（二）禁忌证

关节不稳、骨折未愈合又未作内固定、急性渗出性滑膜炎、严重疼痛、急性扭伤、骨关节肿瘤等。

（三）检查方法

主要是手法检查。首先观察并触摸受检肌群在放松、静止情况下的肌张力状态。

1. 肌张力减低（弛缓）　检查者推拉患者肌群时几乎感受不到阻力；患者自己不能抬起肢体，检查者松手时，肢体将向重力方向下落；肌张力显著降低时，肌肉不能保持正常时的一定外形与弹力，表现松弛软弱。

2. 肌张力增高（痉挛）　肌腹丰满、硬度增高；患者在肢体放松的情况下，检查者以不同的速度对患者的关节做被动运动时，感觉明显阻力，甚至很难进行被动运动；如检查者松手时，肢体被拉向肌张力增高一方；长时间痉挛可能会引起局部肌肉和/或肌腱的挛缩，影响肢体运动；痉挛肢体的腱反射常表现亢进。

（四）临床分级

1. 肌张力减低

（1）轻度：肌张力降低，把肢体放在可下垂的位置上，检查者松手时，肢体只能短暂地抗重力，随即下垂；同时有肌力下降，但有一定的功能活动。

（2）中度到重度：肌张力显著降低或消失，若把肢体放于可下垂的位置上，检查者松手时，肢体立即下垂；同时有肌力显著丧失，不能产生有功能的活动。

2. 肌痉挛

手法检查：改良 Ashworth 痉挛分级法是临床上最常用的肌痉挛程度的评定方法（见表 3-5）。

表 3-5　改良 Ashworth 痉挛分级法

分级	神经科分级	Ashworth 分级
0	肌张力降低	无肌张力增高
1	肌张力正常	轻度增高，被动活动时有一过性停顿
2	稍高，肢体活动未受限	增高较明显，活动未受限
3	肌张力高，活动受限	增高明显，被动活动困难
4	肌肉僵硬，被动活动困难或不能	肢体僵硬，被动活动不能

三、关节活动

关节活动范围（range of motion，ROM）是指关节远端骨移动的度数，而不是两骨之间所构成的固定夹角。

（一）适应证

1. 骨关节伤病及手术后患者。

2. 肌肉伤病及手术后患者。

3. 神经系统疾病患者。

4. 其他原因导致关节活动障碍的患者

5. 康复治疗效果评定。

（二）禁忌证

1. 关节急性炎症。

2. 关节内骨折未作处理。

（三）测量方法和正常参考值

见表3－6、3－7、3－8、3－9。

表3－6　上肢主要关节活动度的测量

关节	运动	体位	量角器放置方法			正常参考值
			轴心	固定臂	移动臂	
肩	屈、伸	坐或立位,臂置于体侧,肘伸直	肩峰	与腋中线平行	与肱骨纵轴平行	屈0～180° 伸0～50°
	外展	坐或站位,臂置于体侧,肘伸直	肩峰	与身体中线平行	与肱骨纵轴平行	0～180°
	内、外旋	仰卧,肩外展90°,肘屈90°	鹰嘴	与腋中线平行	与前臂纵轴平行	各0～90°
肘	屈、伸	仰卧或坐或立位,臂取解剖位	肱骨外上髁	与肱骨纵轴平行	与桡骨纵轴平行	各0～150°
桡尺	旋前、旋后	坐位,上臂置于体侧,肘屈90°,前臂中立位	尺骨茎突	与地面垂直	腕关节背面（测旋前）或掌面（测旋后）	各0～90°
腕	屈、伸	坐或站位,前臂完全旋前	尺骨茎突	与前臂纵轴平行	与第二掌骨纵轴平行	屈0～90° 伸0～70°
	尺、桡侧偏移或外展	坐位,屈肘,前臂旋前,腕中立位	腕背侧中点	前臂背侧中线	第三掌骨纵轴	桡偏0～25° 尺偏0～55°

表 3-7 手部关节活动度的测量

关节	运动	受检体位	量角器放置方法			正常参考值
			轴心	固定臂	移动臂	
掌指	屈、伸	坐位,腕中立位	近节指骨近端	与掌骨平行	与近指骨平行	伸 0～20°,屈 0～90°(拇指 0～30°)
指间	屈、伸	坐位,腕中立位	远侧指骨近端	与近侧指骨平行	与远指骨平行	近指间为 0～100°,远指间为 0～80°
拇指腕掌	内收、外展	坐位,腕中立位	腕掌关节	与食指平行	与拇指平行	0～60°

表 3-8 下肢主要关节活动度的测量

关节	运动	受检体位	量角器放置方法			正常参考值
			轴心	固定臂	移动臂	
髋	屈	仰卧或侧卧,对侧下肢伸直	股骨大转子	与身体纵轴平行	与股骨纵轴平行	0～125°
	伸	侧卧,被测下肢在上	股骨大转子	与身体纵轴平行	与股骨纵轴平行	0～15°
	内收、外展	仰卧	髂前上棘	左右髂前上棘连线的垂直线	髂前上棘至髌骨中心的连线	各 0～45°
	内旋、外旋	仰卧,两小腿于床缘外下垂	髌骨下端	与地面垂直	与胫骨纵轴平行	各 0～45°
膝	屈、伸	俯卧、侧卧或坐在椅子边缘	股骨外踝	与股骨纵轴平行	与胫骨纵轴平行	屈:0～150° 伸:0°
踝	背屈、跖屈	仰卧,踝处于中立位	腓骨纵轴线与足外缘交叉处	与腓骨纵轴平行	与第五跖骨纵轴平行	背屈:0～20° 跖屈:0～45°
	内翻外翻	俯卧,足位于床缘外	踝后方两踝中点	小腿后纵轴	轴心与足跟中点连线	内翻:0～35° 外翻:0～25°

表 3－9　脊柱关节活动度的测量

关节	运动	受检体位	量角器放置方法			正常参考值
			轴心	固定臂	移动臂	
颈部	前屈	坐或立位,在侧方测量	肩峰	平行前额面中心线	头顶与耳孔连线	0～60°
	后伸	坐或立位,在侧方测量	肩峰	平行前额面中心线	头顶与耳孔连线	0～50°
	左、右旋	坐或仰卧,于头顶测量	头顶后方	头顶中心矢状面	鼻梁与枕骨结节的连线	各 0～70°
	左、右侧屈	坐或立位,于后方测量	第 7 颈椎棘突	第 7 颈椎与第 5 腰椎棘突的连线	头顶中心与第 7 颈椎棘突的连线	各 0～50°
胸腰部	前屈	坐位或立位	第 5 腰椎棘突	通过第 5 腰椎棘突的垂线	第 7 颈椎与第 5 腰椎棘突的连线	0～45°
	后伸	坐位或立位	第 5 腰椎棘突	通过第 5 腰椎棘突的垂线	第 7 颈椎与第 5 腰椎棘突的连线	0～30°
	左、右旋	坐位,臀部固定	头顶部中点	双侧髂棘上缘连线的平行线	双侧肩峰连线的平行线	0～40°
	左、右侧屈	坐位或立位	第 5 腰椎棘突	两侧髂嵴连线中点的垂线	第 7 颈椎与第 5 腰椎棘突的连线	各 0～50°

（四）注意事项

1. 熟悉关节的解剖位、中立位和关节的运动方向。

2. 测量时要固定近端肢体,量角器的轴心与关节轴心相对,固定臂与关节的近端骨长轴平行,移动臂与关节的远端骨长轴平行,并随远端骨的运动而移动。

3. 关节活动受限时,先测量主动关节活动度,后测量被动关节活动度,分别记录。

4. 测量部位、工具和人员要尽量固定,以减少误差。

5. 按摩、运动及其他康复治疗后的关节活动范围不代表患者的基础状态。

四、步态

临床步态分析的目的是通过生物力学和运动学手段,分析和揭示步态异常、程度以及实质和影响因素,为制订针对性的康复治疗方案提供依据。临床步态分析常用的方法有目测法步态观察、足印法定量分析、计算机辅助三维步态分析。

（一）适应证

神经系统和骨骼运动系统的病变或损伤影响行走功能的患者,包括脑外伤、脑卒中、脊髓损伤、帕金森病、小脑疾患、脑瘫、假肢、髋关节置换术后等。

（二）禁忌证

1. 站立平衡功能障碍者。

2. 下肢骨折未愈合者。

3. 各种原因所致的关节不稳。

4. 检查不配合者。

（三）步态分析

1. 常用术语

（1）步行周期:人行走时,从一侧足跟着地起到该侧足跟再次着地为止所用的时间称为一个步行周期。在一个步行周期中,每一侧下肢都要经历一个与地面接触并负重的支撑相及离地腾空向前挪动的摆动相。正常人的支撑相占整个步行周期的 $60\%\sim65\%$,摆动相占 $35\%\sim40\%$。单侧下肢站立时称"单支撑期",双侧下肢同时站立时称为"双支撑期"。此外,支撑相又根据经历过程细分为若干个时期。

① 足跟着地:又称首次着地,指足跟接触地面的瞬间,支撑相的起始点。

② 全足底着地:又称承重反应期,指足跟着地后脚掌随即着地的瞬间,发生在步行周期的 15%,是重心由足跟向全足转移的过程。

③ 支撑相中期:躯干位于支撑腿正上方,发生在步行周期的 40%。是步行周期中唯一单腿支撑全身体重的时期。

④ 足跟离地:于站立末期,支撑腿足跟离地的瞬间。

⑤ 足趾离地:又称摆动前期,支撑腿足跟离地后足趾离地前的时间。

（2）步长:行走时左、右侧足跟先后着地两点之间的距离称为步长,以"厘米"为单位表示。步长与身高有关,身高愈高,步长愈大。自然步速时,正常人为 $50\sim80$ cm,左、右步长基本相等,它反映了步态的对称性与稳定性。

（3）跨步长:同侧足跟前后两次着地点间的距离称为跨步长,以"厘米"为单位表示,也可称为步幅。正常人跨步长是步长的两倍,为 $100\sim160$ cm。

(4) 步宽:两足内缘之间的最短水平距离,以"厘米"为单位表示。正常人为 $5\sim10$ cm。步宽反映行走时身体的稳定性。

(5) 步频:单位时间内行走的步数称为步频,以"步数/min"为单位表示。正常人平均自然步速为 $95\sim125$ 步/min。步频的快慢反映了步态的节奏性。

(6) 步行速度:单位时间内行走的距离称为步行速度,以"米/秒"为单位表示。正常人平均自然步速约为 1.2 m/s。步行速度与跨步长和步频相关,跨步长增加、步频加快,步行速度亦加快,反之亦然。

2. 步态分析的基本方法

(1) 了解病史:患者既往损伤、疾病以及手术史对判断步态有重要参考价值。

(2) 体检:检查肌力、肌张力、关节活动范围等,有助于分析步态障碍的原因。

(3) 足印法步态检查操作程序

① 在受试者足底涂上白色粉末。

② 受试者在行走若干步后,从一侧足跟着地时开始计时。

③ 走完全程后于同侧足跟着地时停止计时。

④ 记录及计算平均步行周期时间。

⑤ 测量行走距离。

⑥ 测量左右步长。

⑦ 判断步态是否对称。

⑧ 测量跨步长、步宽。

⑨ 计算步频、步行速度。

(4) 目测法步态观察:观察内容如下:

① 患者的站立姿势。

② 步态的总体状况:包括步行节奏、对称性、流畅性、身体重心的偏移、躯干倾斜、上肢摆动、患者神态表情、辅助器具(矫形器、助行器、假肢)的使用等。

③ 侧面观察步态:包括两个方面。识别步行周期的时相、分期及其特点;观察骨盆、髋、膝、踝及足趾关节角度在步行周期中不同阶段的变化。

④ 正面观察步态:主要观察髋关节内收、外展和内旋、外旋,骨盆运动及身体重心的变化等。

⑤ 步态观察分析表:步态观察分析表是系统观察步态评价表,包含 48 种常见异常表现。该表横排为步行周期分期;纵列按躯干、骨盆、髋、膝、踝及足趾的顺序将 48 种异常表现依次列出。表中涂黑的格子表示与该步行分期相对应的关节运动情况可以省略而无需观察;空白格和浅灰色格子则表示要对

这一时间里是否存在某种异常运动进行观察和记录。在有异常存在的格中打"√"。如为双侧运动则用"左"或者"右"表示。空白格表示最需要重点观察的情况(见表 3－10)。

表 3－10　步态观察分析表

		支 撑 相				摆 动 相			
		首次着地	承重反应期	支撑相中期	站立末期	摆动前期	摆动初期	摆动中期	摆动末期
躯干	前屈								
	后伸								
	侧弯(左/右)								
	过度旋前								
	过度旋后								
骨盆	一侧抬高								
	前倾								
	后倾								
	旋前不足								
	旋后不足								
	过分旋前								
	过分旋后								
	同侧下降								
	对侧下降								
髋关节	屈曲:受限								
	消失								
	过度								
	伸展不充分								
	后撤								
	外旋								
	内旋								
	内收								
	外展								

续表 3－10

		支 撑 相				摆 动 相			
		首次着地	承重反应期	支撑相中期	站立末期	摆动前期	摆动初期	摆动中期	摆动末期
膝关节	屈曲:受限								
	消失								
	过度								
	伸展不充分								
	不稳定								
	过伸展								
	膝反张								
	内翻								
	外翻								
	对侧膝过度屈曲								
踝关节	前脚掌着地								
	全足底着地								
	足拍击地面								
	过度跖屈								
	过度背屈								
	内翻								
	外翻								
	足跟未触地								
	无足跟离地								
	足趾或前脚掌拖地								
	对侧前脚掌踮起								
足趾	过度伸展（上翘）								
	伸展不充分								
	过度屈曲								

（四）注意事项

1. 正式检查前,让患者试行至自然行走方式再测试。

2. 受试者每一次行走至少要包含 6 个步行周期。

3. 如受试者步态不稳,行走中要注意监护,防止跌倒。

五、平衡

平衡是指在不同的环境和情况下维持身体直立姿势的能力。平衡是人体保持体位,完成各项日常生活活动,尤其是步行的基本保证。当各种原因导致维持姿势稳定的感觉运动器官受到损伤时,平衡功能就出现障碍。

（一）适应证

1. 中枢神经系统损害　脑外伤、脑血管意外、帕金森病、多发性硬化、小脑疾患、脑肿瘤、脑瘫、脊髓损伤等。

2. 耳鼻喉科疾病　各种眩晕症。

3. 骨科疾病或损伤　下肢骨折及骨关节疾患、截肢、关节置换、影响姿势与姿势控制的颈部与背部损伤以及各种运动损伤、肌肉疾患及外周神经损伤等。

（二）禁忌证

1. 下肢骨折未愈合。

2. 不能负重站立者。

3. 严重的心血管疾病。

4. 高热、急性炎症。

5. 不能主动合作者。

（三）平衡反应测试

1. 坐位平衡

（1）检查方法:受试者坐在椅子上,检查者将患者上肢向一侧牵拉。

（2）结果判断:① 阳性反应:头部和胸廓出现向中线的调整,被牵拉一侧出现保护性反应,另一侧上、下肢伸展并外展。② 阴性反应:头部和胸廓未出现向中线的调整,被牵拉一侧和另一侧上、下肢未出现上述反应或仅身体的某一部分出现阳性反应。

2. 跪位平衡

（1）检查方法:受试者取跪位,检查者将患者上肢向一侧牵拉,使之倾斜。

（2）结果判断:① 阳性反应:头部和胸廓出现向中线的调整,被牵拉一侧出现保护性反应,对侧上、下肢伸展并外展。② 阴性反应:头部和胸廓未出现向中线的调整,被牵拉一侧和另一侧上、下肢未出现上述反应或仅身体的某一部分出现阳性反应。

3. 站位平衡

（1）检查方法：受试者取站立位，检查者向左、右、前、后方向推动受试者身体。

（2）结果判断：① 阳性反应：脚快速向侧方、前方、后方跨出一步，头部和胸廓出现调整。② 阴性反应：不能为维持平衡而快速跨出一步，头部和胸廓不出现调整。

4. 平衡反应测试时，也可以把平衡功能分为三级，即 1 级静态平衡，2 级自动态平衡，3 级他动态平衡。

（四）Berg 平衡量表

见表 3-11。

表 3-11　Berg 平衡量表

检查项目	完成情况	评分
1. 从坐位站起	不用手扶能够独立地站起并保持稳定	4
	用手扶着能够独立地站起	3
	几次尝试后自己用手扶着站起	2
	需要他人小量的帮助才能站起或保持稳定	1
	需要他人中等或最大量的帮助才能站起或保持稳定	0
2. 无支持站立	能够安全站立 2 min	4
	在监视下能够站立 2 min	3
	在无支持的条件下能够站立 30 s	2
	需要若干次尝试才能无支持地站立达 30 s	1
	无帮助时不能站立 30 s	0
3. 无靠背坐位，但双脚着地或放在一个凳子上	能够安全地保持坐位 2 min	4
	在监视下能够保持坐位 2 min	3
	能坐 30 s	2
	能坐 10 s	1
	没有靠背支持，不能坐 10 s	0
4. 从站立位坐下	最小量用手帮助安全地坐下	4
	借助于双手能够控制身体的下降	3
	用小腿的后部顶住椅子来控制身体的下降	2
	独立地坐，但不能控制身体下降	1
	需要他人帮助坐下。	0
5. 转移	少用手扶着就能够安全地转移	4
	绝对需要用手扶着才能够安全地转移	3
	需要口头提示或监视能够转移	2
	需要一个人的帮助	1
	为了安全，需要两个人的帮助或监视	0

续表 3－11

检查项目	完成情况	评分
6. 无支持闭目站立	能够安全地站 10 s	4
	监视下能够安全地站 10 s	3
	能站 3 s	2
	闭眼不能达 3 s,但站立稳定	1
	为了不摔倒而需要两个人的帮助	0
7. 双脚并拢无支持站立	能够独立地将双脚并拢并安全站立 1 min	4
	能够独立地将双脚并拢并在监视下站立 1 min	3
	能够独立地将双脚并拢,但不能保持 30 s	2
	需要别人帮助将双脚并拢,但能够双脚并拢站 15 s	1
	需要别人帮助将双脚并拢,双脚并拢站立不能保持 15 s	0
8. 站立位时上肢向前伸展并向前移动	能够向前伸出>25 cm	4
	能够安全地向前伸出>12 cm	3
	能够安全地向前伸出>5 cm	2
	上肢可以向前伸出,但需要监视	1
	在向前伸展时失去平衡或需要外部支持	0
9. 站立位时从地面捡起东西	能够轻易地且安全地将鞋捡起	4
	能够将鞋捡起,但需要监视	3
	伸手向下达 2～5 cm 且独立地保持平衡,但不能将鞋捡起	2
	试着做伸手向下捡鞋的动作时需要监视,但仍不能将鞋捡起	1
	不能试着做伸手向下捡鞋的动作,或需要帮助免于失去平衡或摔倒	0
10. 站立位转身向后看	从左右侧向后看,体重转移良好	4
	仅从一侧向后看,另一侧体重转移较差	3
	仅能转向侧面,但身体的平衡可以维持	2
	转身时需要监视	1
	需要帮助以防失去平衡或摔倒	0
11. 转身 360°	在≤4 s 的时间内,安全地转身 360°	4
	在≤4 s 的时间内,仅能从一个方向安全地转身 360°	3
	能够安全地转身 360°但动作缓慢	2
	需要密切监视或口头提示	1
	转身时需要帮助	0

续表 3-11

检查项目	完成情况	评分
12. 无支持站立时将一只脚放在台阶或凳子上	能够安全且独立地站,在 20 s 的时间内完成 8 次	4
	能够独立地站,完成 8 次>20 s	3
	无需辅助具,在监视下能够完成 4 次	2
	需要少量帮助,能够完成>2 次	1
	需要帮助以防止摔倒或完全不能做	0
13. 一脚在前的无支持站立	能够独立地将双脚一前一后地排列(无距离),并保持 30 s	4
	能够独立地将一只脚放在另一只脚的前方(有距离),并保持 30 s	3
	能够独立地迈一小步并保持 30 s	2
	向前迈步需要帮助,但能够保持 15 s	1
	迈步或站立时失去平衡	0
14. 单腿站立	能够独立抬腿并保持>10 s	4
	能够独立抬腿并保持 5~10 s	3
	能够独立抬腿并保持≥3 s	2
	试图抬腿,不能保持 3 s,但可维持独立站立	1
	不能抬腿或需要帮助,以防摔倒	0

(五)平衡功能测定仪

1. 测定方法　受试者坐或站在检查台定位点上,双手自然垂放于体侧,两眼平视前方。于睁眼和闭眼两种状态下测试平衡功能。测试时间分别为 1 min。

2. 结果判定　人体重心动摇类型、重心动摇轨迹长、动摇面积、重心动摇中心的偏移、Romberg 率等。根据个体康复治疗前后变化进行结果比较。

六、协调

协调功能是人体自我调节,完成平滑、准确且有控制的随意动作的一种能力。协调是完成精细运动技能动作的必要条件。小脑、前庭神经、视神经、深感觉、锥体外系在运动的协调中发挥重要作用。当上述结构发生病变,协调动作即会出现障碍。

(一)适应证

1. 小脑性共济失调　小脑疾患、酒精中毒或巴比妥中毒。

2. 感觉性共济失调　脊髓疾病。

3. 前庭障碍。

4. 各种震颤　帕金森病、老年动脉硬化、慢性肝病、甲状腺功能亢进。

5. 舞蹈样运动　儿童的脑风湿病变。

6. 手足徐动　脑性瘫痪、肝豆状核变性、脑基底节变性(脑炎或中毒)等。

7. 手足搐搦　低钙血症和碱中毒。

8. 运动徐缓　进行性肌营养不良症。

（二）禁忌证

1. 严重的心血管疾病。

2. 不能主动合作者。

（三）评定方法

1. 指鼻试验　嘱患者先将手臂伸直、外展、外旋,以示指尖触自己的鼻尖,然后以不同的方向、速度、睁眼、闭眼重复进行,且两侧比较。小脑半球病变时可看到同侧指鼻不准,接近鼻尖时动作变慢,或出现动作性震颤(意向性震颤),且常见超过目标(辨距不良)。感觉性共济失调时睁眼做无困难,闭眼时则发生障碍。

2. 对指试验　嘱患者伸直示指,曲肘,然后伸直前臂以示指触碰对面检查者的示指。分别在睁眼和闭眼时进行试验,若总是偏向一侧,则提示该侧小脑或迷路有病损。

3. 跟膝胫试验　患者仰卧,上抬一侧下肢用足跟碰对侧膝盖,再沿胫骨前缘向下移动。小脑损害时抬腿触膝易出现辨距不良和意向性震颤,下移时常摇晃不稳。感觉性共济失调时,患者足跟于闭目时难寻到膝盖。

4. 快速反复动作(轮替动作)试验　评定交互动作。嘱患者以前臂向前伸平并快速反复地作旋前旋后动作;或以一侧手快速连续拍打对侧手背;或足跟着地以前脚掌敲击地面等。小脑性共济失调患者做这些动作笨拙,节律慢而不匀,称轮替动作不能。

5. 闭目难立征(Romberg 征)　嘱患者双足并拢站立,两手向前平伸,闭目。如出现身体摇晃或倾斜则为阳性。仅闭目不稳提示两下肢有感觉障碍(感觉性共济失调),闭目睁目皆不稳提示小脑蚓部病变(小脑性共济失调)。蚓部病变易向后倾,一侧小脑半球病变或一侧前庭损害则向患侧倾倒。

6. 站立后仰试验　协同运动障碍的检查方法。患者取立位,嘱其身体向后仰。正常人膝关节弯曲,身体可以维持后仰位,小脑疾患时膝不能弯曲而向后方倾倒。

7. 观察日常生活动作　观察吃饭、穿衣、扣纽扣、取物、书写、站立、姿势以及步态等活动是否协调、自如准确。有无动作性震颤、言语顿挫等。观察有无不自主运动,如舞蹈样运动、手足徐动、震颤(静止性、动作性)、抽搐。

七、循环呼吸功能

（一）临床肺功能测试

1. 肺活量　指尽力吸气后缓慢而完全呼出的气量,随病情严重性的增加而下降。

2. 第一秒用力呼气量（FEV$_1$）　指尽力吸气后最大努力快速呼气,第一秒所能呼出的气体量。FEV$_1$与用力肺活量（FVC）的比值与肺功能的好坏及预后有很好的相关关系（见表 3－12、3－13）。

表 3－12　肺功能分级标准

COPD 分级	FEV$_1$/FVC
Ⅰ级（轻）	≥70%
Ⅱ级（中）	50%～69%
Ⅲ级（重）	<50%

表 3－13　肺功能和日常生活能力评定

分级	表　　现
0 级	虽有不同程度肺气肿,但活动如常人,日常生活照常,活动时无气短
1 级	一般劳动时出现气短
2 级	平地步行无气短,速度较快或登楼、上坡时,同龄健康人不觉气短而感有气短
3 级	慢走不及百步即有气短
4 级	讲话或穿衣等轻微动作时即有气短
5 级	安静时出现气短、无法平卧

（二）临床心功能分级（NYHA）

见表 3－14。

表 3－14　临床心功能分级

分级	表　　现
Ⅰ级	体力活动不受限。一般体力活动不引起疲劳、心悸、呼吸困难或心绞痛
Ⅱ级	体力活动稍受限。休息时正常,但一般的体力活动可引起疲劳、心悸、呼吸困难或心绞痛
Ⅲ级	体力活动明显受限。休息时尚正常,但轻度体力活动可引起疲劳、心悸、呼吸困难或心绞痛
Ⅳ级	体力活动完全丧失。休息时仍有心衰症状或心绞痛。任何体力活动均可使症状加重

NYHA 心功能分级与代谢当量对应,可以指导日常活动与运动(见表 3 - 15)。

表 3 - 15　心功能分级与代谢当量的关系

心功能分级	活动时代谢当量水平
Ⅰ级	$\geqslant 7$
Ⅱ级	$5\sim 7$
Ⅲ级	$2\sim 5$
Ⅳ级	<2

(三)心电运动试验

心电运动试验是指采用定量运动负荷,逐步增加受试者心血管系统应激,进行心肺功能评定和诊断的试验方法。试验过程中需要有心电监护的条件。

1. 适应证　适用于有下列需求,而无禁忌证的对象。

(1)协助临床诊断:冠心病诊断;鉴定心律失常;鉴定呼吸困难或胸闷的性质。

(2)确定心血管功能状态:评定冠状动脉病变严重程度及预后;评定心功能、体力活动能力和残疾程度;评定康复治疗效果。

(3)指导康复治疗:评定患者运动的安全性;为制定运动处方提供定量依据;协助患者选择必要的临床治疗;使患者感受实际活动能力,去除顾虑,增强参加日常活动的信心。

2. 禁忌证　病情不稳定者均属于禁忌证。

(1)绝对禁忌证

① 未控制的心力衰竭或急性心衰。

② 严重的左心功能障碍。

③ 血流动力学不稳的严重心律失常(室性或室上性心动过速,多源性室早,快速型房颤、Ⅲ°房室传导阻滞等)。

④ 不稳定型心绞痛或增剧型心绞痛。

⑤ 近期心肌梗死后非稳定期。

⑥ 急性心包炎,心肌炎,心内膜炎。

⑦ 严重未控制的高血压。

⑧ 急性肺动脉栓塞或梗死。

⑨ 全身急性炎症或传染病。

⑩ 下肢功能障碍。

⑪ 确诊或怀疑主动脉瘤。

⑫ 严重主动脉瓣狭窄。

⑬ 血栓性脉管炎或心脏血栓。

⑭ 精神疾病发作期间或严重神经症。

（2）相对禁忌证

① 严重高血压（收缩压≥200 mmHg 或舒张压≥120 mmHg）。

② 肺动脉高压。

③ 中度瓣膜病变。

④ 心肌病。

⑤ 明显心动过速或过缓。

⑥ 中、重度主动脉瓣狭窄或严重阻塞型心肌病。

⑦ 心脏明显扩大。

⑧ 高度房室传导阻滞及高度窦房阻滞。

⑨ 严重冠状动脉左主干狭窄或类似病变。

⑩ 严重肝肾疾病。

⑪ 严重贫血。

⑫ 未能控制的糖尿病、甲亢、骨关节病。

⑬ 血电解质紊乱。

⑭ 慢性感染性疾病。

⑮ 运动会导致恶化的神经肌肉疾病、骨骼肌肉疾病或风湿性疾病。

⑯ 晚期妊娠或有妊娠并发症。

⑰ 病情稳定的心衰。

⑱ 明显骨关节功能障碍，运动受限或可能由于运动而使病变恶化。

3. 试验分类

（1）症状限制性运动试验：以运动诱发呼吸或循环不良的症状和体征、心电图异常及心血管运动反应异常作为运动终点的试验方法。用于诊断冠心病、评定心功能和体力活动能力、制定运动处方等。

（2）低水平运动试验：以特定的心率、血压和症状为终止指标的试验方法。适用于急性心肌梗死后或病情较重者。

4. 常用试验方案

（1）活动平板试验：常用的有：① Bruce 方案：应用最广泛，通过增加速度和坡度来增加运动强度。② Naughton 方案：运动起始负荷低，每级负荷增量均为安静代谢量（METs）的 1 倍。③ Balke 方案：依靠增加坡度来增加运动负荷，速度固定。④ STEEP 方案：通过增加速度或坡度来实现，不同时增加速度和坡度。

（2）踏车试验：运动负荷：男 300 kg·m/min 起始，每 3 min 增加 300 kg·

m/min。女 200 kg・m/min 起始,每 3 min 增加 200 kg・m/min。

（3）手摇车试验:用于下肢功能障碍者。运动起始负荷 150～200 kg・m/min,每级负荷增量 100～150 kg・m/min,时间 3～6 min。

（4）等长收缩试验:一般采用握力试验。常用最大收缩力的 30%～50% 作为运动强度,持续收缩 2～3 min。还可采用定滑车重量法,即通过一个滑轮将重力(重锤)引向受试者的手或腿,受试者进行抗阻屈肘或伸膝,并始终保持关节角度不变。受试的重力可以从 2.5 kg 开始,每级持续 2～3 min,负荷增加 2.5 kg,直至受试者不能继续保持关节角度为止。

（5）简易运动试验:① 定时运动法:用于体力能力无法进行活动平板或踏车的患者。患者尽力行走 6 min,计算所走的距离。行走的距离越长,说明体力活动能力越好。② 固定距离法:固定距离,如 20 m,计算完成该距离的时间。

5. 心电运动试验阳性评定标准

（1）运动中出现典型心绞痛。

（2）运动中及运动后(2 min 内出现)以 R 波为主的导联出现下垂型、水平型、缓慢上斜型(J 点后 0.08 s),ST 段下移≥0.1 mV,并持续 2 min 以上。如果运动前有 ST 段下移,则在此基础上再增加上述数值。

（3）运动中收缩期血压下降(低于安静水平)。

以上标准不能简单地套用。运动试验提供的是运动时心血管反应的特征,可以作为临床诊断的参考,而不等于临床诊断。

八、言语

（一）失语症评定

1. 失语症　是由于大脑语言中枢病变造成的后天习得性语言功能受损或丧失,表现为阅读、理解、会话、书写等不同程度的语言交流功能障碍的一种综合征。常见病因有脑血管意外、颅脑损伤、脑部肿瘤、脑组织炎症,以及 Alzheimer 病等。

2. 适应证　各种类型的失语症;与言语功能相关的高级脑功能障碍,如中轻度痴呆、遗忘症、失算症、失用症、失认症等。

3. 禁忌证　全身状态不佳、病情进展期或体力差难以耐受检查者;意识障碍者;严重痴呆难以合作者;拒绝检查或完全无训练动机及要求者。

4. 操作方法　以西方失语成套测验(WAB)为例(其他量表的测查原则上相似)具体操作方法如下:

（1）资料收集:包括临床专科资料及患者个人史、生活环境资料等。

（2）初步观察:包括一般交流状况及语言能力印象。

（3）失语症量表检查:按量表要求实施。① 自发言语(录音):以对话及图片叙述的形式检测患者自发言语的信息量和流畅度(包括语法功能及错语)。② 听理解:指出所听单词的对应图片或躯体部位,以"是"或"不是"回答提问,执行口头指令等。③ 复述字句及数字等(录音)。④ 命名(录音):说出实物或图片的名称,动物列名,语句完成(名称填空),以名称简短应答等。⑤ 阅读:语句理解,执行文字指令,字图匹配,听字指字,朗读数字、字句(录音),笔画辨别,字结构听辨,叙述字结构等。⑥ 书写:自动书写(书写姓名等),序列书写,抄写,看图书写,描述(情景画)书写及语句听写,视物听写单词等。⑦ 相关认知功能:运用、运算、结构、绘图、积木组合,以及 RAVEN 检查等。

(4) 失语商(AQ)的计算:从自发言语分数、口语理解分数除以 20,复述分数除以 10 与命名分数除以 10 的各项之和乘以 2 得出。它可反映出失语症的严重程度。正常 AQ 为 98.4~99.6;AQ<93.8 即可判定有失语;AQ 大于 93.8 小于 98.4 时,可能为弥漫性脑损伤、皮质下损伤。

(5) 操作指数(PQ)的计算:从阅读和书写分数除以 10,运用分数除以 6,结构分数(画、积木、计算、色彩系列图案)除以 10 的各项之和得出。它可反映非口语性功能,满分为 40 分。

5. 失语症严重程度分级　采用波士顿诊断性失语检查法中的失语症严重程度分级来评定。

0 级:无有意义的言语或听理解能力。

1 级:言语交流中有不连续的言语表达,但大部分需要听者去推测、询问和猜测;可交流的信息范围有限,听者在言语交流中感到困难。

2 级:在听者的帮助下,可能进行熟悉话题的交流,但对陌生话题常常不能表达出自己的思想,使患者与检查者都感到进行言语交流有困难。

3 级:在仅需少量帮助下或无帮助下,患者可以讨论几乎所有的日常问题,但由于言语或理解力的减弱,使某些谈话出现困难或不大可能。

4 级:言语流利,但可观察到有理解障碍,思想和言语表达尚无明显限制。

5 级:有极少的可分辨得出的言语障碍,患者主观上可能感到有点儿困难,但听者不一定能明显察觉到。

6. 注意事项　① 当患者处于急性期,病情不稳定或患者体力不支时,不要勉强进行详细的系统检查。② 根据患者恢复情况,在适当的时候完成标准化的系统测查。③ 选择安静的房间,避免干扰。④ 认真做好各项准备工作。⑤ 检查要在融洽的气氛中进行,最好一对一(即治疗师与患者之间)进行。⑥ 检查中不要随意纠正患者的错误反应。⑦ 检查中不仅要记录患者反应的正误,还应记录患者的原始反应。

（二）构音障碍评定

1. 构音障碍　是由于发音器官神经肌肉的器质性病变而引起发音器官的肌肉无力、肌张力异常以及运动不协调等,产生发声、发音、共鸣、韵律等言语运动控制障碍。常见病因有脑血管疾病、急性脊髓灰质炎、急性感染性多发性神经根炎以及各种原因引起舌咽神经、迷走神经、舌下神经损害,运动神经元性疾病。构音障碍一般分为六种类型:弛缓型构音障碍;痉挛型构音障碍;运动失调型构音障碍;运动过少型构音障碍;运动过多型构音障碍;混合型构音障碍。

2. 适应证　用于多种原因引起的构音障碍。

3. 禁忌证　全身状态不佳、病情进展期或体力差难以耐受检查者;意识障碍者;严重痴呆难以合作者;拒绝检查或完全无训练动机及要求者。

4. 评定方法

（1）构音器官功能检查:听患者说话时的声音特征;观察患者的面部,如唇、舌、颌、腭、咽、喉部在安静及说话时的运动情况以及呼吸状态;让患者做各种言语肌肉的随意运动以确定有无异常。最常用的检查是由英国的Pamela博士编写的评定方法,该方法分为八个部分,包括反射、呼吸、舌、唇、颌、软腭、喉、言语可理解度,以及影响因素包括听力、视力、牙齿、语言、情绪、体位等。按照评价步骤,根据患者症状,找到最恰当描述患者症状的等级(a,b,c,d,e)。

（2）实验室检查:包括频谱分析、肌电图检查、光纤腭咽喉内窥镜检查、电视荧光放射照相术、气体动力学检查等,其中电视荧光放射照相术的临床应用日益受到重视。

5. 操作方法　以 Pamela 的方法为例说明。

（1）反射:询问患者、亲属或其他有关人员,以观察、评价咳嗽反射、吞咽动作是否有困难和困难的程度;观察患者有无不能控制的流涎。可按照咳嗽、吞咽、流涎三方面评定。

（2）呼吸:分别在静止状态和谈话时观察患者的呼吸情况。

（3）唇:观察唇在静止、外展、闭唇鼓腮、交替、谈话时的运动情况。

（4）颌:观察颌在静止和谈话时的位置。

（5）软腭:询问并观察患者流质饮食时是否有水或物反流,观察有无软腭抬高运动以及谈话时音质有无变化。

（6）喉:可从时间、音高、音量和言语四个方面观察。

（7）舌:观察舌的静止状态和伸出、抬高、两侧运动、交替运动、言语等情况。

（8）言语:从读字、读句、会话、速度四个方面进行评定。

6. 注意事项　中重度症患者应该由易到难的选项目分次进行;测试时有些患者因流涎较多而影响构音言语动作,可让患者做吞咽动作,或用纸或手巾擦拭口水,并让患者做一次深吸气和呼气动作,然后再继续测试。

九、吞咽

吞咽障碍是指由多种原因引起的,可发生于不同部位的吞咽时的咽下困难。

（一）吞咽障碍分类

1. 精神性吞咽困难　即功能性吞咽困难,患者害怕吞咽,吞咽机制一般正常。

2. 病理性吞咽困难　指吞咽通道的结构出现病理改变,使食物团由口腔运送到胃的过程受到阻碍。如肿瘤、脓肿等均可引起。

3. 神经源性吞咽困难　由神经系统疾病引起的与吞咽功能有关的肌肉无力、不协调、瘫痪或运动不精确造成的吞咽困难。

（二）适应证

无解剖结构改变的吞咽障碍。

（三）禁忌证

全身状态不佳、病情进展期或体力差难于耐受检查者;意识障碍者;严重痴呆难以合作者;拒绝检查或完全无训练动机及要求者。

（四）评定方法

吞咽困难的检查方法有很多,较常用的有 X 线造影录像、数字成像、纤维喉镜、口面功能评价等方法。

（五）操作方法

1. 资料收集　临床专科资料及患者个人史、生活环境资料等。

2. 摄食前的功能评价　可从基础疾病、全身状态、意识水平、高级脑功能等方面评定。

3. 摄食吞咽功能评定　可从口腔功能和吞咽功能两方面考虑,反复唾液吞咽测试和饮水试验是评定吞咽功能的常用方法。

4. 摄食吞咽过程评价　分为先行期、准备期、口腔期、咽部期、食管期五期。

（六）吞咽困难的综合评定

1. 口腔　面部表情肌(安静状态下和运动中的对称性)、咀嚼肌(触诊及轻轻做抵抗运动)、黏膜(目测)、牙齿(专科检查)、舌肌(在非运动状态下观察及在前伸状态下检查抗阻运动)、口面感觉(主观刺激辨别)。

2. 咽喉　腭咽闭合(在安静及发声状态下观察刺激反射)、咽部缩窄(呕吐刺激)、喉外肌(吞咽时触喉)、喉内肌(间接喉镜检查)、环咽肌(运动中 X 线透视)。

3. 食管 形态(运动中 X 线透视和内窥镜观察)、运动(测压和运动中 X 线透视)、胃食管肌功能(测压,运动中 X 线透视,胃肠闪烁扫描、监测、内窥镜检查)、食道裂孔疝和反流(活体组织检查)。

4. 其他 精神状态、定向判断力、语言、视—运动知觉和记忆。

(七)注意事项

1. 急性期患者病情稳定,鼻饲管已去除,主管医师允许后方可进行吞咽功能的评定。

2. X 线造影录像检查时,应备有吸痰器。同时应在具备临床急救技术的医务人员监护下进行。

3. 评定前应向患者或家属告知评定的目的、内容以及可能出现的特殊情况,如呛咳、吸入性肺炎、窒息;局部黏膜损伤、出血、疼痛、感染;牙(义)齿脱落、误咽等,以获得全面的理解和配合。

十、日常生活活动和生存质量

(一)日常生活活动评定

1. 日常生活活动(ADL) 指个体为了满足日常生活的需要每天所进行的必要活动。分为基础性日常生活活动(BADL)和工具性日常生活活动(IADL)。

(1)基础性日常生活活动:是指人维持最基本的生存、生活需要所必需的每日反复进行的活动,包括自理和功能性移动两类活动。自理活动包括进食、梳妆、洗漱、洗澡、如厕、穿衣等,功能性移动包括翻身、从床上坐起、转移、行走、驱动轮椅、上下楼梯等。评定对象为住院患者。

(2)工具性日常生活活动:指需要使用一些工具才能完成的维持独立生活所必要的一些活动,即社区环境中进行的日常活动;包括使用电话、购物、做饭、家事处理、洗衣、服药、理财、使用交通工具、处理突发事件以及在社区内的休闲活动等。评定对象多为社区生活中的伤残者及老人。

2. 评定目的 确定日常生活活动独立程度,了解日常生活活动帮助需求形式及其程度;为设定康复目标、制订康复治疗方案以及观察康复疗效提供依据;为患者家庭环境改造提供参考方案。

3. 适应证 所有需要确定日常生活能力的患者。

4. 禁忌证 意识障碍、严重痴呆、疾病处于急性期、不能配合检查的患者。

5. 评定方法 常用评定量表有 Barthel 指数、功能独立性测量(FIM)、PULSES、Katz 指数、Kenny 自理评价等。

(1)Barthel 指数评价:评定简单,可信度和灵敏度高。不仅可以用来评价治疗前后的功能状况,而且可以预测治疗效果、住院时间及预后,是康复医疗机构应用最广的一种 ADL 评定方法。Barthel 指数包括大便控制、小便控制、修饰、上厕所、进食、床椅转移、步行、穿衣、上下楼梯、洗澡 10 项内容,根据是否需要帮助及帮助程度分为 0 分、5 分、10 分、15 分四个功能等级,总分为100 分(见表 3－16)。60 分以上为生活基本自理,60～40 分为生活需要帮助,40～20 分为生活需要很大帮助,20 分以下为生活完全需要帮助。Barthel 指数 40 分以上者康复治疗的效益最大。

表 3－16　Barthel 指数

项　目	评　分　标　准
1. 进食	0 ＝ 较大和完全依赖 5 ＝ 需部分帮助(夹菜、盛饭) 10 ＝ 全面自理
2. 洗澡	0 ＝ 依赖 5 ＝ 自理
3. 梳妆洗漱	0 ＝ 依赖 5 ＝ 自理,能独立洗脸、梳头、刷牙、剃须
4. 穿衣	0 ＝ 依赖 5 ＝ 需一半帮助 10 ＝ 自理,能系开纽扣、关、开拉锁和穿鞋等
5. 控制大便	0 ＝ 昏迷或失禁 5 ＝ 偶尔失禁(每周＜1 次) 10 ＝ 能控制
6. 控制小便	0 ＝ 失禁或昏迷或需由他人导尿 5 ＝ 偶尔失禁(＜1 次/24 h,＞1 次/周) 10 ＝ 能控制
7. 上厕所	0 ＝ 依赖 5 ＝ 需部分帮助 10 ＝ 自理
8. 床椅转移	0 ＝ 完全依赖别人 5 ＝ 需大量帮助(2 人),能坐 10 ＝ 需小量帮助(1 人)或监督 15 ＝ 自理

续表 3-16

项　目	评 分 标 准
9. 行走	0 ＝ 不能走 5 ＝ 在轮椅上独立行动 10 ＝ 需 1 人帮助(体力或语言督导) 15 ＝ 独自步行(可用辅助器)
10. 上下楼梯	0 ＝ 不能 5 ＝ 需帮助 10 ＝ 自理

（2）功能独立性测量（FIM）：在反映残疾水平或需要帮助的程度和方式上比 Barthel 指数更详细、精确、敏感，是分析判断康复疗效的一个有力指标（见表 3-17、3-18）。不仅评价运动机能损伤导致的 ADL 能力障碍，而且也评价认知功能障碍对于日常生活的影响。FIM 测量包括六个方面的内容，其中运动项目有自身管理、排泄控制、移动能力、运动能力；认知项目有交流和社会认知。在每一方面要评价 2 个或 2 个以上项目，总共 18 项。18 项中每项分 7 级，最低得 1 分。总积分最高为 126 分，最低为 18 分。得分的高低是以患者独立的程度、对于辅助具或辅助设备的需求以及他人给予帮助的量为依据。优点：内容全面，能及时准确地反映患者 ADL 变化的情况，评定内容不受专业限制，信度及效度均高。缺点：内容较多，标准较繁琐，不易掌握。

表 3-17　FIM 评价内容

Ⅰ自理活动	1. 进食　2. 梳洗修饰　3. 洗澡　4. 穿上身衣　5. 穿下身衣 6. 如厕
Ⅱ括约肌控制	7. 排尿控制　8. 排便控制
Ⅲ转移	9. 床椅间转移　10. 转移至厕所 11. 转移至浴盆或淋浴室
Ⅳ行进	12. 步行/轮椅　13. 上下楼梯
Ⅴ交流	14. 理解　15. 表达
Ⅵ社会认知	16. 社会交往　17. 解决问题　18. 记忆

表 3-18　FIM 评分标准

能　力		得分	评 分 标 准
	完全独立	7	不需修改或使用辅助具；在合理的时间内完成；活动安全
独立	有条件的独立	6	活动能独立完成，但活动中需要使用辅助具；或者需要比正常长的时间；或需要考虑安全保证问题

续表 3－18

能　力	得分	评　分　标　准
监护或准备	5	活动时需要帮助者,帮助者与患者没有身体接触;帮助者给予的帮助为监护、提示或督促,或者帮助者仅需帮患者做准备工作或传递必要的用品,帮助穿戴矫形器等
有条件依赖 最小量接触性身体的帮助	4	给患者的帮助限于轻触,患者在活动中所付出的努力≥75%
中等量帮助	3	患者所需要的帮助要多于轻触,但在完成活动的过程中,患者主动用力仍为50%～74%
完全依赖 最大量帮助	2	患者主动用力完成活动的25%～49%
完全帮助	1	患者主动用力<25%,或完全由别人帮助

6. 注意事项

(1)原则上要求直接观察患者完成各项测试活动,只有不便于直接观察的项目进行询问了解。

(2)评定前应让患者明确评定的目的,取得患者的理解与合作。

(3)评定时除关注运动能力外,还应兼顾患者生活的社会环境、反应性、依赖性等。

(4)注重患者的实际操作能力,在帮助下才可完成某种活动时,应详细记录获助的方法及其程度。对无法独立完成的项目,应进一步检查影响因素,如关节活动度、肌力、平衡、协调性、感觉以及认知功能等。

(5)疗程结束时、出院前以及出现新障碍时应再次进行评估,重复进行评定时应尽量在同一条件或环境下进行。

(二)生存质量评定

1. 生存质量(quality of life,QOL)　是一个人在其生活的文化价值系统的背景下,对其所处的地位和状况的感觉。与个人的目标、期望、标准和所关心的事物有关。是一个人的机体健康、心理状态、独立生活水平、社会关系、个人信念以及与明显环境特征有关的复杂内容的集合。大体分为疾病相关生存质量(disease-specific quality of life)和健康相关生存质量(health-related quality of life)。提高生存质量是康复治疗的最终目的。

2. 适应证　适用于健康人群和意识清醒、能自己完成或在调查人员的帮助下完成量表填写的非健康人群。

3. 禁忌证　任何原因引起的不能配合调查者。

4. 评定内容　涉及主客观两方面,主观生存质量评定主要是生活满意度,客观生存质量评定主要包括独立性、职业、家庭、社会支持等方面。

5. 评定方法 测量 QOL 量表分为两类,即总量表(健康问卷和实用测量)和特殊量表。

(1)健康问卷:常用有 Nottingham health profile, Sickness impact profile, Rand general health, McMaster health index questionnaire 四种。优点是不需要多种测量工具就可测出干预因素的作用,节省医生与患者的时间。缺点是广泛而不集中,导致测量工具不敏感,遗漏一些重要的变化。

(2)实用测量:以一个数作为选择范围,0.0 为死亡,1.0 为完全健康,反映了患者对治疗过程及结果的"偏爱"。有良好状态质量问卷、标准打赌法(standard gamble,假定被测试者的余生处于立即死亡或完全健康两种状态,要求被测试者根据本人目前的健康状态对立即死亡或完全健康做出选择)、时间交易法(the trade off)、患者利用测量技术(patient utility measurement set,PUMS)等方法。优点是简单、易用,主要用于消耗与效果分析;缺点是不敏感和有效度问题。

(3)特殊量表:与特殊疾病相对应,集中于 QOL 的特殊方面,如慢性肺疾病患者的生存质量量表等。优点是敏感性提高了;缺点是不够全面,不能比较不同条件、不同时间,甚至不同研究项目所得 QOL 结果。

(江钟立)

十一、电诊断

电诊断即用不同持续时间的方波电流刺激神经肌肉组织,记录引起肌肉兴奋所需要的最低刺激强度(阈强度)的曲线。该曲线显示了引起肌肉收缩反应所需的最小刺激强度和最短刺激时间的相互关系。

(一)操作程序

1. 交代注意事项 向患者说明电流通过肌肉时的感觉和可能出现的不适,告知检测所用电流强度很小,通电时间短暂,操作安全,消除患者顾虑和紧张感。

2. 体位 患者取卧位,以消除重力对肌肉张力的影响,检查面部肌肉、前臂和手部肌肉时,受检者可取坐位。

3. 皮肤的准备 受检区皮肤可用肥皂、温水清洗,或乙醇擦洗,以增加导电性能。

4. 电极的准备 患者的受检区及其相邻部位应裸露,电极湿润。参考电极接阳极,靠近受检部位,并与皮肤紧贴。检查上肢时,参考电极置于肩胛间区;检查下肢时,参考电极置于腰骶部或腹部。参考电极也可置于与受检部位临近的区域。刺激电极接阴极,置于受检肌肉运动点(线)上。

5. 电流参数的选择

（1）脉冲时间：一般采用 10 点或 8 点，即选择 10 个脉冲持续时间（即 1 000 ms,300 ms,100 ms,30 ms,10 ms,3 ms,1 ms,0.3 ms,0.1 ms, 0.03 ms)或 8 个脉冲持续时间（100 ms,30 ms,10 ms,3 ms,1 ms,0.3 ms, 0.1 ms,0.03 ms)。首先从最长的脉冲持续时间开始刺激，依次递减。

（2）脉冲频率：一般刺激电流的频率选择 0.5 Hz，以清楚地识别肌肉收缩，又不致过早地引起肌肉疲劳。

6. 运动点的确定

（1）运动点（线）：是指每一肌肉或神经在体表最易引起兴奋的位置，即刺激神经肌肉时刺激阈最低的一点。

（2）运动点的位置：① 肌肉运动点大约在神经进入肌肉之处，一般位于该肌肉肌腹的中央。② 神经运动线是该神经干距皮肤最近之处。③ 一块肌肉可以有两个以上的运动点，而每一神经只有一条运动线。④ 正常肌肉或神经的运动点（线）位置固定，而在某些生理变异或病理改变情况下，其位置往往会发生变化。

（3）寻找运动点的方法：根据病变部位及范围选择受检的神经和肌肉，将刺激电极置于其理论运动点（线）附近，接通电源。操作者一手持刺激电极，另一手缓慢调节电流输出强度，直至肌肉出现明显收缩（6～8 次），然后降低电流强度至肌肉最小收缩，再在该点附近上下左右缓慢移动，找出最敏感区域，然后降低电流强度至最小电流即可引起肌肉收缩反应点，即为该肌肉的运动点。

7. 刺激的方法　首先选择最长的脉冲时间如 1 000 ms 方波电流刺激，找出运动点（方法同上），记录最小刺激即可引起肌肉收缩反应的电流强度，即为基强度。然后固定刺激电极，将输出旋钮保持在原位，依次缩短脉冲持续时间，视肌肉有无收缩。如有收缩再缩短脉冲持续时间，如无收缩，则增加输出电流强度，测出引起肌肉最小收缩反应的阈值，依次得出 10 个或 8 个脉冲持续时间的刺激阈值，一一记录在坐标纸上，将各点依次相连，即可绘出一条完整的强度—时间曲线。

（二）观察指标

1. 扭结（弯折）　在曲线某一处或某几处出现曲折时，称为扭结。扭结是部分失神经的明确标志，也是曲线最具特征的指标。

（1）扭结左边的曲线代表神经的反应曲线，扭结右边的曲线代表肌肉的反应曲线。

（2）扭结左移，表示失神经部分增多，损害加重；扭结右移，表示正常神经支配部分增多，好转恢复。

（3）扭结受读数影响很大，小扭结多见。

（4）多扭结及扭结左右漂移是技术上问题。

2. 曲线的位置

（1）基强度（Rb）：基强度缺乏标准（无对比）；基强度变化太小（除非病变很严重）；基强度有超敏期（异常），一般在受伤后 2～3 周,神经损伤后肌肉敏感性先上升再下降。

（2）最短反应时：是指将仪器的输出达最大时,能够引起肌肉反应的最短时间。

3. 时值　有实测值和作图值。

（1）正常值：<0.1 ms（恒压法）；<1 ms（恒流法）。

（2）时值>10 ms 为完全失神经支配,但少见。

（3）时值受基强度影响变化。

（4）时值的灵敏度很差,神经损伤时不一定时值异常。

（5）完全与不完全损伤的时值有重叠区。不完全损伤：时值 1～10 ms；完全损伤：时值>5 ms,通常为 20～30 ms。

4. 适应比值　指正常神经对电流刺激时强度变化速率的适应能力。

$$适应比值 = \frac{1\,000\ ms\ 的三角波刺激阈值}{1\,000\ ms\ 方波刺激阈值}, 正常值为 3～6。$$

不完全损伤：适应比值为 1～3；完全损伤：适应比值<1。

（三）结果判定

1. 正常神经支配曲线

（1）斜率小。

（2）光滑、连续,近似等边的双曲线,无扭结。

（3）上升部分偏左。

（4）阈值普遍较低。

（5）脉冲宽度很短时有反应（在 $t_{宽}$ 为 0.01～100 ms 时,均有反应）。

（6）时值<1 ms。

（7）适应比值 3～6。

2. 部分失神经支配曲线

（1）斜率较大。

（2）不光滑、不连续,出现扭结,这是最重要的特征。

（3）曲线位置较正常位置右移。

（4）阈值普遍比正常高。

（5）脉冲宽度很短时无反应。

（6）时值 1～10 ms。

（7）适应比值 1～3。

3. 完全失神经支配曲线

（1）斜率大。

（2）光滑、连续。

（3）曲线位置右移。

（4）阈值高。

（5）脉冲宽度短时无反应。

（6）时值＞1 ms。

（7）适应比值＜1。

表 3－19　强度—时间曲线检查法诊断标准

曲线类型	斜率	最短反应时	扭结	时值	适应比值	病理基础
正常神经支配	小	≤0.03 ms	无	＜1 ms	3～6	下运动单位正常
部分失神经支配	较大	＞0.05 ms	有	1～10 ms	1～3	支配该肌的神经部分损害
完全失神经支配	大	＞0.3 ms	无	＞5 ms	＜1	支配该肌的神经完全损害

（四）临床价值

1. 鉴别上、下运动神经元疾患。

2. 判定下运动神经元的功能状态

（1）曲线形状正常，多表明下运动神经元正常。

（2）曲线呈部分失神经型，表示神经有部分断离或变性。

（3）曲线呈完全失神经型，表示神经完全断离或变性。

3. 确定病变的程度　通过扭结在曲线中出现的部位来推知。

4. 估计神经恢复和推测预后　定期作 I/t 曲线检查。

5. 帮助制订正确、适时的治疗方案，指导电疗。

（王蓓蓓）

第二节　康复治疗学

一、物理治疗

（一）电疗法

1. 直流电疗法

（1）适应证：周围神经伤病、自主神经功能紊乱、神经症、高血压病、关节炎、慢性炎症浸润、慢性溃疡、血栓性静脉炎、瘢痕、粘连、慢性盆腔炎、颞颌关节功能紊乱等。

（2）禁忌证:高热、昏迷、恶性肿瘤(电化学疗法除外)、出血倾向、急性化脓性炎症、急性湿疹、心力衰竭、孕妇腰腹部、局部金属异物、局部皮肤破损、对直流电过敏、安装心脏起搏器。

（3）操作程序

① 选好治疗所需的电极板和衬垫。将导线两端分别与电极和治疗仪输出插口相接。

② 将衬垫和电极对置或并置在患者治疗部位上。以沙袋、固定带或患者自身体重稳妥固定电极。

③ 检查治疗仪的电流分流器是否在所需位置。分叉导线所连的两个电极应为治疗所要求的同一极性。然后打开电源预热。

④ 开始治疗前,向患者交代治疗时应有的感觉。

⑤ 以顺时针方向缓慢旋转电位器,调节电流,增至所需电流,所达到的电流强度不要超过患者的耐受度。

⑥ 直流电疗的电流密度应按衬垫的面积计算。

⑦ 一般每次治疗 15～20 min。治疗完毕时,调节至零位,切断电源。

⑧ 将电极和衬垫从患者身上取下。

⑨ 治疗 1 次/1～2 d,10 次或 15 次或 20 次为一疗程。

2. 直流电药物离子导入疗法

（1）适应证:与直流电疗法和导入药物的适应证相同。常用于周围神经损伤、神经炎、神经根炎、神经症、自主神经功能紊乱、高血压病、关节炎、颈椎病、肩关节周围炎、慢性炎症浸润、瘢痕、粘连、角膜斑翳、白内障、玻璃体混浊、视神经炎、慢性喉炎、颞颌关节功能紊乱等。

（2）禁忌证:对拟导入药物过敏者,其余禁忌证同直流电疗法相同。

（3）治疗药物的条件:① 易溶于水;② 易于电离、电解;③ 需导入的药物有效离子及其极性明确;④ 成分纯;⑤ 局部用药有效;⑥ 一般不选用贵重药。用于直流电离子导入的药物必须新鲜、清洁、无污染。碱性药物、生物碱药物的有效药物离子带正电荷,从阳极导入;酸性药物、黄酮类药物的有效药物离子带负电荷,从阴极导入。

（4）操作程序:将拟用于离子导入的药液均匀地洒在形状和面积相同的滤纸或纱布上,再将浸有药液的滤纸或纱布平整地放在治疗部位皮肤上,其上依次覆盖极性与拟导入离子相同的衬垫和电极。衬垫和电极的要求以及治疗操作方法与直流电疗法相同。辅极一般不放药物,如需同时进行药物离子导入,操作方法同主极。

3. 电兴奋疗法

（1）适应证:神经症、失眠、腰肌扭伤、股外侧皮神经炎、胆道蛔虫症、坐骨神经痛、弛缓性瘫痪等。

(2) 禁忌证:与直流电疗法、感应电疗法相同。

(3) 操作程序:同直流电。

4. 经皮电神经刺激疗法(TENS)

(1) 适应证:术后伤口痛、扭挫伤、肌痛、关节痛、头痛、神经痛、截肢后残端痛、幻肢痛、癌痛、骨折、伤口愈合迟缓、中枢性瘫痪后感觉运动功能障碍等。

(2) 禁忌证:心脏起搏器以及颈动脉窦、孕妇下腹腰骶、头颅、体腔内等部位。认知障碍者不得自己使用本治疗仪。

(3) 操作程序:同直流电,但治疗时专用的碳硅电极、粘贴型电极下可不放置衬垫。

5. 神经肌肉电刺激疗法

(1) 适应证:下运动神经元伤病所致肌肉失神经支配,失用性肌萎缩、习惯性便秘、宫缩无力等。

(2) 禁忌证:心脏起搏器、痉挛性瘫痪,其余禁忌证与直流电疗法相同。

(3) 操作程序

① 患者取舒适体位,使肌肉放松,暴露治疗部位,找出需要刺激的运动点。

② 选择治疗用的电极和衬垫,衬垫以温水浸透。电极的放置有两种:单极法和双极法。

③ 检查治疗仪的输出旋钮是否在零位,接通电源,调节治疗所需的各个参数。

④ 患者疗前若进行过强度—时间曲线检查时,可根据检查的结果确定治疗电流的参数。

⑤ 患者疗前未曾进行强度—时间曲线检查时,根据患肌失神经支配的程度选择脉冲的参数。

⑥ 启动电源,缓慢调节电流强度,以引起不过于强烈、但有明显可见的肌肉收缩而无明显皮肤疼痛为度。

⑦ 如使用电脑治疗仪,在启动电源、选择电体操处方后调节输出电流进行治疗。

⑧ 电刺激治疗宜分段进行,一般先刺激 3～5 min,肌肉收缩 10～15 下,休息 10 min 后再刺激,如此反复 4 回,达到总共收缩 40～60 下。

⑨ 治疗完毕时缓慢将电流输出调回零位,关闭电源,从患者身上取下电极和衬垫。

⑩ 治疗 1～2 次/d,15～20 次为一疗程。

6. 温热低频电疗法

（1）适应证：颈椎病、肩周炎、腰椎间盘突出症、骨性关节病等；臂丛神经炎、坐骨神经痛等周围神经损伤或周围神经疾病；扭伤、挫伤、劳损等软组织损伤。

（2）禁忌证：恶性肿瘤，高热，严重心脏病，孕妇，癫痫，急性疼痛，醉酒，服用大量安眠药者，治疗部位皮肤过敏、破损、皮疹、感觉异常等以及体内装有心脏起搏器和植入体内的金属物的患者。

（3）操作程序

① 按下电源开关，将大电极插入中央"＋"的孔内，两个小的电极插入"＋"极两旁的孔内（即负极）。

② 用温水浸透电极的布面（布面变软），逐个将正、负电极的布面对合，按下电极水分测定钮测定电极水分。

③ 将正极放在治疗部位中央，两个负极置于正极两侧（上两侧或下两侧均可），固定好。

④ 调整频率和温度。

⑤ 从"0"位开始调整"治疗输出"旋钮。

⑥ 左右移动"平衡调节"钮，至两个负极强度一致。

⑦ 调整治疗时间。

⑧ 治疗结束时，将治疗输出旋钮旋回至"起点"。当蜂鸣声停止，取下电极，切断电源。

7. 等幅中频电疗法（音频电疗）

（1）适应证：瘢痕、关节纤维性挛缩、术后粘连、炎症后浸润硬化、注射后硬结、血肿机化、狭窄性腱鞘炎、肌纤维组织炎、硬皮病、阴茎海绵体硬结、肩关节周围炎、血栓性静脉炎、慢性盆腔炎、肠粘连、慢性喉炎、声带肥厚、关节炎、肱骨外上髁炎、神经炎、神经痛等。

（2）禁忌证：恶性肿瘤、急性炎症、出血倾向、局部金属异物、心脏起搏器、心区、孕妇下腹部、对电流不能耐受者。

（3）操作程序

① 选好治疗需用的电极和衬垫。

② 将电极和衬垫对置或并置于治疗部位，固定电极。

③ 检查治疗仪的输出旋钮是否在零位，开启电源。

④ 以缓慢调节电流输出，逐渐增大电流强度达到患者可耐受为度。治疗数分钟后患者的电极下感觉逐渐减弱，可再次加大电流强度。

⑤ 每次治疗 20～30 min。治疗完毕，逆时针方向缓慢旋动调节器使电流回到零位，关闭电源，从患者身上取下电极和衬垫。

⑥ 1～2 d 治疗 1 次，15～20 次为一疗程，可重复几个疗程。

8. 调制中频电疗法。

（1）适应证：颈椎病、肩关节周围炎、骨性关节病、肱骨外上髁炎、软组织扭挫伤、肌纤维组织炎、腱鞘炎、瘢痕、粘连、血肿机化、注射后硬结、坐骨神经痛、面神经炎、周围神经伤病、失用性肌萎缩、溃疡病、胃肠张力低下、尿路结石、慢性盆腔炎、弛缓性便秘、术后肠麻痹、尿潴留等。

（2）禁忌证：与等幅中频电疗法相同。

（3）操作程序：同等幅中频电疗法。

9. 短波疗法

（1）适应证：慢性和亚急性炎症和伤病，如胃十二指肠溃疡、胃炎、结肠炎、胆囊炎、肾炎、肌纤维组织炎、扭挫伤、神经炎、前列腺炎、盆腔炎、风湿性关节炎、类风湿性关节炎、骨性关节炎、肩关节周围炎、骨折延期愈合、伤口延期愈合、急性肾衰竭等。

高热治疗与放疗、化疗综合治疗适用于皮肤癌、乳癌、淋巴结转移癌、恶性淋巴瘤、宫颈癌、膀胱癌、结直肠癌、骨肿瘤、食道癌、胃癌、肺癌等。

（2）禁忌证：恶性肿瘤（高热治疗时除外）、出血倾向、局部金属异物、安装心脏起搏器、心肺功能不全、颅内压增高、青光眼、活动性结核患者及妊娠期妇女。

① 治疗前患者除去身上的金属物品，取舒适体位，治疗部位可不裸露。高热治疗时则需裸露治疗部位。

② 选用治疗需用的电极。

③ 接通电源，治疗仪预热 1～3 min。

④ 将治疗仪接通"高压"，调节输出钮至"治疗"挡，再调节"调谐"钮。

⑤ 治疗剂量按患者治疗时局部的温热感觉分为四级：

无热量（Ⅰ级）：无温热感，在温热感觉阈下，多用于疾病的急性期。

微热量（Ⅱ级）：有刚能感觉的温热感，多用于疾病的亚急性期。

温热量（Ⅲ级）：有明显而舒适的温热感，多用于疾病的慢性期、急性肾衰竭。

高热量（Ⅳ级）：有刚能耐受的强烈热感，多用于恶性肿瘤。

⑥ 一般每次治疗 10～15～20 min，急性肾衰竭每次治疗 30～40 min，肿瘤热疗每次 40～60 min。

⑦ 治疗完毕，将治疗仪输出调回到零位，关闭高压与电源，从患者身上取下电缆，移开电极。

⑧ 一般 1～2 d 治疗 1 次，10～20 次为一疗程。急性肾衰竭治疗 1～2 次/d，5～10 次为一疗程。肿瘤热疗每周 1～2 次，10～15 次为一疗程，与放疗、化疗同步。

10. 超短波疗法

（1）适应证：毛囊炎、疖、痈、蜂窝织炎、丹毒、乳腺炎、淋巴结炎、静脉炎、睑缘炎、外耳道炎、中耳炎、鼻炎、鼻窦炎、咽炎、扁桃体炎、喉炎、根尖炎、冠周炎、颌面间隙感染、支气管炎、肺炎、胃炎、肠炎、肾炎、肾周围脓肿、膀胱炎、前列腺炎、盆腔炎、前庭大腺炎、甲沟炎、指头炎、手外伤后感染、化脓性关节炎、化脓性骨髓炎、术后伤口感染等软组织、五官和内脏器官的急性亚急性炎症、慢性炎症急性发作。

还适用于软组织扭挫伤、肌纤维组织炎、肌筋膜炎、肱骨外上髁炎、骨折愈合迟缓、伤口愈合迟缓、面神经炎、周围神经损伤、坐骨神经痛、支气管哮喘、胃十二指肠溃疡、颈椎病、腰椎病、腰椎间盘突出症、骨性关节炎、急性肾衰竭等。

高热疗法与放疗、化疗综合治疗适用于恶性肿瘤，与短波高热疗法相同。

（2）禁忌证：与短波疗法相同。

（3）操作程序：参考短波疗法。

11. 高压交变电场疗法

（1）适应证：神经症、自主神经功能紊乱、神经血管性头痛、脑震荡后遗症、脑血管意外恢复期及后遗症、偏头痛、高血压、高血脂、高血糖、支气管哮喘、颈椎病、肩关节周围炎、软组织损伤、骨折、骨关节病、痔疮、肛裂、便秘、消化性溃疡病等。

（2）禁忌证：安有心脏起搏器，人工呼吸装置，药物自主注入器，人工内耳，人工中耳，金属人工心脏瓣膜，人工膝、髋、肩等关节（即体内有金属异体者）以及恶性肿瘤、高热、妊娠者禁用。有湿疹、皮肤破溃、皮肤过敏者的局部禁用滚动电极和针状电极治疗。

（3）操作程序

① 将长方形电极板置于木椅上，患者脱鞋坐在电极板上，双足踩在绝缘垫上。

② 打开电源，选择所需电压及治疗所需时间，治疗即开始。

③ 治疗结束时，依次关闭按钮，关闭电源后，患者方可以离开治疗椅。

（二）光疗法

1. 红外线疗法

（1）适应证：疖、痈、蜂窝织炎、丹毒、乳腺炎、淋巴结炎等软组织炎症吸收期、软组织扭挫伤恢复期、肌纤维组织炎、关节炎、神经痛、术后伤口延迟愈合、慢性溃疡、压疮、烧伤、冻伤、肌痉挛、关节纤维性挛缩等。

（2）禁忌证：恶性肿瘤、高热、急性化脓性炎症、出血倾向、活动性结核。

（3）操作程序

① 治疗前检查灯泡、辐射板有否碎裂,灯头安装是否牢固,支架是否稳妥。

② 接通电源,使灯头、灯泡预热 5～10 min。

③ 照射方法。

a. 局部红外线照射:患者取舒适体位,暴露治疗部位。移动灯头,使灯头中心对准病患部位,以患者有舒适温热感为度。每次治疗 15～30 min。治疗完毕,移开灯头,检查皮肤。每日或隔日 1 次,也可 2 次/d,15～20 次为一疗程。

b. 光浴:患者取舒适体位,暴露治疗部位(肢体、半身或全身)。将光浴器拉到病患治疗部位上方,用厚毛巾盖住光浴器两端开口处保温。每次治疗 15～20 min。治疗完毕,移开光浴器,检查皮肤,拭去汗水。治疗 1 次/1～2 d,10～20 次为一疗程。

2. 红光疗法

(1) 适应证:软组织炎症浸润吸收期、术后伤口浸润、伤口愈合迟缓、慢性溃疡、注射后硬结、软组织扭挫伤、面神经炎、精神抑郁症等。

(2) 禁忌证:与红外线疗法相同。

(3) 操作程序:与局部红外线照射相同。

3. 蓝紫光疗法

(1) 适应证:急性湿疹、急性皮炎、带状疱疹、神经痛、神经症、新生儿高胆红素血症等。

(2) 禁忌证:无绝对禁忌证。

(3) 操作程序

① 局部蓝光照射:操作方法与局部红外线照射相同。

② 新生儿蓝紫光浴。

a. 患儿全身裸露,戴防护眼镜,仰卧或俯卧于光浴箱内。

b. 接通电源,灯亮,开始治疗。

c. 连续照射,或间断照射(每照 6～12 h,停止 2～4 h),总照射时间蓝紫光 24～48 h,白光 24～72 h。照射期间每小时帮助患儿翻身一次,使身体前后交替照射。

4. 紫外线疗法

(1) 适应证:局部照射适用于疖、痈、蜂窝织炎、丹毒、乳腺炎、淋巴结炎、静脉炎、手部感染等软组织急性化脓性炎症、急性神经痛、急性关节炎、肺炎、支气管哮喘、伤口感染、伤口愈合迟缓等。体腔照射适用于口、咽、鼻、外耳道、阴道、直肠、窦道等腔道感染、溃疡。全身照射适用于佝偻病、骨软化症、骨质疏松症、过敏症、疖病、免疫功能低下、玫瑰糠疹、银屑病等。光敏治疗适用于银屑病、白癜风等。

（2）禁忌证：恶性肿瘤、心肺肝肾功能衰竭、出血倾向、活动性结核、急性湿疹、红斑狼疮、日光性皮炎、血卟啉病、色素沉着性干皮症、皮肤癌变、血小板减少性紫癜、光过敏症、应用光过敏药物（光敏治疗时除外）。

（3）操作程序

① 测定最小红斑量（MED，即生物剂量）

② 紫外线剂量分级：紫外线照射后的剂量按受照射区皮肤的红斑反应进行分级，通常采用五级法：

0 级红斑（亚红斑量）：1 个 MED 以下，皮肤无红斑反应。

Ⅰ级红斑（弱红斑量）：1～3 个 MED，皮肤有微弱的红斑反应，界限可辨，约 24 h 后消退。

Ⅱ级红斑（红斑量）：4～7 个 MED，皮肤有鲜红色红斑，稍肿，轻度灼痛，约 2～3 d 后消退，伴轻度色素沉着。

Ⅲ级红斑（强红斑量）：8～12 个 MED，皮肤有暗红色红斑、水肿、灼痛，4～5 d 后消退，伴色素沉着。

Ⅳ级红斑（超红斑量）：10 个 MED 以上，皮肤有暗红色红斑、水肿、出现水疱、剧烈灼痛，5～7 d 后消退，伴明显色素沉着。

（4）局部照射法

a. 接通电源预热。

b. 患者取合适体位，用治疗巾或洞巾界定照射野范围，非照射部位用布巾盖严。

c. 伤口创面应先将坏死组织、脓性分泌物清除处理。照射范围包括伤口周围 1～2 cm 正常组织。

d. 高压汞灯灯管距离照射野皮肤 50 cm，低压汞灯距离 1～2 cm。

e. 按治疗所需红斑等级所需 MED 数计算照射时间。

f. 照射完毕，将灯移开，从患者身上取下治疗巾。

g. 每次治疗可照射几个野，红斑量照射时每天照射的总面积在成人不宜超过 800 cm^2。亚红斑量照射不受面积限制。

h. 红斑量照射一般 1 次/2 d，急重炎症、疼痛时，也可 1 次/d。

i. 下一次照射时应按前一次照射范围进行照射，不得超过原照射野的边缘

j. 同一部位连续进行紫外线照射，剂量应予增加。

5. 低强度激光疗法

（1）适应证：疖、蜂窝织炎、手部感染等软组织炎症吸收期、伤口延迟愈合、慢性溃疡、窦道、烧伤、口腔溃疡、过敏性鼻炎、耳郭软骨膜炎、脱发、带状

疱疹、神经痛、面肌抽搐、肌纤维组织炎、关节炎、支气管炎、支气管哮喘、外阴白色病变等。

（2）禁忌证：恶性肿瘤（光敏治疗时除外）、皮肤结核、高热、出血倾向。

（3）操作程序

① 氦-氖激光或半导体激光照射

a. 启动激光管，调整电压电流，使发光稳定，一般需 3～5 min。

b. 患者取舒适体位，暴露治疗部位，穴位照射应先找好穴位，伤口照射先清除创面分泌物、坏死组织。

c. 移动激光器或光导纤维使输出的光斑对准治疗部位，照射距离一般为 30～50 cm。

d. 每个穴位照射 3～5 min，一般病患区每点照射 5～10 min，每次总共治疗 20～30 min。

e. 治疗完毕，移开激光管、光导纤维。

f. 一般 1～2 d 治疗 1 次，5～15 次为一疗程。

② 二氧化碳激光散焦治疗

a. 接通电源与水冷系统，待水冷循环正常运行时再开机，依次开启低压和高压开关，并调至最佳状态。

b. 患者取舒适体位，暴露治疗部位。

c. 调整激光器，采用散焦照射，使激光照射于治疗部位，照射距离 50～100 cm，照射局部有舒适温热感，不宜过热，以免烧伤。

d. 一般每次治疗 15～20 min，治疗完毕，移开激光管。

e. 治疗结束时逆开始治疗的顺序关闭各旋钮，15 min 后关闭水冷系统。

f. 1～2 d 治疗 1 次，5～15 次为一疗程。

（三）磁疗法

1. 静磁场疗法

（1）适应证：软组织扭挫伤、肌纤维组织炎、肱骨外上髁炎、关节炎、肩关节周围炎、神经痛、颈椎病、软组织炎症感染、支气管炎、支气管哮喘、乳腺小叶增生、子宫功能性出血、胃肠功能紊乱、溃疡病、胆石症、高血压、遗尿症、痛经、耳郭软骨膜炎、神经症、面肌抽搐、颞颌关节炎、毛细血管瘤等。

（2）禁忌证：安装心脏起搏器、局部金属异物、对磁疗有明显不良反应或皮肤过敏者。

（3）操作程序

① 直接贴磁法：将磁片置于需敷磁部位，胶布固定。

② 间接贴磁法：将磁片缝制于可用于病患部位的衣物上。

2. 动磁场疗法

（1）适应证：软组织扭挫伤、肌纤维组织炎、肌筋膜炎、肱骨外上髁炎、肩关节周围炎、颈椎病、骨性关节炎、类风湿性关节炎、跟骨骨刺、骨折愈合迟缓、肋软骨炎、带状疱疹后神经痛、坐骨神经痛、颞颌关节炎等。

（2）禁忌证：安装心脏起搏器、局部金属异物、孕妇下腹部、出血倾向、体质极度虚弱者。

（3）操作程序

① 取下患者手表与治疗部位邻近的金属物品。

② 将磁头固定在治疗部位。旋磁可由操作者或患者手持磁头进行治疗。

③ 旋磁治疗时，接通电源后磁头下出现震动感，即开始治疗。电磁治疗前，先调节治疗所需的磁场波形、脉冲频率、磁感应强度，接通电源后磁头出现温热感，即开始治疗。

④ 每次治疗 15～20 min，治疗完毕，关闭电源，从患者身上取下磁头。

⑤ 一般治疗 1 次/1～2 d，10～15～20 次为一疗程。

3. 磁热振疗法

（1）适应证：软组织扭挫伤恢复期、肌纤维组织炎、颈椎病、腰椎病、骨性关节炎、关节炎、肩关节周围炎、坐骨神经痛、慢性支气管炎、慢性胃炎等。

（2）禁忌证：恶性肿瘤、高热、急性化脓性炎症、出血倾向、活动性结核、妊娠、心脏起搏器、心力衰竭。

（3）操作程序

① 患者取下金属物品，取舒适位，不必暴露治疗部位。

② 将传感治疗带置于病患部位，扎紧。

③ 接通电源，调节输出，可先达到温度最热、振动最强，再调至合适为度。

④ 每次治疗 20～30 min，治疗完毕，关断输出与电源，从患者身上取下传感治疗带。

⑤ 每日或隔日治疗 1 次，15～20 次为一疗程。

（四）超声疗法

1. 适应证　软组织扭挫伤，劳损，瘢痕组织、注射后硬结、冻伤、冻疮，乳腺炎，肢体溃疡，颈椎病，肩周炎，腱鞘疾病（狭窄或囊肿），骨关节病，脊柱炎，腰椎间盘突出症，半月板损伤和髌骨软化症，骨折，前列腺炎，附睾淤积症，阴茎硬结，慢性支气管炎，支气管哮喘，消化性溃疡，慢性胃炎，胃肠神经官能症，习惯性便秘，胆囊炎，冠心病，高血压病，脑血管意外后遗症，癫痫，脑外伤，蛛网膜炎，急性脊髓炎，三叉神经痛，肋间神经痛，灼性神经痛，幻肢痛，雷诺病，小儿消化不良、遗尿症、夜尿症，带状疱疹，瘙痒症，荨麻疹，硬皮病，青光眼，玻璃体混浊，视网膜病变，鼻窦炎，扁桃体炎，乳突炎，咽喉炎，耳聋，耳鸣，耳硬化症，颞颌关节功能紊乱症，慢性盆腔炎，输卵管闭塞，痛经等。

2. 禁忌证　活动性肺结核,严重支气管扩张,化脓性炎症,血栓性静脉炎,急性败血症,持续性高热,出血倾向,消化道大面积溃疡,严重心脏病的心区和交感神经节及迷走神经部位,睾丸部、安装心脏起搏器和支架的患者,高度近视患者的眼部及其邻近区,孕妇的腹和腰骶部,小儿骨骺,放射线或同位素治疗期间及随后的半年内,恶性肿瘤(超声治癌技术除外),皮肤破溃、有出血倾向等。

3. 操作程序

(1) 直接接触法

① 患者取舒适体位,充分暴露治疗部位,治疗部位涂以耦合剂,将声头置于治疗部位。

② 检查各旋钮是否在"0"位或应在的位置,接通电源,根据需要选用连续或脉冲输出,定时,调节输出至所需剂量。

③ 固定法:将声头以适当压力固定于治疗部位,超声强度不得大于 0.5 W/cm²;时间 3～5 min;移动法:将声头紧密接触治疗部位并作缓慢往返或圆圈移动,声头移动速度以 2～3 cm/s 为宜,超声强度不得大于 1.5 W/cm²。

④ 治疗结束时,将超声输出调回"0"位,关闭电源,取下声头擦净声头和皮肤上的接触剂,并用 75% 乙醇涂擦消毒声头。

(2) 水下法

① 将患者手足等凹凸不平的部位(如手指、足趾、腕、踝关节)与声头同时放入 37～38℃ 的去气水中,声头对准治疗部位,距离皮肤 1～5 cm。

② 接通电源,调节治疗时间和输出剂量。声头固定或做小范围移动。

③ 治疗结束时,将超声输出调回零位,关闭电源,取出声头,擦干声头及治疗部位。

(五) 冷热疗法

1. 石蜡疗法

(1) 适应证:软组织扭挫伤恢复期、肌纤维组织炎、慢性关节炎、肩关节周围炎、腱鞘炎、术后外伤后浸润、骨折或骨关节术后关节挛缩、关节纤维性强直、瘢痕增生、坐骨神经痛等。

(2) 禁忌证:高热、昏迷、急性化脓性炎症早期、风湿性关节炎活动期、结核、恶性肿瘤、出血倾向、开放性伤口、感染性皮肤病、孕妇腰腹部、对石蜡过敏者。

(3) 操作程序

治疗前,将石蜡块加热使之完全熔化,达 80℃ 以上,备用。

① 蜡饼法

a. 将蜡液倒入木盘中,厚度 2～3 cm,冷却至石蜡初步凝结成块(表面

45～50℃）。

　　b. 患者取舒适体位,暴露治疗部位。

　　c. 取出蜡块,敷于治疗部位,外包塑料布与棉垫保温。

　　d. 每次治疗 20～30 min。

　　e. 1～2 d 治疗 1 次,15～20 次为一疗程。

　　② 浸蜡法

　　a. 将蜡液冷却到 55～60℃,留置于熔蜡槽中。

　　b. 患者取舒适体位,暴露治疗部位。

　　c. 患者将需治疗的手(足)浸入蜡液后立即提出,蜡液在手(足)表面冷却形成蜡膜,反复浸入、提出多次,再次浸蜡时蜡的边缘不可超过第一层蜡膜边缘,直到蜡层厚达 0.5～1 cm,成为手套(袜套)样,然后再持续浸于蜡液中。

　　d. 每次治疗 20～30 min。

　　e. 1～2 d 治疗 1 次,15～20 次为一疗程。

　　③ 刷蜡法

　　a. 将蜡液冷却到 55～60℃,留置于熔蜡槽中。

　　b. 患者取舒适体位,暴露治疗部位。

　　c. 操作者用排笔浸蘸蜡液后在治疗部位皮肤上反复涂刷,使蜡液在皮肤表面冷却凝成蜡膜,直到蜡厚 0.5～1 cm 时,外面再包一块热蜡饼,或继续将蜡膜涂刷到 1～2 cm,然后用塑料布、棉垫包裹保温。

　　d. 每次治疗 20～30 min。

　　e. 1～2 d 治疗 1 次,15～20 次为一疗程。

　　2. 冷疗

　　(1) 适应证:高热、中暑、软组织急性扭挫伤早期、关节炎急性期、骨关节术后肿痛、软组织感染早期、鼻出血、上消化道出血、痉挛等。

　　(2) 禁忌证:动脉硬化、血管栓塞、雷诺病、红斑狼疮、高血压病、心肺肾功能不全、阵发性血红蛋白尿、对冷过敏、恶病质。慎用于局部血液循环障碍、认知障碍、言语障碍者。

　　(3) 操作程序

　　① 冷水浸泡:将患者的肢体或手足浸入 4～10℃ 的冷水中 5～30 min,视患者的病情与耐受度而定。

　　② 冰水冷敷:将毛巾浸入冰水后拧出多余水分,敷于患部,每 2～3 min 更换一次,可持续 15～20 min。

　　③ 冰袋冷敷:将碎冰块放入橡胶囊中或使用化学冰袋敷于患部,或缓慢移动摩擦,持续 15～20 min。

　　④ 冰块按摩:将冰块直接放在患部,反复往返移动按摩,一般 5～7 min。

⑤ 冰水局部浸浴：将患者的手、肘或足浸入含有碎冰的 4～10℃冰水中，数秒钟后提出擦干，作被动活动或主动活动，复温后再浸入，如此反复浸、提，半小时内浸入 3～5 次，以后逐渐延长浸入时间达 1 min。

⑥ 冷吹风：将冷空气治疗仪的吹风口或喷射器吹向患部，持续数分钟至 10 min。

⑦ 冷气雾喷射：在冷气雾喷射器在距体表 2 cm 处向患部喷射 5～20 s，间歇 0.5～1 min 后再喷，反复喷数次，共 3～5 min，直到皮肤变苍白为止。

⑧ 冷疗机治疗：将冷疗头放置于患部，缓慢移动，每次 10～15 min。

（六）压力治疗

1. 压力衣

（1）适应证：大面积增生性瘢痕的治疗；瘢痕疙瘩手术或放疗后的辅助治疗。

（2）禁忌证：创面感染未愈合。

（3）操作程序

一早：在早期肉芽创面期和深度烧伤创面愈合后尚未形成瘢痕之前开始治疗。

二紧：在不影响肢体远端血运及患者能耐受的情况下，越紧越好，压力一般在 10～25 mmHg(1.33～3.33 kPa)为宜。

三持久：主张每天 24 h 连续加压，在更换衬垫物及清洗皮肤等，一次时间不得超过 30 min，压迫治疗时间不得少于 3 个月，一般应达半年以上。

① 海绵加压固定法

a. 将聚丁二烯盐海绵剪成与瘢痕一样大小。

b. 用黏胶将海绵固定于瘢痕表面。

c. 用弹力绷带和弹力套压迫之。

d. 4～7 天更换 1 次。

e. 压迫瘢痕至充血消退、变软、复平后再巩固治疗 1～2 个月，防止复发。

② 垫塑料夹板法

a. 1,4 异戊二烯塑料制成热塑料夹板，在 72～77℃热水中软化，极易被塑型，冷却 10 min 即变硬、定型。塑型后变硬，无弹性，故应内衬海绵和纱布，防止压疮。

b. 防止夹板阻碍皮肤或创面水分蒸发，可将夹板软化后打孔，并经常更换衬垫及敷料。

③ 弹性绷带压迫法

a. 弹性绷带包扎 2～3 层可获 20.3～42 mmHg(2.67～5.34 kPa)的压力，未愈合的创面或使用夹板时均可用弹性绷带包扎。

b. 四肢应从肢体远端正常皮肤开始(若均为瘢痕仅需露出指、趾末端),作螺旋缠绕"人"字形包扎,两圈间相互重叠 1/2～2/3。四肢需缠弹力绷带 2～3 层,躯干则需缠 3～4 层。

c. 腋部瘢痕挛缩可用半圆形海绵置于腋下,下臂外展 90°及前屈 10°体位,作"8"字形包扎。

④ 弹力衣套压迫法

a. 原材料为对苯二甲酸乙二酯纤维及含 88%以上聚氨基甲酸乙酯的长链聚合体纤维,称为珠罗纱立体织物。

b. 按瘢痕部位制成面罩、背心、裤子、手套、袜子等。

c. 在创面愈合后即开始应用,一直用到瘢痕成熟。

⑤ 硅胶膜贴敷加压法:将硅胶膜贴敷于瘢痕处即可。

2. 体外反搏治疗

(1) 适应证:冠心病;病态窦房结综合征(心率在 40 次/min 以上者);心肌炎恢复期;结节性大动脉炎;高血压病[血压必须控制在 160/100 mmHg(21.3/13.3 kPa)以下];血栓闭塞性脉管炎;缺血性脑卒中;短暂脑缺血发作(TIA);腔隙性脑梗死;脑血管栓塞;椎－基底动脉供血不足等。

(2) 禁忌证:血压高于 160/100 mmHg(21.3/13.3 kPa);频发性期前收缩或心率>140 次/min;肺梗死、肺心病;主动脉瓣关闭不全;梗阻型心肌病、二尖瓣狭窄;肢体有感染、皮炎、静脉炎及新近有静脉血栓形成;有全身或局部出血倾向;大动脉病变,如夹层动脉瘤;脑水肿及有发生脑水肿趋势等。

(3) 操作程序

① 治疗前准备

a. 患者仰卧于反搏床上,接心电电极。

b. 选择气囊套包扎于四肢及臀部。

c. 开启开关显示心电波,调整调节旋钮,使充气讯号落在 T 波顶峰处,排气讯号在下一个 QRS 波之前 50 ms 结束。

② 治疗及监控

a. 反搏比率开关置于"1:1"挡。如患者心率过快,可置于"1:2"挡。

b. 开启充排气开关及气泵开关,旋转调压阀使充气压力逐渐上升。治疗时充气压应维持在 263～303 mmHg(35.1～40.4 kPa)。气囊序贯时限为 40～50 ms。

c. 观察脉搏曲线。调整充气时限和调压阀,使反搏波起始于主波峰值之后约 50 ms 处或于重搏波起始切迹处,并使反搏波波峰略高于主波波峰约 20%或至少与主波搏持平。

d. 反搏气压应保持相对恒定。

③ 停止治疗

a. 先旋转调压阀,使压力下降,再关闭气泵。

b. 关闭全部充气开关,而后关闭排气开关。

c. 关闭耳脉开关,取下脉搏传感器、心电极、解除全部气囊,各开关、旋钮恢复到"0"位或原位,关闭监控系统电源。

④ 治疗时间、频次与疗程

a. 每次治疗 40 min 到 1 h。

b. 每日治疗一次,连续治疗 12 次为 1 疗程。根据病情可连续治疗 2~3个疗程。

(七)肌电生物反馈疗法

1. 适应证 偏头痛、紧张性头痛、高血压病、失眠、神经症、焦虑症、痉挛性斜颈、脑卒中偏瘫、脊髓损伤截瘫、肺气肿等。

2. 禁忌证 意识认知障碍者。

3. 操作程序

(1)患者取舒适体位,暴露治疗部位。用肥皂水清洁皮肤,再用 75% 乙醇脱脂。

(2)在电极表面涂以导电膏,固定于治疗部位皮肤上。

(3)启动后调节旋钮测定肌电基线,显示肌电数值,并发出灯光和声音信号。

(4)医技人员或录音带指导语引导患者学会根据视听反馈信号,通过自我控制调节肌电电压,从而使治疗部位肌肉放松或紧张。一般每次先训练5 min,休息 5 min 后再训练,反复训练 4 次,达到每次总共训练 10~15 min,肌肉收缩 75~100 下。

(5)治疗完毕,关闭电源,从患者身上取下电极。

(6)每日治疗训练 1~3 次,疗程无严格限制。

(八)牵引疗法

1. 颈椎牵引

(1)适应证:颈部肌肉痛性痉挛、颈椎退行性椎间盘疾病、颈椎椎间盘突(膨)出、颈脊神经根刺激或压迫、颈椎退行性骨关节炎、椎间关节囊炎和颈椎前后纵韧带病变。

(2)禁忌证:颈椎及邻近组织的肿瘤、结核或血管损害性疾病、骨髓炎或椎间盘炎、颈段类风湿性关节病变、严重的颈椎失稳或椎体骨折、脊髓压迫症、突出的椎间盘破碎、急性损伤或炎症在首次治疗后症状加重、严重的骨质疏松、颈椎病术后、未控制的高血压、严重的心血管疾病。

(3)操作程序

① 牵引体位:根据病情和治疗需要选择坐位、仰卧位等体位。

② 牵引角度:通常在中立位到30°左右的颈屈位范围,上颈段病变牵引角度可小些,下颈段病变牵引角度可大些。

③ 牵引模式:持续牵引或间歇牵引。

④ 牵引力量:患者可以适应接受的范围。通常以患者体重的7%为牵引首次力量,适应后逐渐增加到体重的10%左右。

⑤ 治疗时间:一般为20～30 min。

⑥ 频度和疗程:每天1～3次,每周5天,疗程2～4周。

⑦ 理疗:若在牵引治疗前或治疗中应用浅表热等理疗,应在牵引处方中予以注明。

2. 腰椎牵引

(1) 适应证:腰椎间盘突出症、腰椎退行性椎间盘疾患、腰椎小关节功能障碍或退行性骨关节病、腰椎肌肉痛性痉挛或紧张等。

(2) 禁忌证:下胸腰段脊髓受压、马尾神经综合征、腰椎感染、恶性肿瘤、类风湿性关节病、急性拉伤扭伤、腹疝、裂孔疝、动脉瘤、严重痔疮、严重骨质疏松、急性消化性溃疡或胃食道反流、心血管疾病(尤其是未控制的高血压)、严重的呼吸系统疾病、心肺功能障碍、孕妇。

(3) 操作程序

① 牵引体位:仰卧位,可采用屈髋屈膝位,以放松髂腰肌,提高牵引效果。

② 牵引模式:持续牵引或间歇牵引。

③ 牵引重量:患者可以适应接受的范围。通常首次牵引力量选择＞25%体重,适应后逐渐增加牵引力量。常用的牵引重量范围为1/2体重至患者体重的范围内。

④ 治疗时间:一般为20～30 min。

⑤ 频度和疗程:频度5次/周,疗程2～4周。

⑥ 理疗:在牵引治疗前或治疗中应用超短波、红外线等放松局部肌肉。

(九) 手法治疗

1. 按摩推拿

(1) 适应证

① 骨科:软组织损伤、四肢骨折后关节功能障碍、截肢、断肢再植术后、颈肩腰腿痛、椎间盘突出、颈椎病、肩周炎等。

② 外科:烧伤后瘢痕、手术后肠粘连、肢体循环障碍、急性乳腺炎(脓肿未形成前)、血栓闭塞性脉管炎等。

③ 神经科:神经衰弱、脑血管意外、外伤性截瘫、周围神经损伤、脊髓炎、多发性神经根炎等。

④ 内科:高血压病、胃肠功能紊乱、胃十二指肠溃疡、风湿及类风湿性关节炎等。

⑤ 儿科:脑瘫、消化不良、婴儿腹泻、小儿麻痹症、支气管炎、肺炎、新生儿肌性斜颈等。

（2）禁忌证

① 按摩局部的皮肤、软组织或关节有感染、开放性伤口、烧伤、神经嵌顿，深静脉血栓或栓塞，骨折。

② 全身性疾病如急性传染病、严重感染、恶性疾患、血液病或正在接受抗凝治疗的患者。

③ 妇女怀孕及月经期，其腹部、腰骶部不宜实施按摩。

（3）操作

① 推揉类:推法、揉法、滚法等。

② 摩擦类:摩法、擦法、抹法等。

③ 拿按类:拿法、按法、捏法等。

④ 叩击类:拍捶法、叩法等。

⑤ 振动类:振法、搓法等。

⑥ 摇动类:摇法、抖法、屈伸法、引伸法等。

2. 关节松动术

（1）适应证:任何因力学因素（非神经性）引起的关节功能障碍。包括:关节疼痛、肌肉紧张及痉挛;可逆性关节活动降低;进行性关节活动受限;功能性关节制动。

（2）禁忌证:关节松弛或习惯性脱位;关节因外伤或疾病引起肿胀（渗出增加）;关节的急性炎症;关节部位的恶性肿瘤或结核;未愈合的关节内骨折。

（3）操作程序

① 运动方向:可以平行于治疗平面，也可以垂直于治疗平面。关节分离垂直于治疗平面，关节滑动和长轴牵引平行于治疗平面。

② 程度:达到关节活动受限处。

③ 强度:活动范围大的关节如肩关节、髋关节、胸腰椎，手法强度可以大一些，移动的幅度要大于活动范围小的关节，如手腕部关节和颈椎。

④ 治疗时间:每一种手法重复 3～4 次，每次治疗总时间 15～20 min。每天或隔 1～2 天治疗一次。

⑤ 治疗反应:治疗后即感到舒服，症状有不同程度缓解。手法治疗引起轻微疼痛为正常的治疗反应。如第二天仍有疼痛或较前加重，提示手法强度太大，应调整强度或暂停治疗一天。

（十）关节活动度练习

1. 适应证

（1）被动训练:适用于不能主动活动的患者,避免关节挛缩、肌肉萎缩、骨质疏松和心肺功能降低等并发症;主动关节活动导致明显疼痛的患者也需进行被动活动。

（2）主动和主动—辅助训练:适应于能够主动收缩肌肉,但因各种原因所致关节粘连或肌张力增高而使关节活动受限;肌力较弱者采用主动—辅助训练。

2. 禁忌证　各种原因所致关节不稳、骨折未愈合又未作内固定、骨关节肿瘤、全身情况较差、病情不稳定者等。

3. 训练原则

（1）根据功能评定决定训练形式。

（2）固定近端肢体,以控制运动。

（3）对关节松弛、近期骨折部或麻痹肢体等结构完整性较差的部位予以支持。

（4）施力不应导致明显疼痛。

（5）训练状态:解剖平面（额面、矢状面、冠状面）;肌肉可拉长的范围;组合模式（数个平面运动的合并）;功能模式等。

4. 被动训练　适用于肌力 3 级以下者。

（1）患者取舒适、放松体位。

（2）确定运动顺序。由近端到远端有利于瘫痪肌的恢复,由远端到近端有利于促进肢体血液和淋巴回流。

（3）从单关节逐渐过渡到多关节;多方向全关节范围内活动。

（4）每一动作重复 10~30 次,2~3 次/d。

5. 助力训练　由被动运动向主动运动过渡的形式。

（1）由康复治疗师或患者健侧肢体,徒手或通过棍棒、绳索和滑轮等装置帮助患肢主动运动,兼有主动运动和被动运动的特点。

（2）以患者最大努力主动运动为主;任何时间均只给予完成动作的最小助力。

（3）每一动作重复 10~30 次,2~3 次/d。

6. 主动训练　适用于肌力 3 级以上者。

（1）单关节或多关节、单方向或多方向运动;选择合适体位,如卧位、坐位、跪位、站位和悬挂位等。

（2）患者自行完成所需的关节活动;必要时治疗师的手可置于患者需要辅助或指导的部位。

（3）动作宜平稳缓慢，尽可能达到最大幅度，用力到引起轻度疼痛为最大限度。

（4）每一动作重复 10～30 次，2～3 次/d。

7. 四肢关节功能牵引法　固定挛缩关节近端肢体，对其远端肢体进行重力牵引，以扩大关节活动范围。

（1）根据不同关节的障碍，选用各关节专用的支架或特制的牵引器。

（2）在远端肢体施加牵引力量，并使牵引作用力准确落在被牵拉组织的张力最大点上。

（3）牵引力量稳定柔和，患者的局部肌肉有一定紧张或轻度疼痛，但不引起反射性肌痉挛且可耐受。

（4）牵引时间 5～20 min，使挛缩的肌肉和受限的关节缓缓地被牵伸。

（5）不同关节、不同方向的牵引可依次进行，2～3 次/d。

8. 连续被动运动（CPM）　利用专用器械使关节进行持续较长时间的缓慢被动运动。

（1）开始时间：可在术后即刻进行，即便手术部位敷料较厚时，也应在术后 3 天内开始。

（2）通常术后即刻用 20°～30°的短弧范围内训练；根据患者的耐受程度每日渐增，直至最大关节活动范围。

（3）开始时运动速度为每 1～2 min 一个运动周期。

（4）每次训练 1～2 h 或更长时间，根据患者的耐受程度选择，1～3 次/d。

9. 牵张训练　通过康复治疗师被动牵张患者的肌肉和肌腱，或患者通过自身的姿势改变进行主动牵张训练，使肌肉、肌腱和韧带挛缩松解，肌张力降低，关节活动度增加。

（1）被动牵张：康复治疗师用力牵引患者肢体，先做低强度运动或热疗。被牵张的关节应尽量放松；康复治疗师的动作应缓慢、轻柔、循序渐进地进行；每次牵张的持续时间 10～20 s，休息 10 s，再牵张 10～20 s，每个关节牵张数次。关节各方向依次进行牵张，2～3 次/d。

（2）自我牵张：由患者依靠自身重量为牵拉力来被动牵张其挛缩的组织。

10. 其他治疗　常用的训练方法有手法治疗、蜡疗、电疗等，可根据患者功能障碍情况加以选用，具体见相应章节。

（十一）肌力训练

1. 适应证

（1）失用性肌萎缩：由制动、运动减少或其他原因引起的肌肉失用性改变，导致肌肉功能障碍。

（2）肌源性肌萎缩：肌肉病变引起的肌萎缩。

（3）神经源性肌萎缩：由神经病变引起的肌肉功能障碍。

（4）关节源性肌无力：由关节疾病或损伤引起的肌力减弱，肌肉功能障碍。

（5）其他：由于其他原因引起的肌肉功能障碍等。

（6）正常人群：健康人或运动员的肌力训练。

2. 禁忌证　各种原因所致关节不稳、骨折未愈合又未作内固定、骨关节肿瘤、全身情况较差、病情不稳定者等。

3. 操作程序

（1）训练原则：根据患者肌力水平选择合适的肌力训练方式：肌力 1 级，采用电刺激疗法、肌电生物反馈电刺激疗法；肌力 2 级，助力运动训练；肌力 3 级，主动运动训练；肌力 4 级，抗阻训练；耐力较差的肌肉群，强调肌肉耐力训练。

（2）抗阻训练：适用于肌力 3 级以上者，分为等长抗阻训练、等张抗阻训练和等速抗阻训练。

① 等长肌力训练：适用于关节不能或不宜运动时（如关节石膏或夹板固定、关节创伤、炎症或关节肿胀等情况）的肌力训练，以延缓和减轻肌肉失用性萎缩。

② 等张肌力训练：适用于发展动态肌力和肌肉耐力。

③ 等速肌力训练：在专门的等速训练器上进行训练。训练前设定运动速度、间歇时间、训练组数和关节活动范围等。训练中运动速度不变，但遇到的阻力则随用力的程度而变化，以使运动肢体肌肉的肌张力保持最佳状态，从而达到最好训练效果。

（3）肌肉耐力训练：发展肌肉耐力的训练强调较轻负荷，较长时间内多次重复肌肉收缩。常用的方法有：等张训练法、等长训练法和等速训练法。

（十二）转移训练

1. 适应证　脊髓损伤、脑血管意外、脑外伤、小儿麻痹后遗症等运动神经元损伤后，肢体部分或完全瘫痪，完成转移动作相关的关键肌的肌力达到 2～3 级，要求恢复独立转移能力和提高生活自理能力的患者。

2. 禁忌证　认知障碍或不能配合训练者；病情不稳定，包括骨折未愈合、关节不稳或脱位、骨关节肿瘤、重要脏器衰竭、严重感染和其他危重情况等；严重骨质疏松者辅助转移时要慎重对待，避免发生病理性骨折。

3. 操作程序

（1）床上转移

① 侧向转移

偏瘫患者：先用健腿插在患腿下方，托起患腿移向床的健侧，再移动臀部,最后依靠健侧上肢将上身转移到该侧。

截瘫患者:先坐起,然后用手将下肢移向一侧,再用手撑床面,将臀部移动到该侧。

② 仰卧转向侧卧

偏瘫患者:转向健侧有困难,训练时先用健腿插在患腿下方,托起患腿,再用健手握住患手,先上举到患侧,然后突然摆动向健侧,利用惯性将躯体翻向侧方,同时用健腿托在患腿下方,帮助患腿完成转移。

截瘫患者:因截瘫不能坐起的患者可以将两手上举,先举向转移的相反方向,然后利用突然向转移的方向摆动,使躯干先产生侧向翻转,再由护理人员将下肢移动到预定的位置。

（2）卧—坐转移

偏瘫患者:先向健侧侧身,用健手支撑使上身抬起,再调整回中立坐位。

截瘫患者:在腹肌肌力不足时,可以采用手拉悬吊带或缚在床尾的牵拉带,使上身抬高坐起。也可以先侧身,用一手支撑上身,从侧面坐起;另一手扶持床面,保持稳定和平衡。

（3）坐—站转移

偏瘫患者:先将脚跟移动到膝关节重力线的后方,上身前倾,两手交叉握紧,手臂伸直向下。然后将手臂突然上举,利用手臂上举的惯性和股四头肌收缩,完成站立动作。

截瘫患者:要练习使用矫形器坐起、站立。先用双手支撑椅子站起,膝关节向后伸,锁定膝关节,保持站立稳定。用膝踝足矫形器者,锁定膝关节后,可以开始步行。

（4）床—轮椅转移

① 轮椅靠在床边,刹住双轮,与床的长轴呈 45°,患者先在床上坐起,用手将瘫痪的下肢移动到床边,将臀部也移动到床边,将两腿放下,用一手支撑轮椅不靠近床边的扶手,另一手支撑在床上,将臀部摆动到轮椅上。

② 上床时将轮椅正面推向床边,刹车,用手将瘫痪的下肢逐一移到床面上,然后用手撑轮椅扶手,逐步推动臀部和腿移动到床上,完成转移。下床时采用相反的方式,即将臀部移到床边,背对轮椅,再用手撑床面逐渐移动到轮椅。

③ 辅助转移指患者需要器械帮助,以及部分或全部需要他人帮助,才能够完成转移动作。

a. 滑板:四肢瘫患者在上肢肌力不足,难以支撑躯体并挪动转移时,可以采用滑板(牢固的塑料板或木板)垫在臀下,从滑板上将躯体滑动到轮椅,或滑动到床上。

b. 助力:患者如果上肢肘关节屈肌力 3～4 级,但手腕无力不能通过滑板完成转移,则可以用手搂住辅助者的头颈或背部,身体前倾;辅助者头置于患者一侧腋下,两手托患者臀部,同时用双膝关节固定患者的两膝,利用腰部后倾的力量将患者臀部拉向自己的躯干,使患者的膝关节伸直并稳定,然后侧身将患者转移到床上,或从床转移到轮椅上。

（十三）步行训练

1. 适应证　中枢性瘫痪者,如脑外伤或脑卒中引起的偏瘫、截瘫、小脑疾患、脑瘫等;运动系统病损影响行走的患者,如截肢后安装假肢、髋关节置换术后等。

2. 禁忌证　站立平衡功能障碍;下肢骨折未愈合;各种原因所致的关节不稳。

3. 操作程序

（1）步行前的训练

① 肌力训练:需要借助于助行器或拐杖行走的患者,重点训练上肢肌力。独立行走者重点训练下肢肌力。下肢截肢者进行残端肌群和腹部肌肉力量的训练。

② 起立床训练:长期卧床或脊髓损伤患者,利用起立床渐渐调整到直立的状态,能够耐受身体直立后,开始行走训练。

③ 平行杠内训练:行走训练自平行杠内训练开始。站立训练从 10～20 min/次开始,依患者体能状况改善而逐渐增加。在平行杠内行走训练时,其一端可放置一面矫正镜,使患者能够看到自己的步行姿势以便及时矫正。

（2）步行训练

① 助行器步行训练:助行器适用于初期的行走训练,为准备使用拐杖或手杖前的训练;也适用于下肢无力但无瘫痪、一侧偏瘫或截肢患者;对于行动迟缓的老年人或有平衡问题的患者,助行器亦可作为永久性的依靠。助行器仅适宜在平地使用。助行器行走的方法为,用双手分别握住助行器两侧的扶手,提起助行器使之向前移动 20～30 cm 后,迈出患侧下肢,再移动健侧下肢跟进,如此反复前进。

② 拄拐步行训练:拐杖、手杖的结构、种类和适应证参见相关章节。

A. 双拐步行训练

a. 交替拖地步:将左拐向前方伸出,再伸右拐,双足同时拖地向前移动至拐脚附近。

b. 同时拖地步:双拐同时向前方伸出,两脚拖地移动至拐脚附近。

c. 摆至步:移动速度较快,可减少腰部及髋部用力。双拐同时向前方伸出,患者身体重心前移,利用上肢支撑力使双足离地,下肢同时摆动,双足在拐脚附近着地。此种步行方式适用于双下肢完全瘫痪而使下肢无法交替移动的患者。

d. 摆过步:拄拐步行中最快速的移动方式。双侧拐同时向前方伸出,患者支撑把手,使身体重心前移,利用上肢支撑力使双足离地,下肢向前摆动,双足在拐杖着地点前方的位置着地。适用于路面宽阔,行人较少的场合,也适用于双下肢完全瘫痪,上肢肌力强壮的患者。

e. 四点步:是一种稳定性好、安全而缓慢的步行方式。每次仅移动一个点,始终保持四个点在地面,即左拐→右足→右拐→左足,如此反复进行。步行环境与摆至步相同,适用于骨盆上提肌肌力较好的双下肢运动障碍者以及老人、下肢无力者。

f. 两点步行:与正常步态基本接近,步行速度较快。一侧拐杖与对侧足同时伸出为第一着地点,然后另一侧拐杖与相对的另一侧足再向前伸出作为第二着地点。步行环境与摆过步相同。此步行方式适用于一侧下肢疼痛需要借助于拐杖减轻其负重,以减少疼痛的刺激;或是在掌握四点步行后练习。

g. 三点步行:是一种快速移动、稳定性良好的步态。患侧下肢和双拐同时伸出,双拐先落地,健侧待三个点支撑后再向前迈出。适用于一侧下肢功能正常,能够负重,另一侧不能负重的患者,如一侧下肢骨折,小儿麻痹后一侧下肢麻痹等患者。

B. 手杖步行训练

a. 手杖三点步行:患者使用手杖时先伸出手杖,再迈患侧足,最后迈健侧足。此种步行方式因迈健侧足时有手杖和患足两点起支撑作用,因此稳定性较好,除一些下肢运动障碍的患者常采用外,大部分偏瘫患者习惯采用此种步态。根据患者的基本情况,练习时按健侧足迈步的大小,可分为后型、并列型和前型三种。

b. 手杖二点步行:手杖和患足同时伸出并支撑体重,再迈出健足。手杖与患足作为一点,健侧足作为一点,交替支撑体重,称为两点步行。此种步行速度快,有较好的实用价值,当患者具有一定的平衡功能或是较好地掌握三点步行后,可进行两点步行练习。

(3) 轮椅训练:轮椅有依靠人力驱动的普通轮椅、依靠电力驱动的电动轮椅以及专为残疾运动员设计的竞技用轮椅。普通轮椅训练主要包括平地前进驱动训练、方向转换和旋转训练、抬前轮训练。

(十四) 平衡训练

1. 适应证 中枢性瘫痪或其他神经疾患所致感觉、运动功能受损或前庭器官病变引起的平衡功能障碍;下肢骨折、软组织损伤或手术后有平衡功能障碍的患者。

2. 禁忌证　严重认知损害不能理解训练目的和技能者;骨折、脱位未愈者;严重疼痛或肌力、肌张力异常而不能维持平衡者。

3. 操作程序

(1) 基本原则

① 从静态平衡(Ⅰ级平衡)训练开始,过渡到自动动态平衡(Ⅱ级平衡),再过渡到他动动态平衡(Ⅲ级平衡)。

② 逐步缩减人体支撑面积和提高身体重心,在保持稳定性的前提下逐步增加头颈和躯干运动,从睁眼训练逐步过渡到闭眼训练。

③ 训练时注意患者安全,避免发生意外损伤。

(2) 坐位平衡训练

① Ⅰ级平衡训练:通过协调躯干肌肉以保持身体直立。开始时需要有人在身旁保护,逐步过渡到无保护独立坐。

② Ⅱ级平衡训练:独立完成身体重心转移、躯干屈曲、伸展、左右倾斜及旋转运动,并保持坐位平衡的训练。可以采用拾取身体周围物体或进行作业。

③ Ⅲ级平衡训练:胸前双手抱肘,由治疗者施加外力破坏患者坐位的稳定,诱发头部及躯干向正中线的调正反应。

(3) 立位平衡训练

① Ⅰ级平衡训练:用下肢支撑体重保持站立位,必要时治疗者可用双膝控制患者下肢,或使用支架帮助固定膝关节。开始时两足间距较大,以提高稳定性;在能够独立站立后逐步缩小两足间距,以减小支撑面,增加难度。

② Ⅱ级平衡训练:独立完成身体重心转移、躯干屈曲、伸展、左右倾斜及旋转运动,并保持平衡的训练。开始时由治疗者双手固定患者髋部,协助完成重心转移和躯体活动,逐步过渡到由患者独立完成动作。

③ Ⅲ级平衡训练:站立姿势下抵抗外力保持身体平衡。患者可以采用平衡板训练、站立作业训练等。

(4) 利用设备的动态平衡训练:包括平衡板训练;大球或滚筒训练;平衡仪训练;水中平衡训练等。

(5) 运动系统的平衡训练

① 躯干平衡训练:以本体感觉训练为主。开始时可在坐位进行,通过上肢在矢状面的运动稳定其屈肌、伸肌力量,改变运动至对角线方向增加水平面上的稳定;以后可坐于治疗球上,要求患者在上、下肢发生运动前更多地采用躯干活动的策略控制平衡;再进展至站立位(双足或单足),通过躯干直立位下髋的运动完成侧向及物,在控制性活动时,应用髋的运动结合脊柱的旋转(其中主要是利用胸椎旋转而非腰椎旋转)。

② 髋平衡训练:主要针对预防老年人失衡跌倒所导致的髋部骨折。以训

练不采用跨步和抓握策略预防跌倒为主要内容。

③ 踝平衡训练：主要针对踝关节扭伤及其邻近肌肉的拉伤。以恢复本体感觉为主要内容。

（6）增强前庭功能的平衡训练

① 双足尽可能并拢，然后左右转头，时间逐渐延长并仍保持平衡。

② 练习在行走过程中转头。

③ 患者双足分立，与肩同宽，直视前方目标，通过逐渐缩短双足间距离至1/2 足长使支持面基底变窄。在进行这一训练时，不断改变上肢位置变化和双眼从断续闭拢到长时间闭眼。每一体位至少保持 15 s，训练时间为 5～15 min。

④ 从站立于硬地板开始，逐渐过渡到在薄地毯、薄枕头或沙发垫上站立。

⑤ 行走中转圈，从转大圈开始，逐渐缩小转圈半径，顺时针、逆时针两个方向均应训练。

⑥ 前庭损害时，平衡训练可采用诱发眩晕的体位或运动的方法进行，5次/组，2～3 组/d，练习逐渐增加；从相对简单的训练（如坐位水平的头部运动等）逐渐过渡到相对复杂、困难的训练（如行走过程中的水平转头运动等）。

（十五）协调训练

1. 适应证　深感觉障碍；小脑性、前庭迷路性和大脑性运动失调、震颤性麻痹；因不随意运动所致的一系列协调运动障碍。

2. 禁忌证　严重认知损害不能理解训练目的和技能者；骨折、脱位未愈者；严重疼痛或肌力、肌张力异常者。

3. 操作程序

（1）种类：上肢、下肢、躯干分别在卧位、坐位、站立位、步行中和增加负荷的步行中训练。

（2）要点

① 无论症状轻重，患者均应从卧位训练开始，待熟练后再在坐位、站立位、步行中进行训练。

② 从简单的单侧动作开始，逐步过渡到比较复杂的动作。

③ 可先做容易完成的大范围、快速的动作，熟练后再做小范围、缓慢动作的训练。

④ 上肢和手的协调训练应从动作的正确性、反应速度快慢、动作节律性等方面进行；下肢协调训练主要采用下肢各方向的运动和各种正确的行走步态训练。

⑤ 先睁眼练习后闭眼训练。

⑥ 两侧轻重不等的残疾者，先从轻侧开始；两侧残疾程度相同者，原则上

先从右侧开始。

⑦ 每一动作重复 3～4 次。

（十六）呼吸训练

1. 适应证　慢性阻塞性肺疾病；慢性限制性肺疾病；慢性肺实质疾病；哮喘及其他慢性呼吸系统疾病伴呼吸功能障碍。

2. 禁忌证　临床病情不稳定、感染未控制；呼吸衰竭；训练时可导致病情恶化的其他临床情况。

3. 操作程序

（1）体位：选用放松、舒适的体位，放松呼吸相关的肌群，稳定情绪，固定和放松肩带肌群，减少上胸部活动，有利于横膈移动。

（2）方法

① 腹式呼吸训练：指强调膈肌呼吸为主的方法，以改善异常呼吸模式，用于慢支、肺气肿或阻塞性肺疾病患者。

a. 取卧位或坐位（前倾依靠位），呼吸时腹部放松，经鼻缓慢深吸气。呼气时缩唇将气缓慢吹出，同时收缩腹肌以增加腹内压，促进横膈上抬，把气体尽量呼出。卧位吸气时双手置于腹部，吸气双手随腹部膨隆而向外扩张；呼气时腹部塌陷，同时双手逐渐向腹部加压，促进横膈上移。

b. 呼气与吸气的时间比大致为 1：1，强调适当深呼吸，以减慢呼吸频率，提高通气效率。每次练习腹式呼吸次数不宜过多，即练习 3～4 次，休息片刻再练，逐步做到习惯在活动中进行腹式呼吸。

② 抗阻呼气训练：呼气时施加阻力，用于慢支、肺气肿或阻塞性肺疾病的患者，可以采用缩唇呼气（吹笛样呼气）、吹瓶呼吸和发音呼吸等。

③ 局部呼吸训练：胸部局部加压。治疗师或患者把手放于需加强部位，在吸气时施加压力。用于增加胸部的呼吸能力。

④ 排痰训练　包括体位引流，胸部叩击、震颤及直接咳嗽。

a. 根据病变部位采用不同的引流体位（病变部位尽量在高处），使病变部位痰液向主支气管引流。引流频率视分泌物多少而定。每次引流一个部位，时间 5～10 min，如有数个部位，则总时间不超过 30～45 min，以免疲劳。

b. 胸部叩击、震颤，有助于黏痰、浓痰脱离支气管壁。治疗者手指并拢，掌心成杯状，运用腕关节摆动在引流部位胸壁上轮流轻叩 30～45 s，患者可自由呼吸。叩击拍打后治疗者用手按在病变部位，嘱患者做深呼吸，在深呼气时作胸壁颤摩振动，连续 3～5 次，再叩击，如此重复 2～3 次，嘱患者咳嗽以排痰。

c. 咳嗽训练：深吸气以达到必要吸气容量；短暂闭气以使气体在肺内得到最大分布；关闭声门以进一步增强气道中的压力；增加腹内压来进一步增

加胸膜腔内压;声门突然打开,形成由肺内冲出的高速气流,促使分泌物移动,随咳嗽排出体外。

⑤ 呼吸肌训练

a. 增强吸气肌练习:用抗阻呼吸器(具有不同粗细直径的内管),使吸气时产生阻力,呼气时没有阻力。开始练习 3～5 min,一天 3～5 次,以后增加至 20～30 min。

b. 增强腹肌练习:患者取仰卧位,腹部放置沙袋作挺腹练习,开始为 1.5～2.5 kg,以后可以逐渐增加至 5～10 kg,每次腹肌练习 5 min;也可仰卧位反复进行两下肢向胸部的屈髋屈膝动作,以增强腹肌。

(十七)矫正训练

1. 适应证　多用于侧弯小于 20°、早期比较柔软的患者,重点锻炼凸侧肌肉,可在矫形器协助下进行。

2. 禁忌证　无绝对禁忌证,但侧弯大于 20°以上者,一般宜采用矫形器或手术治疗。

3. 操作程序

(1)体位:通常在卧位或匍匐位进行,也可在站立位进行。

(2)姿势:同时利用脊柱处于不同斜度,使侧屈运动集中于所需治疗的节段,即选用特定姿势练习矫正特定部位的脊柱侧弯。膝胸位、肘胸位和腕膝位相对应的集中点分别为 T_3、T_6、T_8 附近。

(3)动作设计:在上述体位、姿势下,利用肩带、骨盆的运动进行矫正动作。

(4)运动量:每一动作历时 2～3 s,重复 10～30 次或更多,直至肌肉疲劳,甚至可用沙袋增加负荷,增强效果。训练应长期坚持。较大曲度的侧弯,即使在骨成熟后仍应坚持训练,以避免侧弯继续发展。

(5)成套体操示例(以左侧弯为例)

① 卧位矫正体操:仰卧位下仰头挺胸、屈腿挺腰和俯卧位下举臂后伸、举臂后伸加腿后上抬运动和"船形"运动等。

② 手膝位矫正体操:轮流左腿后伸、左臂前上举、伸腰或右臂前上举、右腿后上举、伸腰运动等。

③ 跪位矫正体操:左腿跪立、右腿伸直、左臂侧上举、体右侧屈,双腿分腿跪立、左臂侧上举、右手撑床、上体右侧屈,双腿跪立、双臂屈肘、双肩后展、扩胸后坐等运动。

④ 坐位矫正体操:动作包括坐位仰头挺胸、举臂挺胸伸腰等运动。

⑤ 站立位矫正体操:动作包括站立位臂后举挺胸、举左臂伸腰、左臂直上举上体右侧屈、双手持棍后置于背后挺胸下蹲、悬吊等运动。

⑥ 体位矫正:右侧卧位,脊柱右侧最突出处垫枕,双臂上举,使左侧弯脊柱呈微右侧弯姿势,保持 20~30 min,1~2 次/d。

（十八）有氧训练

1. 适应证

（1）心血管疾病:陈旧性心肌梗死、稳定型心绞痛、隐性冠心病、轻中度原发性高血压病、轻症慢性充血性心力衰竭、心脏移植术后、冠状动脉腔内扩张成型术后、冠状动脉分流术后等。

（2）代谢性疾病:糖尿病、单纯性肥胖症。

（3）慢性呼吸系统疾病:慢性阻塞性肺疾病和慢性支气管炎、肺气肿、哮喘（非发作状态）、肺结核恢复期、胸腔手术后恢复期。

（4）其他慢性疾病状态:慢性肾衰竭稳定期、慢性疼痛综合征、慢性疲劳综合征、长期缺乏体力活动及长期卧床恢复期。

（5）中老年人的健身锻炼。

2. 禁忌证

（1）各种疾病急性发作期或进展期。

（2）心血管功能不稳定,包括:未控制的心力衰竭或急性心衰、严重的左心功能障碍、血流动力学不稳的严重心律失常（室性或室上性心动过速、多源性室早、快速型房颤、Ⅲ°房室传导阻滞等）、不稳定型心绞痛、增剧型心绞痛、近期心肌梗死后非稳定期、急性心包炎、心肌炎、心内膜炎、严重而未控制的高血压、急性肺动脉栓塞或梗死、确诊或怀疑主动脉瘤、严重主动脉瓣狭窄、血栓性脉管炎或心脏血栓。

（3）严重骨质疏松,活动时有骨折的危险。

（4）主观不合作或不能理解运动,精神疾病发作期间或严重神经症。

（5）肢体功能障碍而不能完成预定运动强度和运动量。

（6）感知认知功能障碍。

3. 操作程序

（1）确定训练目标:训练前先进行症状限制性心电运动试验,以确定患者的最大运动强度、靶运动强度（50%~85%最大运动强度）及总运动量。

（2）制定运动处方:运动处方的基本内容包括方式、强度、时间、频率、注意事项。

（3）操作实施:一次训练课应分为三部分:准备运动、训练运动和整理运动。

① 准备活动:指训练运动之前进行的活动,逐渐增加运动强度以提高肌肉、肌腱和心肺组织对即将进行的较大强度运动的适应和准备,防止因突然的运动应激导致肌肉损伤和心血管意外。强度一般为训练运动的 1/2 左右,

时间 5～10 min,方式包括医疗体操、关节活动、肌肉牵张、呼吸练习或小强度的有氧训练。

② 训练运动:指达到靶强度的训练。一般为 15～40 min,是耐力运动的核心部分。根据训练安排的特征可以分为持续训练、间断训练和循环训练法。

③ 整理运动:指靶强度运动训练后进行较低强度的训练,以使机体从剧烈运动应激逐步"冷却"到正常状态。其强度、方法和时间与准备活动相似。

(4) 合理运动的判断

① 运动强度指标　下列情况提示运动强度过大:不能完成运动;活动时因气喘而不能自由交谈;运动后无力或恶心。

② 运动量指标　下列情况提示运动量过大:持续性疲劳;运动当日失眠;运动后持续性关节酸痛;运动次日清晨安静心率明显变快或变慢,或感觉不适。

(十九)神经肌肉促进疗法

1. 适应证　中枢神经系统疾患,包括儿童脑瘫、成人偏瘫、其他有运动控制障碍的患者;骨科损伤性疾病、运动创伤、周围神经损伤和关节炎所致的功能障碍。

2. 禁忌证　临床情况不稳定、神智和意识障碍、不能配合治疗者,部分治疗方法不适合于非神经系统疾患。

3. Brunnstrom 技术　Brunnstrum 技术最基本的治疗方法是早期充分利用一切方法引出肢体的运动反应,并利用各种运动模式,如共同运动、联合反应,再从异常模式中引导、分离出正常的运动成分。最终脱离异常运动模式,逐渐向正常、功能性模式过渡。

(1) Ⅰ～Ⅱ期

① 通过近端牵拉引起屈曲反应,或采取轻叩上、中斜方肌、菱形肌和肱二头肌引起屈肌共同运动。

② 轻叩三角肌,牵拉前臂肌群以引起伸肌的共同运动。

③ 迅速牵张瘫痪的肌肉并抚摸其皮肤引起反应,先引出屈肌反应或共同运动,接着引出伸肌反应或共同运动,通过被动的屈伸共同运动来维持关节的活动范围。

④ 早期应用视觉和本体刺激。

(2) Ⅲ期

① 学会随意控制屈、伸共同运动:a. 先从屈曲共同运动模式中的肩胛带上提开始,颈向患侧屈曲,当头肩接近时,对头肩施加分开的阻力,加强屈颈肌群和斜方肌、上提肩胛肌的收缩。b. 单侧肩胛上举,不能主动进行时,可以通过叩击或按摩上斜方肌来促进。c. 利用类似于下肢的 Raimiste 现象,将患

者健侧上臂外展 45°后让其将臂向中线内收,治疗者在健臂近端内侧加阻力,以诱发患侧胸大肌收缩。

② 促进伸肘反应:a. 利用紧张性迷路反射,在仰卧位促进伸肌群的收缩。b. 利用不对称紧张性颈反射,使头转向患侧,降低屈肌群的张力,增加伸肘肌群的张力。c. 前臂旋转,旋前促进伸肘,旋后促进屈肘。d. 利用紧张性腰反射,即躯干转向健侧,健肘屈曲,患肘伸直。e. 轻叩肱三头肌肌腹,在皮肤上刷擦,刺激肌肉收缩。f. 治疗者与患者面对面双手交叉相握作划船动作,通过联合反应促进伸肘。

③ 把共同运动应用到功能活动中:a. 屈曲共同运动。b. 伸展共同运动。c. 联合交替应用共同运动。

④ 把共同运动与 ADL 结合起来。

(3) Ⅳ期

① 训练患手放到后腰部:通过转动躯干,摆动手臂,抚摸手背及背后;在坐位上被动移动患手触摸骶部,或试用手背推摩同侧肋腹,并逐渐向后移动,也可以用患手在患侧取一物体,经后背传递给健手。

② 训练肩前屈 90°:a. 在患者前、中三角肌上轻轻拍打后让其前屈肩。b. 被动活动上肢到前屈 90°,并让患者维持住,同时在前中三角肌上拍打;如能保持住,让患者稍降低上肢后再慢慢一点一点地前屈,直至达到充分前屈。c. 在接近前屈 90°的位置上小幅度继续前屈和大幅度地下降,然后再前屈。d. 前臂举起后按摩和刷擦肱三头肌表面以帮助充分伸肘。

③ 训练屈肘 90°时前臂旋前/旋后:伸肘时先对前臂旋前施加阻力,再逐步屈肘;或屈肘 90°时翻转扑克牌,取牌时旋前,翻牌时旋后。

④ 训练手的功能活动,伸、屈、抓握及其放松:a. 患者前臂旋后,治疗者将其拇指外展并保持这一位置。b. 被动屈掌指关节及指间关节,以牵拉伸指肌,并在伸指肌皮肤上给予刺激;肩前屈 90°以上,前臂旋前可促进伸指,反复练习直到肩前屈小于 90°时仍能伸指。c. 保持肩前屈位,前臂旋前时可促进伸第 4、5 指,如前臂旋后可促进伸拇指,同时刷擦尺侧缘背面则效果更好;当能反射性伸指后,可练习交替握拳及放松。

(4) Ⅴ期

① 巩固肩部功能:a. 通过上肢外展抗阻来抑制胸大肌和肱三头肌的联合反应。b. 被动肩前屈 90°~180°,推动肩胛骨的脊柱缘来活动肩胛带。c. 加强前锯肌作用,当肩前屈 90°时让患者抗阻向前推,并逐渐增加肩前屈的活动范围。

② 增强肘及前臂的训练:用类似于Ⅳ期中旋前/旋后的训练方法,训练肩前屈 30°~90°时伸肘并旋前和旋后。

③ 强化手的练习：当手能随意张开，拇指和其余各指能对指时，开始练习手的抓握。

（5）Ⅵ期：按照正常的活动方式来完成各种日常生活活动，加强上肢协调性、灵活性及耐力的练习，以及手的精细动作练习。

4．Rood 技术

（1）触觉刺激

① 快速刷擦：用软毛刷在治疗部位的皮肤上作 3～5 s 的来回刷动，或在相应肌群的脊髓节段皮区刺激，如 30 s 后无反应，可以重复 3～5 次。

② 轻触摸：用轻手法触摸手指或脚趾间的背侧皮肤、手掌或足底部，以引出受刺激肢体的回缩反应，对这些部位的反复刺激则可引起交叉性反射性伸肌反应。

（2）温度刺激：常用冰来刺激，因冰具有与快速刷擦和触摸相同的作用。具体方法是将冰放在局部 3～5 s，然后擦干，可以引起与快速刷擦相同的效应。

（3）牵拉肌肉

① 快速、轻微地牵拉肌肉，可以引起肌肉收缩，这种作用即刻可见。如牵拉内收肌群或屈肌群，可以促进该群肌肉而抑制其拮抗肌群；牵拉手或足的内部肌肉可引起邻近固定肌的协同收缩。

② 轻叩肌腱或肌腹：可以产生与快速牵拉相同的效应。

③ 持续牵拉或将已经延长的肌肉保持在该位置数分钟、数天甚至数周，可以抑制或减轻痉挛。

（4）挤压

① 挤压关节：可引起关节周围的肌肉收缩。对骨突处加压具有促进与抑制的双向作用。

② 轻压背部：治疗儿童脑性瘫痪时，挤压背部骶棘肌可以放松全身肌肉。

③ 加压肌腱：当手的屈肌腱痉挛或挛缩时，在手的屈肌腱上持续加压可引起该肌肉的放松。挤压肌腹可引起与牵拉肌梭相同的牵张反应。

④ 肢体负重：可以将患者放置在负重体位上，通过负重时的挤压和加压来刺激力学感受器，促进姿势的稳定。

（5）特殊感觉刺激：听觉和视觉刺激可用来促进或抑制中枢神经系统；节奏明快的音乐具有促进作用，节奏舒缓的音乐具有抑制作用；治疗者说话的音调和语气可以影响患者的行为；光线明亮、色彩鲜艳的环境可以产生促进效应。

（6）吞咽和发音障碍：主要是诱发肌肉反应，可以在局部采取比较强的刺激，方法如下：① 轻刷上嘴唇、面部和咽喉部，避免刺激下颌、口腔下部。

② 用冰刺激嘴唇和面部,用冰擦下颌部的前面。③ 抗阻吸吮。

5. Bobath 技术

（1）控制关键点:关键点(key point)是指人体的某些特定部位,这些部位对身体其他部位或肢体的肌张力具有重要影响。治疗中治疗者通过在关键点上的手法操作来抑制异常的姿势反射和肌张力,引出或促进正常的肌张力、姿势反射和平衡反应。

（2）反射性抑制:反射性抑制是用来抑制肌张力和姿势的一种有效方法,可以防止异常的感觉输入。常用的反射性抑制模式如下。

① 躯干肌张力增高:躯干屈肌张力增高时,把头部放置在过伸位,可以降低屈肌张力,增加伸肌张力;躯干伸肌张力增高时,把头放置在屈曲位,可以降低伸肌张力,增加屈肌张力;躯干屈肌与伸肌张力均增高时,可以通过旋转躯干(保持骨盆不动)来抑制。

② 肢体肌张力增高:屈肌张力增高时可取肢体外旋位,外展肌张力增高时可取肢体内旋位;上臂屈肌痉挛时,取肢体的对称性伸展(保持头在中立位,以排除不对称紧张性颈反射)。躯干、头、肢体的伸肌张力均增高时,使髋屈曲外展且屈膝即可抑制。

③ 出现痉挛:颈、臂及手出现屈曲痉挛时,可取上臂水平外展或对角线伸展来抑制;躯干与髋出现痉挛时,可将臂上举过头,以促进躯干及髋的伸展。

（3）调正反应

① 发自颈部,作用于躯干:由于头部与躯干之间的位置变化而使躯干转动。

② 发自迷路,作用于头部:当躯干位置倾斜时,保持头部直立、面部垂直、眼睛水平位的动作。

③ 发自躯干,作用于颈部:其反应为上半身或下半身扭动时,另一半随之转动成一直线。

④ 发自眼睛,作用于头部:当躯干位置倾斜时,由于来自眼部的刺激,而将头部保持正确位置。

（4）平衡反应:当人体突然受到外界刺激引起重心变化时,四肢和躯干出现一种自动运动,以恢复重心到原有稳定状态。患者在坐位或站立位上,治疗者向各个方向推动患者(前、后、侧方、斜方),开始时缓慢推动,当患者能适应时可加快推动速度或增加推动幅度。

（5）感觉刺激

① 加压或负重:通过施加压力与阻力来增加姿势性张力与减少不自主运动。这种负重对需要发展静力性姿势,在小范围内活动的共济失调与手足徐动症的患者特别有效,但对痉挛患者效果不佳,其原因是压力和阻力可以增

加这类患者的协同收缩。

② 放置及保持：放置是将肢体按要求放在一定的位置上；保持是指肢体在无帮助情况下，停留在某一位置。因此，放置与保持常一起应用。

③ 轻推：a. 压迫性轻推。即挤压关节，用来增加肌张力，以保持合乎要求的姿势。b. 抑制性轻推。以诱发由于拮抗肌痉挛产生交互抑制的无力肌肉收缩。c. 交替性轻推。用方向相反的手法轻推患者，如从前向后与从后向前，从左向右与由右向左，以引出平衡反应。

6. PNF 技术

（1）主要操作要领

① 治疗人员以手掌（蚓状肌）直接接触肌肉、肌腱和关节处，并根据需要予以运动方向相反的不同压力，以对其感受器给予刺激。

② 应用简洁、易懂的语言指示刺激和促进患者的理解和配合。

（2）治疗方法

① 基础促进方法

a. 体位和最佳力学位置：患者处于"对角"或适宜治疗的平面，肩和髋面向运动的方向。

b. 手接触：治疗师手置于患者体表，通过皮肤感觉引导运动方向，对无力肌群提供帮助，为需强化肌群施加阻力。常用方式为"蚓状肌抓握"（lumbrical grip，为 PNF 的特有标记），并在接触点上根据需要施加恰当的刺激引起正确的运动方向。

c. 最大阻力：为可在方向、质量和数量上引起平滑、协调收缩且产生适当扩散和促进功能的阻力，而非治疗师所提供的最大阻力。通过对较强肌群施加适当阻力，可使兴奋向较弱肌群扩散。等张收缩时，最大阻力不能大于允许发生全 ROM 的阻力；等长收缩时，最大阻力不应使患者保持技术中断或失败。

d. 扩散：也称之为"溢流"，是在运动模式中将能量从主动肌向副动肌、拮抗肌扩散的技术。可从近端肌群至远端肌群、远端肌群至近端肌群、躯干上部至躯干下部、一侧肢体至另一侧肢体。力弱肌群在与更强、更正常的肌群协调工作时由扩散获益。一般通过应用阻力刺激扩散。

e. 言语和视觉提示：是 PNF 技术的特点之一，目的为促进治疗师和患者共同努力的协调性。应认真选择言语提示的时间和语调。开始运动时的言语提示以患者某一具体的特定反应为内容，随之的反复运动以相对简洁的口令为内容。柔和的轻声用于促进注意力集中或抑制张力亢进；逐渐提高音调的言语提示用于鼓励患者在完成任务或模式中更多地募集运动单位或逐渐增大 ROM。在运动的启动、反转时间和交互运动时，言语提示起促发作用。

f. 关节牵引：通过牵拉关节邻近肌肉以分离关节面，产生牵张刺激和增强运动，与Ⅰ、Ⅱ级关节松动术相似。

g. 关节压缩：方法为通过刺激承重关节的感受器以促进关节周围肌肉的共同收缩和稳定。可采用形成承重的姿势或在重力的基础上附加徒手外力来达到此效果。作用：增强承重关节的稳定性。注意事项：压缩的力量要得当，新近的骨折、手术后近期不可采用。

h. 牵张：为在恰当的时间引发促进性反射活动的技术。牵张可在运动模式的起始位置进行以使靶肌群处于所需模式的最长位置，也可在整个可动关节活动范围内以阻力提供张力而产生持续牵张；可在运动初始重复，或在运动过程中添加以更改方向。

i. 时间顺序：时间顺序即任何运动中肌肉收缩的顺序。正常的运动时间顺序要求由远端至近端（或近端至远端）的肌群间适当的协调和比例构成。强调时间顺序是在适当考虑正常时间顺序的条件下，重点对运动模式中较强的部分（常为远端或近端）施加最大阻力，以使兴奋向较弱部分扩散。治疗时可在 ROM 中的一特殊点中断正常的时间顺序，应用特殊的接触促进最佳反应。

② 常用手法治疗技术

a. 节律性发动：在选择靶原动肌及运动方向后，依次进行如下运动：数次被动运动、利用病变较轻肢体或借助滑轮重锤系统等器械予以患肢数次主动－辅助运动、患者尝试性主动运动、成功后的轻抗阻运动。其间，治疗师提示运动方向、速度和感觉，在训练中决定关节活动范围（全关节或部分关节活动范围），提供与运动方向相反的动作，并鼓励患者逐渐参与，自我施加阻力。

b. 节律性稳定：由治疗师引发原动肌和拮抗肌等长收缩，先为两者同时收缩（用手接触使原动肌至拮抗肌不出现放松，整个过程中收缩力量逐渐加强；当收缩达到最大时，再指导患者缓慢放松），后为两者交替收缩（在拮抗肌等长收缩后随原动肌等长收缩，以产生共同收缩和两个相对肌群的稳定）。这一技术可在 ROM 中的任何一点完成。

c. 反复收缩：通过重复整个关节活动范围内力量最弱部分以矫正发生在关节活动范围内失衡。患者重复最大阻力的等张运动直至运动中较弱的部分出现疲劳征象，当该部分疲劳变得明显时，即进行该点的牵张，以促进较弱肌肉产生平滑、协调的运动。肌力 1～2 级时，通过快速牵张激起肌肉收缩，一旦能收缩即施加适当阻力，反复进行；肌力 3 级或整个 ROM 内力量均弱时，在关节活动范围的任何一点，在反复等张收缩的基础上附加快速牵张；肌力不匀称时，在肌力减弱点作若干次小的附加的手法牵张，引发等长收缩，随之作抗阻等张运动。

d. 保持—放松:治疗师将患者肢体被动地移到 ROM 的受限点上,即原动肌模式的终末范围,并限制肢体和关节活动,患者保持等长收缩 2~3 s,然后松弛。在缓解疼痛、达到新 ROM 后再重复,直至不再增加新的 ROM 时为止。

e. 收缩—放松:与保持—放松的方法相似,不同点为不作等长收缩而作等张收缩,且允许旋转、迅速产生张力(但要求很快放松)。

f. 保持—放松—主动活动:先将患者肢体置于某一活动模式的中段和将结束时的较短位置,要求患者保持于治疗师手法施加的逐步增强抗阻的等长收缩状态,然后命令患者放松,此时治疗师很快活动该肢体回到活动模式的起始,即较长位置,并快速牵张或反复收缩,然后命令患者恢复至原先的较短位置。

g. 慢反转:为原动肌等张收缩后迅速的拮抗肌等张收缩技术,两个肌群缓缓交替完成节律性向心性等张收缩,在反转时没有间歇(松弛)。若关节周围的肌力失衡,阻力应先施加于较强的肌群,阻力强度以使患者能完成最大范围 ROM 运动为度。

h. 慢反转—保持:在慢反转基础上,在等张收缩终末增加 2~3 s 的等长收缩(保持)然后再反转,即在原动肌等张收缩后迅速记性等长收缩,并保持至转换为拮抗肌模式前。

i. 慢反转—保持—放松:让患者主动运动至 ROM 因拮抗肌紧张而受限的点上,然后依次进行拮抗肌等张收缩、拮抗肌抗阻等长收缩 2~3 s、拮抗肌松弛、原动肌等张收缩。

③ 常用手法分类

a. 增强肌力的手法:为适合发展肌力、耐力和协调运动的一些手法,包括反复收缩、慢反转、慢反转—保持、节律性稳定、节律性发动等。

b. 牵张手法:为增加 ROM、放松和抑制的一些手法,包括收缩—放松、保持—放松、慢反转—保持—放松等。

c. 主动肌指向手法:包括节律性发动、反复收缩等。

d. 拮抗肌反转手法:包括慢反转、慢反转—保持、节律性稳定等。

e. 松弛性手法:包括慢反转—保持—放松、收缩—放松等。

④ 主要操作要领:具体应用以治疗需要为基础、从运动控制中活动度、稳定性、受控的活动和技巧 4 个阶段考虑。

(3)本体感觉、皮肤刺激:除了视听刺激之外,PNF 技术还采用了本体感觉、皮肤刺激。

① 本体感觉刺激:以牵伸、阻力、震颤、压缩、牵引、滚动、线性加速度和角加速度等刺激前庭促进运动。

② 外感受器刺激：包括轻触、刷拂、温度、缓慢抚摸脊神经背侧后基支支配的皮肤区域等。

③ 合并本体和外感受器的刺激：如手法接触、对长的肌腱施加压力等。

（4）应用步骤

① 损害或功能限制的诊断和评定：对活动、力量、耐力、平衡、协调、姿势、转移和疼痛等多方面进行完整的主、客观评定，以此为基础判定损害和功能限制的程度，建立短期和长期治疗指标。

② 选择运动模式或功能活动：根据损害成分和功能受限情况，选择具有针对性的直接治疗作用的运动模式或功能活动。

③ 选择任务：根据患者具体情况，灵活选择适当的任务。任务可以是完整的运动模式或功能活动，也可以是部分性任务或有限范围模式（即靶任务中的一个组成或一个部分），或者可改良成患者易于完成靶任务的形式。

④ 应用技术：选择针对性的技术，并应用该技术进行运动模式。

⑤ 再评定和治疗调节：当观察到患者治疗反应后，应对患者功能状况进行再评定，并调节促进技术使治疗效果最大化，不断地通过对任务困难程度的渐增以逐渐发展完成任务的水平，也可选择其他任务获得这一目的。

⑥ 整合至实用性功能：将通过技术操作所获得的效果整合至实用性功能，即患者应用训练中获得的效果以达到完成功能行为的最终目的。

7. 运动再学习技术　运动再学习是把中枢神经系统损伤后恢复运动功能的训练视为一种再学习的治疗方法。基本原理包括脑损伤后功能恢复的机理和学习运动技巧的五个基本因素：脑损伤后功能恢复、限制不必要的肌肉运动、反馈对运动控制极为重要、调整重心和环境控制。

运动再学习方法由 7 部分组成，包括了日常生活中的基本运动功能：即上肢功能、口面部功能、从仰卧到床边坐起、坐位平衡、站起与坐下、站立平衡、步行等。治疗人员可根据患者情况选择最适合于患者的任何一部分开始治疗。每一部分一般分 4 个步骤进行；① 描述正常的活动成分并通过对作业的观察来分析缺失的基本成分和异常表现。② 练习丧失的运动成分，包括解释、指示、练习加语言视觉反馈及手法指导。③ 作业的练习，包括解释、指示、练习加语言视觉反馈及手法指导，再评定，鼓励灵活性。④ 训练的转移，包括安排和坚持练习，练习中要自我监督，创造良好的学习环境，亲属和有关人员的参与等保证患者将所学的运动技能用于日常生活及各种环境，使学习能持续和深入。

二、作业治疗

（一）概述

作业治疗是应用与日常生活、工作及娱乐有关的各种作业性活动或工艺过程,指导残疾者或已部分恢复功能的患者,有目的、有选择地进行治疗,使其进一步改善和恢复躯体、心理和社会方面的功能。其重点在于增强手的灵活性、眼手协调、对动作的控制能力和工作耐力。目的是消除病态,保持健康,增强患者参与社会、适应环境、创造生活的能力。

（二）适应证

凡需改善手的运动功能、身体感知觉功能、认知功能、改善情绪,调整心理状态的患者,都适宜进行作业治疗。

1. 内科和老年病　脑血管意外、关节疾病、老年性认知功能减退、帕金森病。

2. 骨科　截肢后、骨关节损伤后遗症、手部损伤、颅脑损伤、脊髓损伤。

3. 儿科　脑瘫、肌营养不良、精神发育迟滞、学习困难。

4. 精神科　精神分裂症康复期、焦虑症、抑郁症、情绪障碍。

（三）禁忌证

意识不清、病情危重、心肺肝肾严重功能不全、活动性出血者等。

（四）临床操作

作业治疗重点是对患者进行感觉运动功能、认知综合功能、日常生活活动、娱乐活动以及就业前训练,从而达到身体功能、心理社会功能和生活能力的康复,重返社会。

1. 感觉运动功能

（1）生物机械方法:将力、杠杆、力矩等在人体运动及平衡中的作用原理运用到作业活动中的方法是生物机械方法。目的是改善关节活动范围、增加肌力及耐力、减少变形。常选用的活动包括绘画、书法、演奏、舞蹈、编织、剪纸、泥塑、金工、木工、游戏、体育项目、娱乐活动、自我照顾活动、家务料理等。

（2）神经生理学方法:应用神经生理学和发育学理论,使肌张力正常化,引出正常的运动的方法。目的是提高患者的运动功能,而不注重患者的动机、主动性、注意力等对动作的影响。常用的方法有本体感觉刺激（如牵拉、抗阻）、皮肤的刺激（刷、擦、冷、热等）及利用反射机制,如紧张性颈反射、腰反射、翻正反应,保护性反应和联合反应等。

（3）计算机辅助训练:应用计算机打字程序、游戏等软件程序,以及键盘、手控转盘操纵器等硬件操作,训练各手指的灵巧性和协调性,通过家庭财产管理软件、购物上网,增加生活技能。

2. 认知综合功能

（1）对觉醒水平、定向力、注意力、认识力、记忆力、顺序、定义、关联、概念、归类、解决问题、安全保护、学习概括分别进行训练。如提高觉醒水平,可用简单的问题提问、或反复声音刺激等;每天进行空间、时间的问答刺激提高患者的定向能力；对患者熟悉的事、物可帮助患者提高记忆力；阅读等逐步使患者理解定义、概念等。

（2）计算机辅助训练是最直观、省力，又能提供反馈的治疗方法。

3. 日常生活活动（ADL）

（1）基本日常生活活动（PADL）：基本日常生活活动是按一定的训练顺序：吃饭→洗漱→转移→上厕所→脱衣服→穿衣服。根据患者的具体情况，教给他一些技巧并作指导，必要时为患者配置辅助具。主要包括穿、脱衣服、吃饭、洗漱、上厕所、洗澡等活动的技巧和方法。

（2）复合性日常生活活动（IADL）：教会患者如何安排并进行家务活动以节省能量消耗。让患者学会社会生活技巧（如购物、使用公共交通工具）、个人健康保健（就医、服药）、安全意识（对环境中危险因素的意识、打报警电话）、环境设施及工具的使用（如冰箱、微波炉）。

4. 娱乐活动　娱乐活动是指恢复精神，带来心理、生理等方面一系列反应的活动，它与工作最大的不同是在业余时间进行。活动方式可以是主动性行为（郊游）也可是被动性行为（看电视），它可增加患者内在的价值感和自尊感，可增进与家人、朋友的关系。作业治疗师可对患者的娱乐功能进行评定，提供指导和教育，并可配置一些辅助具。使患者在娱乐活动中达到治疗疾病，提高生活质量的目的。

5. 工作训练　工作是指人在工作场所进行的富有创造性的活动，工作训练为最大限度地使患者重返工作而专门设计的、有目标的个体化治疗程序，以真实的或模拟的工作活动作为手段。作业治疗师为患者设计工作活动，可以是与原工作相近的技能训练，也可以根据个人爱好选择相应的技能训练，训练中教给患者减轻工作中不适的技巧和自我保护的技巧。

6. 矫形器、自助具的制作与使用　矫形器与自助具是作业治疗的常用治疗手段，在应用中应具备以下特点：有良好的治疗作用，重量轻，坚固耐用，便于调整、维修，使用安全，患者愿意接受。

7. 作业处方　作业治疗处方包括作业治疗的项目、目的、方法、强度、持续时间、频率及注意事项等内容。各种作业的强度与作业时体力、姿势，作业的材料、用具，作业的不同而活动内容不同，作业治疗一般是循序渐进，从轻到重，从简到繁，而且根据患者的不同情况，对作业活动进行调整，以适应患者需要。疗程中要定期评定，根据功能状态及时调整修订治疗处方。

（陈　旗）

三、言语治疗

（一）概述

1. 言语治疗　是针对言语障碍的患者进行矫治的方法。通过评定言语障碍的类型(如构音异常、言语异常或流畅度异常等),给予针对性练习,如发音器官练习、构音练习、单音刺激、物品命名练习、读字练习、情景会话练习等方法,来恢复或改善患者的交流能力。

2. 治疗原则

(1)早期开始:言语治疗开始得愈早,效果愈好,早期发现是治疗的关键。

(2)及时评定:言语治疗前应进行全面的言语功能评定,了解言语障碍的类型及其程度,制定针对性的治疗方案。治疗过程中要定期评定,了解治疗效果,或根据评定结果调整治疗方案。治疗结束后,也要对治疗效果进行评估。

(3)循序渐进:言语训练过程应该遵循循序渐进的原则,由简单到复杂。

(4)及时反馈:根据患者对治疗的反应,及时给予反馈,强化正确的反应,纠正错误的反应。

(5)主动参与:言语治疗的本身是一种交流过程,需要患者的主动参与,治疗师和患者之间、患者和家属之间的双向交流是治疗的重要内容。

3. 适应证　各种类型的失语、构音障碍、言语失用。

4. 禁忌证　伴有严重意识障碍、情感障碍、行为障碍、智力障碍或有精神疾病的患者;无训练动机和需求或拒绝接受治疗者。

5. 治疗形式

(1)"一对一"训练:一名治疗师对一名患者的训练方式。

(2)自主训练:患者经过一对一训练后,需要反复练习的内容,让患者进行自主训练。

(3)小组训练:又称集体训练,可根据患者的不同情况编成小组,开展多项活动。

(4)家庭训练:将评定及制定的治疗计划介绍和示范给家属,再逐步过渡到回家进行训练。

6. 治疗环境

(1)环境要求:尽可能安静,避免噪音,以免干扰患者的情绪,分散注意力,加重自我紧张;安排舒适稳定的座椅及高度适当的桌子;室内照明、温度、通风等要适宜。

(2)器材和仪器:包括录音机、录音带,呼吸训练器;镜子、秒表,压舌板和喉镜;单词卡、图卡、短语和短文卡;动作画卡和情景画卡;各种评估表和评估用盒;常用物品(与文字配套的实物)。

7. 注意事项

(1)重视反馈信息:训练过程中,加强患者对自我反应的认识,强化正确的反应结果。

（2）注重交流手段：语言交流的手段有很多种，训练中应首先确立基本的交流方式。

（3）重视自我训练：充分调动患者及其家属的积极性，争取更多训练时间。

（4）避免影响因素：由原发病引起的注意力、记忆力的降低以及抑郁、紧张都会影响治疗效果，应随时调整环境和交流方式。

（5）注意异常反应：了解患者的基础疾病、并发症以及身体状况如有无疲劳等，一旦发现与平时状态不同时可暂停训练。

（二）失语症的治疗

1. 治疗目标

（1）轻度失语：改善语言和心理障碍，适应职业需要。大部分都能恢复工作，生活自理。

（2）中度失语：发挥残存能力及改善功能，适应日常交流需要。一般可以达到日常生活自理的交流水平。

（3）重度失语：尽可能发挥残存能力以减轻家庭帮助。一般都不能达到日常生活自由交流的水平。

2. 治疗时机

（1）开始时间：患者意识清楚，病情稳定，能够耐受集中训练 30 min 左右。

（2）有效时间：失语症患者发病 3～6 个月是言语功能恢复的高峰期，但临床发现对发病 2～3 年后的失语症患者，只要坚持系统的和强化的言语训练，仍然会有不同程度甚至明显的改善。

（3）停止训练：全身状态不佳；意识障碍；重度痴呆；拒绝或无训练动机及要求者；接受一段时间的系统语言训练，已达持续静止阶段。

3. 失语症康复的机制

（1）功能代偿学说：健存神经细胞替代受损神经细胞的功能。

（2）功能重组学说：反复刺激促进其他神经通路的功能重组。

4. 治疗方法　以 Schuell 刺激法为主，具体操作方法如下：

（1）语音训练：口腔动作（用镜子检查自己的口腔动作）；口腔动作加发音（模仿治疗师发音）；画口形图（告诉患者舌、唇、齿的位置以及气流的方向和大小）。

（2）听理解训练：单词认知和辨别（每次出示 3 个常用物品的图片，说出一个物品名称后令患者指出相应的物品图片）；语句理解（治疗师每次出示 3 个常用物品图片说出其中一个物品的功能或所属范畴，让患者听后将其指出，或者用情景画进行对话）。

（3）口语表达训练：① 单词练习（从最简单的数字、诗词、儿歌或歌曲开始让患者自动地、机械地从嘴里发出；以自动语为线索，进行提问等等反复训练。可以使用反义词、关联词、惯用语的方法鼓励患者进行口头表达）；② 复述单词（先画片与对应文字卡片相配进行听觉训练，如果能自然正确地复述，可变换刺激方法用不同速度和强度刺激其复述。进而不给听觉刺激，通过视觉刺激——看字卡或图卡提问回答。也可相互关联的单词集中练习以增加效果）；③ 复述句子、短文（复习练习中所用的单词组合成简单的句子或短文反复练习）；④ 实用化练习（将练习的单词、句子应用于实际生活）；⑤ 自发口语练习（用口语叙述情景画和动作画）。

（4）阅读理解及朗读训练：① 视觉认知（同时摆出 3 张画片，将相对应文字卡片让患者看过后进行组合练习）；② 听觉认知（将单词的文字卡片每 3 张一组摆出，听治疗师读一个词后指出相应的字卡）；③ 朗读单词（出示单词卡，反复读给患者听，然后鼓励患者一起朗读）；④ 句子、短文的理解和朗读（用"是"、"不是"回答提问句卡；利用句篇卡，按单词朗读的要领练习，由慢速逐渐接近正常）；⑤ 朗读篇章（选择有趣的读物反复练习，每日坚持，以提高朗读的流畅性）。

（5）书写训练：从抄写和听写单词、短句、短文；让患者看物品图片写单词，看动作图片写短句，看情景图片写短文，最后记日记和给朋友写信。

5. 实用交流能力训练

（1）训练原则：① 实用为主（选用接近现实生活的训练材料）；② 多种手段（充分利用书面语、手势语、图画等代偿手段传递信息，提高综合交流能力）；③ 随时调整交流策略（治疗计划中应包括促进运用交流策略的训练，学会选择适合不同场合及自身水平的交流方法，丰富交流策略的类型和内容）；④ 重视双向交流（设定更接近于实际生活的语境变化，引出患者的自发交流反应，并在交流过程中得到自然的反馈）。

（2）训练方法：目前应用较多的是由 Davis 和 Wilcox 创立的 PACE 技术，是利用接近实用交流的对话结构，使患者尽量调动自己残存的能力，以获得实用的交流技能。基本训练方法是先将一叠图片正面向下扣在桌子上，治疗师与患者交替摸取，不能让对方看见自己手中图片的内容。然后，双方运用各种表达方式（包括呼名、迂回语、手势语、指物、绘画等）将信息传递给对方，接受者通过重复确认、猜测、反复质问等方式进行适当反馈，以到达训练目的。评价效果可采用 PACE 评分法。

6. 非言语交流方式的利用与训练

（1）非言语交流：除口语以外的信息传递方式，也是一种重要的交流方式，特别对是那些经过系统的言语训练，而疗效甚微的严重失语症患者更为必要。

（2）非言语交流方式：① 手势语（手势语是指手、头及四肢的动作，手势语在交流活动中，具有标志、说明和调节答功能）；② 画图（对严重言语障碍但具有一定绘画能力的患者，可以利用画图来进行交流）；③ 交流板或交流手册（适应于口语及书写交流都很困难，但有一定的认识文字和图画能力的患者。交流板内容简单，携带不方便。交流手册内容多，可以随身携带）；④ 电脑交流装置（包括按发音器，电脑说话器、环境控制系统等）。

7. 注意事项

（1）训练场所：尽可能安静，避免噪音，安排舒适稳定的座椅及高度适当的桌子，室内照明、温度、通风等要适宜。

（2）训练前准备：根据患者的评定及上次训练的反应，制定具体训练计划。预先准备好训练用品，应尽量减少患者视野范围的杂乱及不必要的物品。

（3）时间安排：短时间、多频率训练。一次训练时间限制在 30 min 以内。

（4）注意疲劳：要密切观察患者的行为变化，一旦有疲倦迹象应及时调整时间和变换训练项目或缩短训练。

（5）训练目标适当：过难的训练会导致患者积极性减退，而过易的训练会导致患者和家属过分乐观。

（三）构音障碍的治疗

1. 治疗原则

（1）针对异常言语表现重点训练：从影响言语的神经肌肉、身体姿势、肌张力、肌力和运动协调等多方面考虑，最终提高患者言语的表达质量。

（2）按评价结果选择治疗顺序：分析构音结构和言语产生的关系，制定治疗的开始环节和先后顺序。一般按呼吸、喉、腭、舌体、舌尖、唇、下颌运动逐一训练。

2. 治疗方法

（1）松弛训练：随意肌群完全放松的同时，构音肌群等非随意肌群也随之松弛。通过指导患者放松足、腿、臀，腹、胸、背部，手、上肢，肩、颈、头部的肌肉，有利于构音肌群松弛。

（2）呼吸训练：呼吸气流量和气流控制是正确发音的基础，注意呼吸控制以降低咽喉部肌紧张，有利于发音。

（3）发音训练：痉挛型构音障碍的喉运动异常主要是内收增强，弛缓型则为内收减弱。选择发音启动训练、持续发音训练、音量控制训练、音高控制训练、鼻音控制训练。

（4）口面与发音器官训练：呼吸、发音、共鸣、发音动作和语调是构音的基本条件，颌、唇、舌、腭等发音器官的动作练习是发音准确的前提。首先集中训练运动力量、范围和运动的准确性,随后再进行速度、重复和交替运动练习。训练包括颌抬高、唇闭合、唇角外展、舌的运动、软腭抬高、交替运动。

(5)语音训练:完成舌、唇、颌以及软腭等发音器官的动作练习后进行发音训练。训练内容包括练习发"b"音、对照镜子纠正发音动作、练习爆破音、朗读由"b"音组成的绕口令等。

(6)语言节奏训练:语言节奏是由音色、音量、音高、音长四个要素构成的,各要素在一定时间内有规律地交替出现就可形成节奏。共济失调型和运动减退型构音障碍均存在重音、语调和停顿不当与不协调。利用呼吸控制、诗歌朗读、生物反馈技术等练习重音、节奏及语调训练。

(7)非言语交流训练:重度构音障碍者可选择非言语交流方法并予以训练,如图画板、调板、句子板等。图画板上画有多幅日常生活活动的画面,对于文化水平较低和失去阅读能力的患者会有所帮助。

四、吞咽治疗

(一)概述

1. 吞咽功能障碍　由于各种原因引起的咽下困难,康复治疗主要是神经源性吞咽困难。

2. 吞咽神经支配　由中枢神经系统和第Ⅴ、Ⅶ、Ⅸ、Ⅻ脑神经及颈丛共同支配完成正常生理性吞咽动作。

3. 吞咽时相　制备相、口腔相、咽相、食管相。

(二)治疗方法

1. 基础训练　针对参与摄食—吞咽活动有关的器官进行功能训练。

(1)口腔周围肌肉训练:包括口唇闭锁训练,下颌开合训练,舌部运动训练等。

(2)颈部放松训练:前后左右放松颈部或者颈部左右旋转、提肩沉肩。

(3)寒冷刺激法:提高软腭和咽部的敏感度,并且可以减少流涎。

(4)屏气发声练习:训练声门闭锁功能,强化软腭肌力,有助于除去残留在咽部的食物。

(5)咳嗽训练:促进声门闭锁。

(6)屏气吞咽练习:有利于声门闭锁,防止食物误咽入气道。

2. 摄食训练　经过基础训练后,进行实际摄食训练。

(1)体位:选择既有代偿作用且又安全的体位,即取半卧位,头部前屈,偏瘫侧肩部用枕头垫起,治疗者位于患者健侧。

(2)食物形态:选择密度均一、有适当黏性、不易松散、通过咽及食管时容易变形、不残留在黏膜上的食物,如果冻、酸奶等。同时要兼顾食物的色、香、味及温度等。

（3）一口量：摄食时最适于患者吞咽的每次入口量，正常人的一口量约为20 ml。训练时一口量过多，可从口中漏出，导致误咽；一口量过少会因刺激强度不够，难以诱发吞咽反射。一般先以小量试之（3～4 ml），然后酌情增加。

（4）辅助吞咽动作：可减少或避免误咽的发生。① 空吞咽（每次进食吞咽后，应反复作几次空吞咽，使食块全部咽下，然后再进食）；② 交互吞咽（每次吞咽后饮 1～2 ml 水，既刺激诱发吞咽反射，又能除去咽部残留食物）；③ 侧方吞咽（咽部两侧梨状隐窝是最容易残留食物的地方，吞咽后让患者下颌分别左右转，同时做吞咽动作，可除去隐窝部的残留食物）；④ 点头样吞咽（会厌上凹是另一处容易残留食物的部位。当颈部后屈，会厌上凹变得狭小，残留食物可被挤出，反复进行几次形似点头的动作，同时做空吞咽，便可除去残留食物）。

（5）定速：指导患者以合适的速度摄食、咀嚼和吞咽。

（6）吞咽意识化：引导患者有意识地做摄食、咀嚼和吞咽等一系列的动作。

3. 综合训练　包括肌力训练、排痰法指导、上肢摄食动作训练、辅助具的选择与使用、食物的调配、进食前后口腔卫生的保持等，凡是与摄食有关的细节都应考虑在内。

（江钟立）

五、康复工程

（一）概述

1. 康复生物工程（rehabilitation bioengineering）　是工程学在康复医学临床中的应用，利用工程学、材料学、电子学、生物力学等原理和手段，在对所丧失的功能进行全面的评定后，通过功能代偿和替代的途径，来矫治畸形、弥补功能缺陷和预防功能进一步退化，使患者能最大限度地实现生活自理和回归社会。从广义上涵盖各种矫形器、假肢、辅助具、环境改造和无障碍设施、康复设备和器材、人工假体、助听器等。鉴于篇幅限制，本章重点介绍假肢、矫形器、助行器具和轮椅。

2. 假肢（prosthesis）　指用于替代截肢者肢体缺损和功能丧失而制造、装配的人工肢体。

3. 矫形器（orthosis）　指指金属、塑料或弹力材料的装置，以补偿神经肌肉功能缺陷所致的肢体不稳定，或通过施加额外的力以纠正躯体畸形。

4. 助行器具（walking aides）　指用钢或铝合金管制成的辅助步行装置，用于帮助下肢支撑能力不足或稳定性不佳的患者进行步行。

5. 轮椅（wheel chair）　指采用手动或电动方式驱动轮圈的载人移动装置，以替代无法独立行走患者的步行活动。

6. 自助具　是指为了提高残疾人的自身能力,使其能较省力、省时地完成一些原来无法完成的日常生活活动,以增加其生活独立性的辅助器具。自助具主要与上肢功能和日常生活活动有关。

(二)工作流程

1. 检查及诊断　包括患者的一般情况、病史、体格检查,拟制作或穿戴假肢、矫形器部位的关节活动范围和肌力情况,是否使用过矫形器、辅助具及其使用情况。

2. 处方　从患者体检和心理学等检查的结果中,了解患者的全面情况,经过分析制定整体的康复治疗计划和训练方案,根据这一方案对假肢矫形器及其他辅助用具提出要求。应指明其种类、形式、主要部件和制作材料、装配部位、装配目的和基本要求。

3. 设计　康复工程设计是工程技术人员依据工程学上残疾的含义,通过生物工程学原理设计电子和机械设备/装置,使残疾者由不能变为能,或由弱变强,以达到克服其缺陷的目的。

4. 制作　由工程专业技师按处方要求,测量尺寸、绘图、取型、修型、制作、组装和试样,初步完成后提交初期检验。

5. 适配　依据测量和评估的资料,初步做出决定或为最后决策提供依据的过程。

6. 训练和使用　包括安装前、初检后训练与装配完毕后训练。训练要求由康复医师制定,项目由治疗师安排。

(三)假肢

1. 假肢的理想条件

(1)残肢长度:残肢的长度要适当,过短则缺乏足够的杠杆力控制假肢,过长则缺乏安装人工机械的空间。

(2)皮肤:残肢皮肤耐压、耐磨、感觉正常、切口瘢痕呈线状、与骨无粘连。

(3)皮下组织:应有适量的皮下组织,使残端有较好的承重能力。

(4)压痛:残肢的局部应无压痛。

(5)畸形:截肢侧的关节应无畸形并有良好的功能。

(6)残肢定型:以术后残肢同一部位相比周长无变化为残肢定型的依据。临时性假肢应该在术后尽早装配。永久性假肢要在若干月后装配。

2. 假肢处方　处方原则同前所述,开处方时应考虑影响处方的诸多因素,如全身情况、性别、年龄、残肢条件、关节功能、并发症的影响、生活环境、交通条件、文化程度、就业、假肢费用来源、假肢更换、维修条件等。

3. 假肢分类　假肢按结构分为内骨骼式假肢和外骨骼式截肢;按用途分为装饰性假肢、功能性假肢、作业性假肢和运动假肢;按安装时间分为临时性假肢和正式假肢。

（1）内骨骼式假肢：假肢的中间为类似骨骼的网状结构，外面包裹海绵，在用肤色袜套或人造皮从外面套上。

（2）外骨骼式假肢：又称为壳式假肢，是由制成人体肢体形状的壳体来承担假肢外力。

（3）装饰性假肢：又称为装饰性假手。设计时完全从外观考虑，不具有任何功能性。

（4）功能性假肢：假肢即保留了肢体的外形，又代偿了肢体的部分功能。

（5）作业性假肢：主要代偿肢体的功能而不具备肢体的外形，多用于辅助截肢者完成某些特定工作的需要。

（6）运动假肢：专门为截肢者参加各种运动而设计和制作的假肢。

（7）临时性假肢：为了装配正式假肢而制作的一种简易假肢，一般用于截肢的早期康复训练，促进残肢的定型，为装配正式假肢做准备。

（8）正式假肢：需要长期使用的完整的假肢。

（四）矫形器

1．矫形器的基本功能

（1）稳定和支持：通过限制关节异常活动来稳定关节，恢复运动功能。

（2）固定和保护：通过对病变肢体或关节的固定和保护以促进病变痊愈。

（3）预防、矫正畸形：通过改变力线和力点，预防和矫正骨关节畸形。

（4）减轻轴向承重：指改变承重部位，减轻病变躯体或肢体的承重负荷。

（5）改善生活独立功能：包括步行、饮食、穿衣、工作、学习、娱乐等。

2．矫形器处方　根据患者的情况和各种矫形器的结构原理及其适应证开出矫形器处方。处方要求明确，切实可行，要将目的、要求、品种、材料、固定范围、体位、作用力的分布、使用时间等写清楚。

3．矫形器种类

（1）上肢矫形器

① 种类：根据功能上肢矫形器分为固定性（静止性）和功能性（可动性）两大类。前者没有运动装置，用于固定、支持、制动。后者有运动装置，可允许机体活动，或能控制、帮助肢体运动，促进运动功能的恢复。

② 特点：上肢矫形器的使用目的主要是将不稳定的肢体保持于功能位，提供牵引力以防止关节挛缩，预防或矫正上肢的关节畸形，补偿上肢肌肉失去的力量以及辅助无力的肢体运动或替代手的功能等。

（2）下肢矫形器

① 种类：常用于神经肌肉疾病的矫形器包括踝足矫形器（AFO）、膝踝足矫形器（KAFO）、髋膝踝足矫形器（HKAFO）、膝关节矫形器（软式膝支具、塑

料膝支具、框架型膝支具、传统式膝支具、瑞典式膝反屈支具)、坐骨承重膝踝足矫形器、截瘫支具、髋关节矫形器、下肢扭转铰形器等。其中踝足矫形器是使用最多的品种。

② 特点:下肢的主要功能是负重和行走,因此下肢矫形器的主要作用是能支撑体重,辅助或替代肢体功能,限制下肢关节不必要的活动,保持下肢的稳定性,改善站立和步行时的姿态,预防和矫正畸形。某些下肢矫形器还有减轻或免除身体重量对下肢骨骼的负荷,促进骨折部位的骨痂形成,加快骨折愈合等作用。

(3) 脊柱矫形器

① 种类:根据穿戴部位分为颈部矫形器(软式颈托、硬式可调式颈托、费城颈托、金属颈椎矫形器、模塑式颈椎矫形器、胸枕颌固定性颈部矫形器、头环式颈胸椎矫形器)、胸腰椎和脊柱侧凸矫形器(Milwaukee 型脊柱侧凸矫形器、腋下型脊柱侧凸矫形器、护腰围等)。

② 特点:主要用于固定和保护脊柱,矫正脊柱的异常力学关系,减轻躯干的局部疼痛,保护病变部位免受进一步的损伤,支持麻痹的肌肉,预防、矫正畸形,通过对躯干的支持、运动限制和对脊柱对线的再调整,达到矫治脊柱疾患的目的。

(五)助行器

1. 拐杖 拐杖一般分为手杖(T 形单足手杖、问号形单足手杖、三足或四足手杖)、前臂杖、腋拐、平台杖、上臂拐、肘拐。

2. 步行器 是一种三边形(前面和左右两侧)的金属框架,一般用铝合金材料制成,自身很轻,可将患者保护在其中。有些带有脚轮。步行器可支持体重便于站立或步行,其支撑面积大,故稳定性好。

(1)常用品种有固定型、交互型、前方有轮型、腋窝支持型、单侧步行器、老年人用步行车等。

(2)步行器要求扶手高度合适,高度调整后应支撑稳定,框架有足够的支撑稳定性,患者有能力向前移动。两上肢肌力差、不能充分支撑体重时,应选用腋窝支持型步行器;上肢肌力较差、提起步行器有困难者,可选有前方有轮型步行器;上肢肌力正常,平衡能力差的截瘫患者可选用交互型步行器。

(六)轮椅

1. 适应证 选择轮椅时要考虑到患者的认知功能以及至少有一侧上肢功能正常,能比较熟练地操纵轮椅。普通轮椅适合于截瘫、偏瘫、脑瘫和其他神经肌肉系统疾引起的双下肢麻痹、行走困难者,下肢骨折未愈合、下肢严重的关节炎不能行走者以及机体其他系统疾病引起步行功能减退、行走不稳和老年人行走困难者。

2. 轮椅的选择

（1）座位宽度：双大腿与扶手之间应有 2.5～4 cm 的间隙。

（2）座位深度：坐垫的前缘离腘窝 6.5 cm，即为轮椅坐位的长度。

（3）扶手高度：在双臂内收情况下，坐位时前臂平放在扶手上，肘关节屈曲约 90°为正常。

（4）座位与脚踏板的高度：坐在轮椅中双下肢放于脚踏板上时，足跟（或鞋跟）至腘窝的距离再加 4 cm，或大腿下部前 1/3 处高于坐垫前缘约 4 cm，即为轮椅应有的坐位高度。脚踏板的板面离地面最少应有 5 cm。

（5）靠背高度：矮或低靠背是指靠背上缘只达患者肩胛骨下缘 2～3 cm 处，这种靠背可让患者躯干有较大的活动度，但患者自身对躯干的平衡和控制要有一定的能力；高于上述高度的则属高靠背类，测量座面至肩部或后枕部的实际高度。凡是对躯干平衡和控制不好者均应用高靠背。

（6）坐垫：为了舒适和防止压疮，座上可放坐垫，可用泡沫橡胶（5～10 cm 厚）或凝胶垫子、高弹力棉防压疮垫、羊剪绒垫、气囊式坐垫、凝胶防压垫等。为防止座位下陷可在坐垫下放一张 0.6 cm 厚的胶合板。

（7）大轮位置：大轮在后、小轮在前型推动容易；大轮后移型适合双下肢截肢者，防止因截肢后重心偏后而倾倒；大轮在前、小轮在后型适用于肩关节后伸功能受限、而不能伸手向后驱动手轮者。

（8）轮椅的其他辅助件：为了满足特殊的患者需要而设计，如增加手柄摩擦面，车闸延伸，防震装置，防滑装置，扶手安装臂托，轮椅桌方便患者吃饭、写字等。

3. 轮椅训练

（1）轮椅打开与收起。

（2）自己操纵轮椅：操纵前先将刹车松开，身体向后坐下，眼看前方，双上肢后伸，稍屈肘，双手紧握轮环的后半部分。推动时，上身前倾，双上肢同时向前推并伸直肘关节，当肘完全伸直后，放开轮环，如此重复进行。上斜坡时，保持上身前倾，重心前移，其他方法同平地推轮椅。

（3）轮椅转移：详见相应章节。

（七）自助具

1. 作用：包括代偿肢体已丧失的功能以完成功能活动；代偿关节活动范围使活动简便、省时省力；便于单手活动以克服需要双手操作的困难；对肢体和关节给予支撑以维持其功能；代偿视、听功能，增强视觉和听觉能力。

2. 种类

（1）衣着自助具：包括穿衣棍、系扣钩、穿鞋袜器、弹性鞋带、长柄发梳、海绵、牙刷、指甲刷等。

（2）饮食用具：包括防漏碟边、免握餐具、加大手柄餐具、杯及吸管固定器、轮椅夹杯及台面。

（3）洗澡用具：双环毛巾、长臂洗澡刷、肥皂手套、防滑地胶、洗澡椅等。

（4）厕所用具：轮椅式便池坐位铺有软垫，其下方有便盆，需如厕时可移开座位上的木板，坐位下的便盆即可使用。加高坐厕板使大腿关节屈伸有困难者易于坐下和起立。坐板可直接安放在厕所上，易于清洁。

（5）转移助具：扶手可安在厕所、走廊、楼梯旁，便于行动不便者扶持。绳梯可安在床头便于瘫痪患者起床使用。帆布扶手装置可安在床上，瘫痪患者起床抓握使用。转移滑板可放在轮椅与床之间、浴缸内协助瘫痪患者转移时使用。

（6）书写辅助用具：包括加粗笔、免握笔、电子交流辅助设备，例如指式取屏幕，即随便指一下可被传感器翻译，身体很小的移动就可在屏幕上选择一个字或一个字母。小型手提式计算机内有印字机和声音输出，键盘也可根据患者的需要进行调节。

（7）家居用品：有稳定板、单手托盘、水龙头开关器、长臂拾物器等。

（王　彤）

六、其他治疗

（一）封闭治疗

封闭治疗特指在局部组织（肌肉、腱鞘、关节腔、硬脊膜外腔等）注射药物，以达到改善组织代谢和血液循环、抑制致痛物质释放、缓解疼痛的治疗方法。

1. 适应证　顽固性躯体性疼痛，经过药物、理疗、手法等保守治疗无效的患者，主要包括神经痛与神经炎、骨关节和软组织（肌肉、肌腱、韧带、腱鞘）损伤及炎症、头痛等。

2. 禁忌证

（1）注射局部感染或皮肤破损。

（2）全身感染未控制。

（3）明显出血倾向。

（4）病情危重或不稳定。

（5）肾上腺皮质激素应用的禁忌情况。

（6）孕妇及哺乳期妇女慎用。

3. 注射类型

（1）注射药物：最常用的药物是肾上腺皮质激素和局部麻醉药。

（2）痛点注射：将药物注射到疼痛部位的肌肉、筋膜间隙、腱鞘、肌腱周围。

（3）神经干、神经节或神经丛阻滞。

（4）椎管内阻滞：包括蛛网膜下隙、硬脊膜外腔和骶管阻滞。

（5）关节腔注射。

4. 操作程序

（1）治疗前准备：向患者充分说明治疗目的和配合事项。患者需要保持身体放松，避免饱餐和空腹。

（2）充分暴露穿刺部位，确定和标记穿刺点。

（3）抽取注射药物。

（4）局部按无菌原则常规皮肤消毒。

（5）穿刺注射部位，确认针尖位置正确，回抽无血、气或脑脊液。

（6）缓慢注入药物。

（7）注射完成后迅速拔出注射针，局部稍压迫避免出血。

5. 注意事项

（1）穿刺过程中注意患者反应，早期发现过敏或其他意外。

（2）操作者必须熟悉穿刺部位的解剖。

（3）神经干注射的定位可参照"神经溶解技术"，要避免注射入神经干内。

（4）注射不当可能造成局部出血、疼痛、损伤注射部位的血管或脏器、气胸或血气胸、神经损伤。硬脊膜外腔注射时药物注入蛛网膜下隙可导致全脊髓麻醉。少数患者可出现感染、晕针。

（5）任何部位的注射过程都不应该有明显阻力。

（二）化学神经阻断技术

化学神经阻断技术是指采用肉毒毒素（BTXA）肌内注射，与运动神经终板结合，抑制乙酰胆碱释放，以阻断神经－肌肉接头的兴奋传递，从而减弱肌肉张力或痉挛的治疗方法。在康复医学领域已经用于上运动神经元综合征患者痉挛状态的治疗。

1. 适应证

（1）由于肌肉痉挛而严重限制拮抗肌活动，从而导致关节活动显著障碍，并影响肢体功能，包括手功能、步行功能和日常生活活动能力。

（2）由于严重痉挛而导致日常生活护理极度困难。

（3）眼肌痉挛、面肌痉挛、痉挛性斜颈、局灶性肌肉张力异常（书写痉挛、职业性痉挛）等。一般不用于全身痉挛者。

2. 禁忌证

（1）过敏体质及对该药品过敏者。

（2）注射局部有感染或皮肤破损者。

（3）发热和急性传染病患者。

（4）严重脏器疾病患者、孕妇、哺乳期妇女和小儿慎用。

3. 仪器和药物

（1）药品：商品名，衡力；化学名，A 型肉毒毒素（BTXA），规格 50 U、110 U，
－20～－5℃保存。一旦用生理氯化钠溶液稀释后必须立即使用，或者储存
于 2～8℃冰箱中 4 h 内使用完。

（2）治疗剂量：取决于靶肌肉大小（表 3-20），一次最大剂量＜400～500 U，
或 2～6 U/kg 体重。单个注射点最大剂量＜50 U，最大注射容量＜0.5 ml。
为了避免免疫抵抗作用，一般在 3 个月之内不能重复注射。肉毒毒素的作用
持续时间一般为 3～4 个月。

（3）稀释度：20～100 U/ml。

（4）副反应：剂量过大可见肌肉无力，偶见恶心、头痛、局部疼痛、疲劳、全
身不适、皮疹。注射技术不佳可导致局部血肿。上述不良反应一般为短暂
性，目前尚无严重不良反应的报告。

（5）安全性：猴的半数致死量为 40 U/kg 体重，预计的人类的半数致死量
为 30 U/kg 体重。目前尚无人类用药致死的报告。

（6）低频电刺激器：专用电刺激器、电诊断仪、肌电图仪等。

（7）注射用针电极：针体绝缘，针尖导电，针柄通过导线连接到电刺激器。

表 3-20　成人肉毒毒素 A 常用肌内注射参考剂量

临床类型	受累肌肉	治疗剂×2 量(U/次)	注射部位(处)
颈部	胸锁乳突肌	15～75	2
	斜角肌	15～50	3
	斜方肌	50～150	3
肘屈肌群	肱桡肌	25～75	2
	肱二头肌	50～200	4
	肱肌	25～75	2
前臂旋前	旋前方肌	10～50	1
	旋前圆肌	25～75	1
屈腕	桡侧腕屈肌	25～100	2
	尺侧腕屈肌	10～50	2
拇指对掌	拇长屈肌	5～25	1
	拇内收肌	5～25	1
	对掌肌	5～25	1

续表 3 - 20

临床类型	受累肌肉	治疗剂×2 量(U/次)	注射部位(处)
握拳	指浅屈肌	25～75	4
	指深屈肌	25～100	4
屈髋	髂肌	50～150	2
	腰肌	50～200	2
	股直肌	75～200	3
屈膝	腘绳肌内侧	50～150	3
	腘绳肌外侧	100～200	3
	腓肠肌(屈膝肌)	50～150	4
髋内收	股长、短收肌,股大收肌	75～300	4～6
膝僵直	股四头肌	100～300	6～8
	臀大肌	200～300	4
足下垂内翻	腓肠肌	50～200	4
	比目鱼肌	50～100	2
	胫后肌	50～200	2
	胫前肌	50～150	3
	趾长屈肌	50～100	4
	踇长屈肌	30～100	2
足外翻	腓骨长肌	50～150	2
	腓骨短肌	50～100	1
踇趾过伸	踇长伸肌	20～100	2

4. 操作程序

(1) 确定靶肌肉:可以采用诊断性阻滞、步态和运动分析、动态肌电图等方法,结合临床检查和判断,确定靶肌肉,并根据靶肌肉的大小和治疗目标确定药物剂量。

(2) 准备电刺激器:选定脉冲电流(方波)、波宽(0.05～0.1 ms)、频率(0.5～3 Hz),将电流降低到 0。

(3) 运动点确定:用表面电极在靶肌肉的体表运动点区域施加低频电刺激,寻找用最低电流诱发靶肌肉收缩的部位,作为注射点。在注射点四周用标记笔做定位标记。深部肌肉（例如胫后肌）需要采用注射用针电极选择定位。

（4）准备药物：在 BTXA 的药瓶中加入氯化钠溶液后轻轻震荡，直到药物完全溶解，然后吸入 1 ml 待用。

（5）皮肤常规消毒：采用注射的常规方式皮肤消毒。由于乙醇可以降低肉毒毒素活性，因此如果用乙醇消毒，应该在乙醇干后再注射。

（6）运动点穿刺：在皮肤标记处穿刺，在达到预定部位和深度时，可以施加低频电刺激（注射用针电极），观察靶肌肉的收缩情况，以最低电流诱发肌肉收缩的位置作为注射点。一旦确定注射点之后，就要将电刺激器的电流降低到 0，但不要关机，应该在拔出注射针后再关闭电源。如果没有注射用针电极，可以采用普通针头直接穿刺入靶肌肉，通过靶肌肉主动收缩或被动牵拉的方式，观察针柄是否随肌肉收缩而活动，并以此判断针头的位置。个别对痛觉特别敏感的患者可以采用局部皮丘麻醉，以避免皮神经反射。

（7）注射：注射前务必回抽针筒，观察无回血时，可以缓慢注入药物。注射时应该避免注射入血管、皮下组织、脂肪、筋膜等。

（8）注射后康复训练：包括肌力训练、牵伸训练、其他神经肌肉功能训练、步态训练等。牵伸性夹板或矫形器可以增强治疗作用。

5. 注意事项

（1）靶肌肉的准确选择是治疗的关键。

（2）表浅肌肉可以直接注射，但是深部靶肌肉（如胫后肌、指深屈肌等）必须使用注射用针电极定位。

（3）禁止使用氨基糖苷类抗生素（如庆大霉素等）。

（4）由于最大剂量的限制，上肢前臂肌肉或其他较小的肌肉可采用肉毒毒素，而下肢大肌肉（股四头肌、半腱肌、半膜肌、股二头肌、内收大肌、臀肌、小腿三头肌等）所需要的剂量较大，需要谨慎注意用药量与疗效的关系。有时可以采用酚或酒精运动点或神经干注射。

（5）不要通过追加注射来弥补剂量不足。

（6）鼓励患者在注射后加强功能锻炼，而不需要休息制动。

（7）治疗效果应该以活动功能改善为标志，而不是单纯地以肌肉痉挛缓解为标志。

（三）神经溶解技术

神经溶解技术是指在神经干或者肌肉运动点注射酚或酒精，导致神经鞘或轴索细胞膜变性，或者肌肉蛋白凝固变性，从而降低局部肌肉—神经活跃程度的治疗方法。已经广泛应用于上运动神经元综合征患者痉挛状态的康复治疗。

1. 适应证

（1）由于肌肉痉挛而严重限制拮抗肌活动,从而导致关节活动显著障碍,并影响肢体功能。

（2）由于严重痉挛而导致日常生活护理极度困难。一般不用于全身痉挛者。

2. 禁忌证

（1）正在接受抗凝治疗者。

（2）酒精或酚过敏者。

（3）注射局部有感染或皮肤破损。

（4）发热和急性传染病患者。

（5）严重脏器疾病患者、孕妇、哺乳期妇女和小儿慎用。

3. 药物及设备

（1）药物:2%～7%酚或50%～100%乙醇。

（2）治疗剂量:成人运动点1～3 ml/点,神经干3～7 ml/点,最大一次注射量<15 ml,但是可以在数天内重复注射。酚注入中枢神经的致死剂量为8.5 g。

（3）副作用:最常见的副作用是注射后局部肿胀和疼痛（一般3天内缓解）。注射剂量过大可导致肌肉过度松弛。多次注射可能导致肌肉纤维化,产生挛缩。药物注射入血管有可能导致血栓。

（4）低频电刺激器:专用电刺激器、电诊断仪、肌电图仪等。

（5）注射用针电极:针体绝缘,针尖导电,针柄通过导线连接到电刺激器。

4. 操作程序

（1）确定靶肌肉或靶神经:可以采用诊断性阻滞（局部注射利多卡因等短效麻醉药）、步态和运动分析、动态肌电图等方法,结合临床检查和判断,确定靶肌肉或靶神经以及治疗目标。

（2）准备电刺激器:选定脉冲电流（方波）、波宽（0.05～0.1 ms）、频率（0.5～3 Hz）,将电流降低到0。

（3）注射点确定

① 运动点:用表面电极在靶肌肉的体表运动点区域施加低频电刺激,寻找用最低电流诱发靶肌肉收缩的部位,作为注射点。在注射点四周用标记笔做定位标记。深部肌肉（例如胫后肌）需要采用注射用针电极在穿刺时选择定位。

② 神经干:根据神经走向确定大致的体表位置,也可采用表面电极的电刺激选择敏感部位。

（4）准备药物:注射药物的容器在穿刺部位常规消毒,采用5～10 ml注射器,吸入注射药物。

（5）皮肤常规消毒。

（6）麻醉：皮肤痛觉敏感者可以在注射点用局麻注射皮丘后注射，以避免皮运动反射。

（7）穿刺

① 运动点：在皮肤标记处穿刺进入靶肌肉。采用注射用针电极者，在达到预定部位和深度时，施加低频电刺激，观察靶肌肉收缩情况，以最低电流诱发肌肉收缩的位置作为注射点。采用普通针头者，可通过主动收缩或被动牵动靶肌肉的方式，观察针柄是否随肌肉收缩而活动，并以此判断针头的位置。

② 神经干：在标记部位将注射用针电极穿刺入预定的部位和深度，施加刺激电流（条件同上）。先找到可以诱发靶肌肉收缩反应的部位，然后逐渐降低刺激电流强度，寻找到刺激电流强度＜0.4 mA 的部位作为神经干注射点。诱发靶肌肉收缩的刺激电流越低，针尖距离神经干的部位就越近。

（8）注射：注射前务必回抽针筒，观察无回血时，可以缓慢注入药物，避免注射入血管、皮下组织、脂肪、筋膜等。药物浓度越高，剂量越大，越靠近神经干，其作用持续时间越长。注射完成后迅速拔出注射针，局部稍压迫避免出血。采用注射用针电极定位者，应该在拔出注射针后再关闭刺激器的电源。

（9）注射后康复训练：包括肌力训练、牵伸训练、其他神经肌肉功能训练、步态训练等。牵伸性夹板或矫形器可以增强肌肉痉挛的治疗作用。

（10）常用注射部位（见表 3 - 21）。

表 3 - 21　常见注射部位

阻滞神经	进针部位
闭孔神经	长收肌腱起点外侧
胫神经	腘窝顶部腘绳肌内外侧腱正中或稍偏向内侧处
坐骨神经	坐骨结节外侧臀大肌肌腹顶的下缘部位
股神经	腹股沟处股动脉外侧
椎旁神经	椎旁
肌皮神经	胸大肌肱骨附着处下方肱二头肌肌腹内侧
正中神经	肱骨外上髁后
尺神经	肱骨内上髁

5. 注意事项

（1）神经干阻滞一般不注射混合神经。

（2）一次注射作用维持 3～4 个月。药物剂量不足时可以追加注射。

（3）运动点注射需要选择皮肤完整，没有感染，同时靶肌肉有明确收缩反应的部位。

（4）股神经和上肢神经干往往有大血管伴行，需要在注射时特别注意。

（5）注射后部分患者可发生局部疼痛和肿胀，一般在数天内自行缓解。可以在注射后每 2 h 采用局部冷敷 10～15 min。

（6）慎用于抗凝治疗患者。

（7）必要时可以进行诊断性阻滞。

（8）神经干注射时不应该有显著阻力，以免注射入神经干内。

（四）清洁导尿技术

清洁导尿又称为间歇导尿，是指可以由非医务人员（患者、亲属或陪护者）进行的不留置导尿管的导尿方法。

1. 适应证　不能自主排尿或自主排尿不充分（残余尿超过 80～100 ml）的脊髓损伤或其他神经瘫痪，神志清楚并主动配合患者。

2. 禁忌证

（1）尿道严重损伤或感染，以及尿道内压疮。

（2）患者神志不清或不配合。

（3）接受大量输液。

（4）全身感染或免疫力极度低下。

（5）有显著出血倾向。

（6）前列腺显著肥大或肿瘤。

3. 操作程序

（1）用 0.9% NaCl 溶液或其他无黏膜刺激的医用消毒液（苯扎氯铵灭等）清洗导尿管备用。

（2）局部用肥皂或清洁液清洗患者会阴部。清洗操作者（可以为患者或陪护者）的双手。

（3）手持导尿管插入尿道，并徐徐推入，直到尿液从导尿管排出。男性患者注意尿道口朝腹部方向以避免尿道峡部的损伤。插入前可在导尿管外部涂搽润滑油（例如液体石蜡）以减小插入阻力。

（4）导尿完成后立即将导尿管拔除。

（5）导尿管拔除后用清水清洗，再放入无黏膜刺激的医用消毒液或 0.9% NaCl 溶液内保存。也可以采用煮沸消毒的方法。

（6）使用频率　如果患者完全不能自主排尿，使用频率可以为 3～4 次/d；如果能够部分排尿，使用频率可以为 1～2 次/d。每次导尿出的尿液一般以 400 ml 左右（生理性膀胱容量）为宜。残余尿少于 80～100 ml 时可以停止清洁导尿。

4. 注意事项

(1) 患者必须有定时定量喝水、定时排尿的制度,以便合理选择导尿时机。

(2) 患者每日进水量一般不需要超过 2 000 ml,保持尿量 800~1 000 ml/d。

(3) 尽管导尿管不强调严格消毒,但是仍然要强调充分地清洗和合理保存。

(4) 插入动作必须轻柔,不可有暴力,避免尿道损伤。

(五)膀胱控制训练

膀胱控制训练是针对上运动神经元损伤综合征患者合并膀胱功能障碍的恢复性康复治疗措施。

1. 适应证　上运动神经元损伤综合征患者合并膀胱控制障碍,包括脊髓损伤、中风、脑外伤等,患者必须能够主动配合。

2. 禁忌证

(1) 神志不清或无法配合治疗。

(2) 膀胱或尿路严重感染。

(3) 严重前列腺肥大或肿瘤。

3. 操作程序

(1) 膀胱括约肌控制力训练:常用盆底肌练习法,即主动收缩耻骨尾骨肌(肛门括约肌),每次收缩持续 10 s,重复 10 次,每日 3~5 次。

(2) 排尿反射训练:发现或诱发"触发点",常见的排尿反射"触发点"是轻叩耻骨上区、牵拉阴毛、摩擦大腿内侧、挤压阴茎龟头等。听流水声、热饮、洗温水浴等均为辅助性措施。叩击时宜轻而快,避免重叩。叩击频率 50~100 次/min,叩击次数 100~500 次。

(3) 代偿性排尿方法训练:通过手法和增加腹压等方式促进排尿,主要包括:

① Valsalva 法:患者取坐位,放松腹部、身体前倾,屏住呼吸 10~12 s,用力将腹压传到膀胱、直肠和骨盆底部,屈曲髋关节和膝关节,使大腿贴近腹部,防止腹部膨出,增加腹部压力。

② Crede 手法:双手拇指置于髂嵴处,其余手指放在膀胱顶部(脐下方),逐渐施力向内下方压,也可用拳头由脐部深按压向耻骨方向滚动。加压时须缓慢轻柔。

(4) 水出入量控制训练:建立定时、定量饮水和定时排尿的制度。每次饮水量以 400~450 ml 为宜,饮水和排尿的时间间隔一般在 1~2 h。

(5) 清洁导尿(间歇性导尿)具体方法参见"清洁导尿技术"。

4. 注意事项

（1）开始训练时必须加强膀胱残余尿量的监测,避免发生尿潴留。

（2）避免由于膀胱过度充盈或者手法加压过分,导致尿液反流到肾脏。

（3）膀胱反射出现需要一定的时间积累,因此训练时注意循序渐进。

（4）合并痉挛时,膀胱排空活动与痉挛的发作密切相关,需要注意排尿和解除肌肉痉挛的关系。

（六）直肠控制训练

直肠控制障碍是上运动神经元常见的功能问题,也是困扰患者最大的问题之一。直肠控制训练主要针对便秘和大便失禁两个方面。

1. 适应证　上运动神经元损伤综合征患者合并直肠控制障碍,包括脊髓损伤、中风、脑外伤等。患者手功能良好可以独立完成,否则可由陪护者进行。但是患者必须能够主动配合。

2. 禁忌证

（1）神志不清,或无法配合治疗。

（2）肛门和直肠局部皮肤破损,或严重感染。

（3）肛门和直肠肿瘤。

3. 操作程序

（1）肛门牵张技术:食指或中指戴指套,涂润滑油,缓缓插入肛门,把直肠壁向肛门一侧缓慢持续地牵拉,可以有效地缓解肛门内外括约肌的痉挛,同时扩大直肠腔,诱发肠道反射,促进粪团排出。

（2）坐位排便。

（3）定时排便制度:强调按照患者既往习惯选择排便时机。

（4）药物:便秘时可使用肠道活动促进药、缓泻药、解痉药和肛门润滑剂（石蜡油类）等;大便失禁时使用肠道活动抑制药、肠道收敛剂和水分吸附剂。有肠道感染时采用敏感的抗菌药物。

（5）神经阻滞技术:对于肛门括约肌痉挛导致便秘的患者,可采用肉毒毒素注入肛门周围肌肉,或采用酚进行骶神经注射,以缓解局部肌肉痉挛。

（6）饮食控制:改变饮食结构,尽量采用粗纤维饮食,避免刺激性食物。

（7）运动疗法:身体耐力训练可加强肠道蠕动动力,对于长期卧床者尤为重要。

（8）腹部按摩。

4. 注意事项

（1）肛门功能恢复需要一定的时间积累。因此训练时注意循序渐进。

（2）合并痉挛时,直肠活动与痉挛相关,需要加以注意。

（励建安）